STEFANIE HERTEL

DIE WUNDERWELT DER KRÄUTER

Meine Familienrezepte
zum Heilen und Genießen aus
dem Garten der Natur

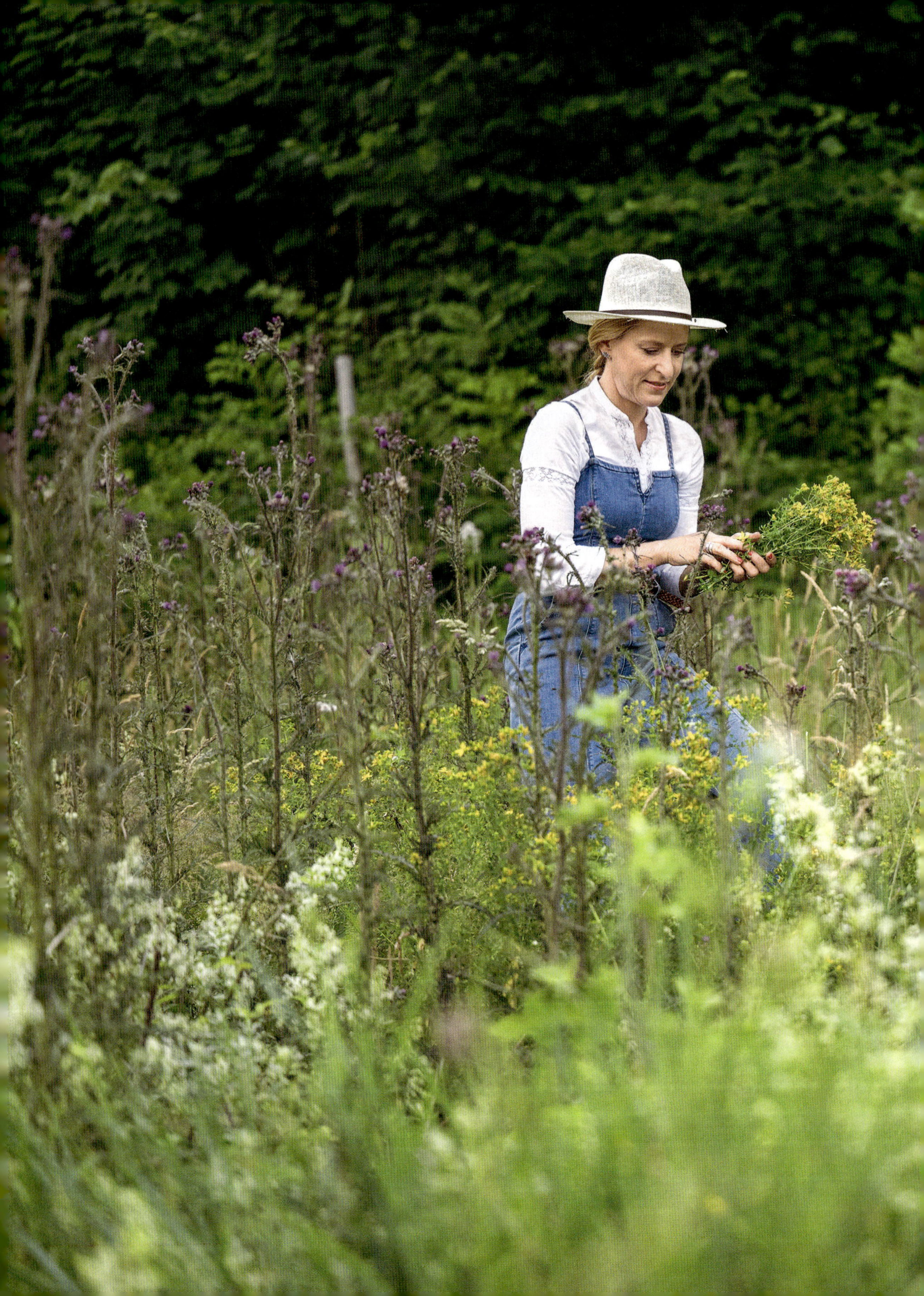

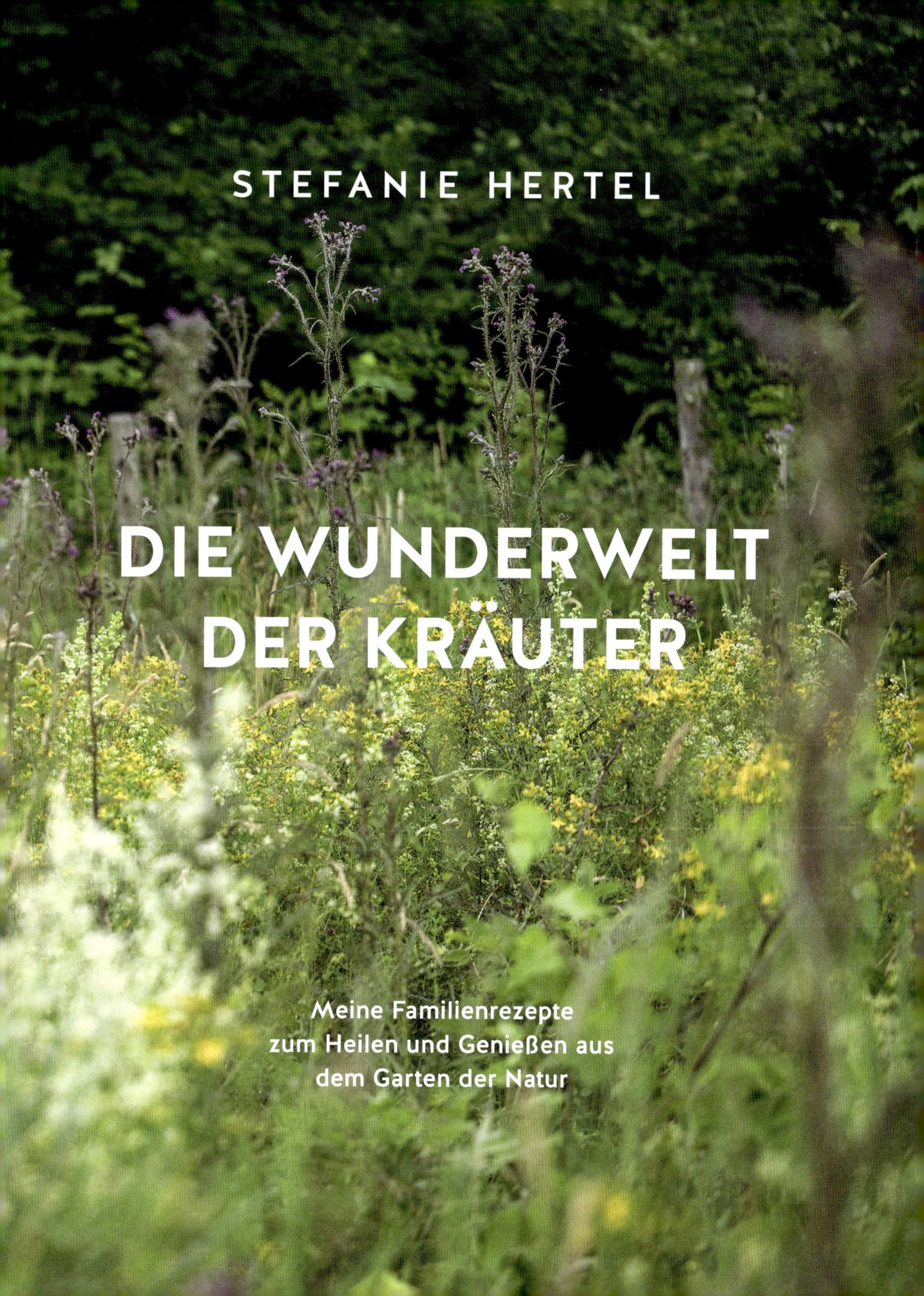

STEFANIE HERTEL

DIE WUNDERWELT DER KRÄUTER

Meine Familienrezepte
zum Heilen und Genießen aus
dem Garten der Natur

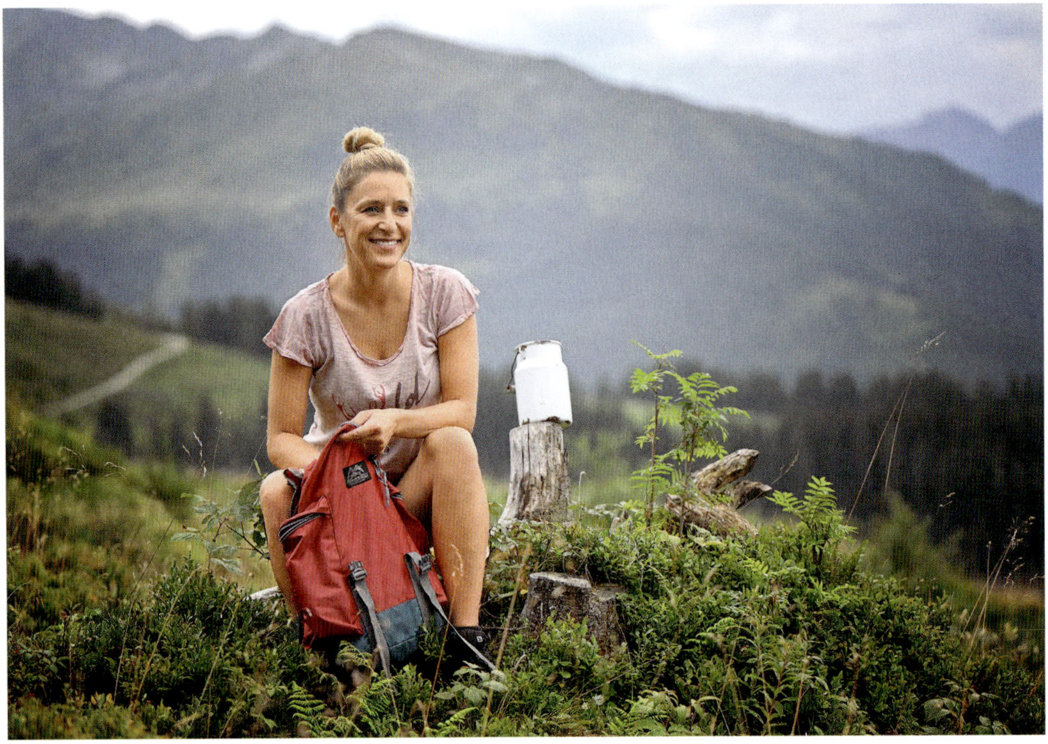

INHALT

Mein Leben mit der Natur 6

Die Liebe zu den Kräutern 8

Meine Welt der Kräuter 16

Angelika 18
Bärlauch 22
Große Bibernelle 28
Blutwurz 32
Breit- und Spitzwegerich 36
Brennnessel 40
Brombeere und Himbeere 46
Brunnenkresse 50
Fichte 54
Frauenmantel 58
Giersch 62
Gundermann 66
Hagebutte – Hundsrose 70
Heidelbeere 74
Holunder 78
Huflattich 82

Johanniskraut 86
Kornblume 90
Löwenzahn 94
Minze 98
Preiselbeere 102
Ringelblume 106
Sauerampfer 110
Schafgarbe 114
Schlehe 118
Taubnessel 122
Extra: *Kräuter sammeln und konservieren* *126*
Wilder Thymian (Quendel) 128
Vogelbeere 132
Vogelmiere 136
Weißdorn 140

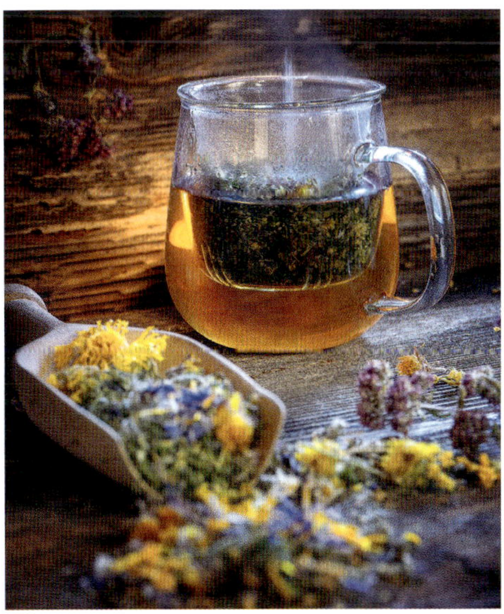

Meine liebsten Rezepte 144

Feine Kleinigkeiten von Brennnesselpesto bis Wildkräuter-Blüten-Salat 146
Vorspeisen von Polenta-Kräuter-Rauten bis Brennnesselpflanzerl 154
Vegetarische Hauptgerichte von Bärlauchgnocchi bis Kärntner Kasnudeln 161
Süßes von Holunderbeerensuppe bis Almcocktail 174
Extra: *Meine Kräutermischungen für Tee und Schnaps* *180*

Anhang

Rezeptregister 186
Register der Heilanwendungen 186
Stichwortregister 187
Zum Weiterlesen 189
Bildnachweis 189
Die Fotografin 189
Dank 190
Die Autorin 191

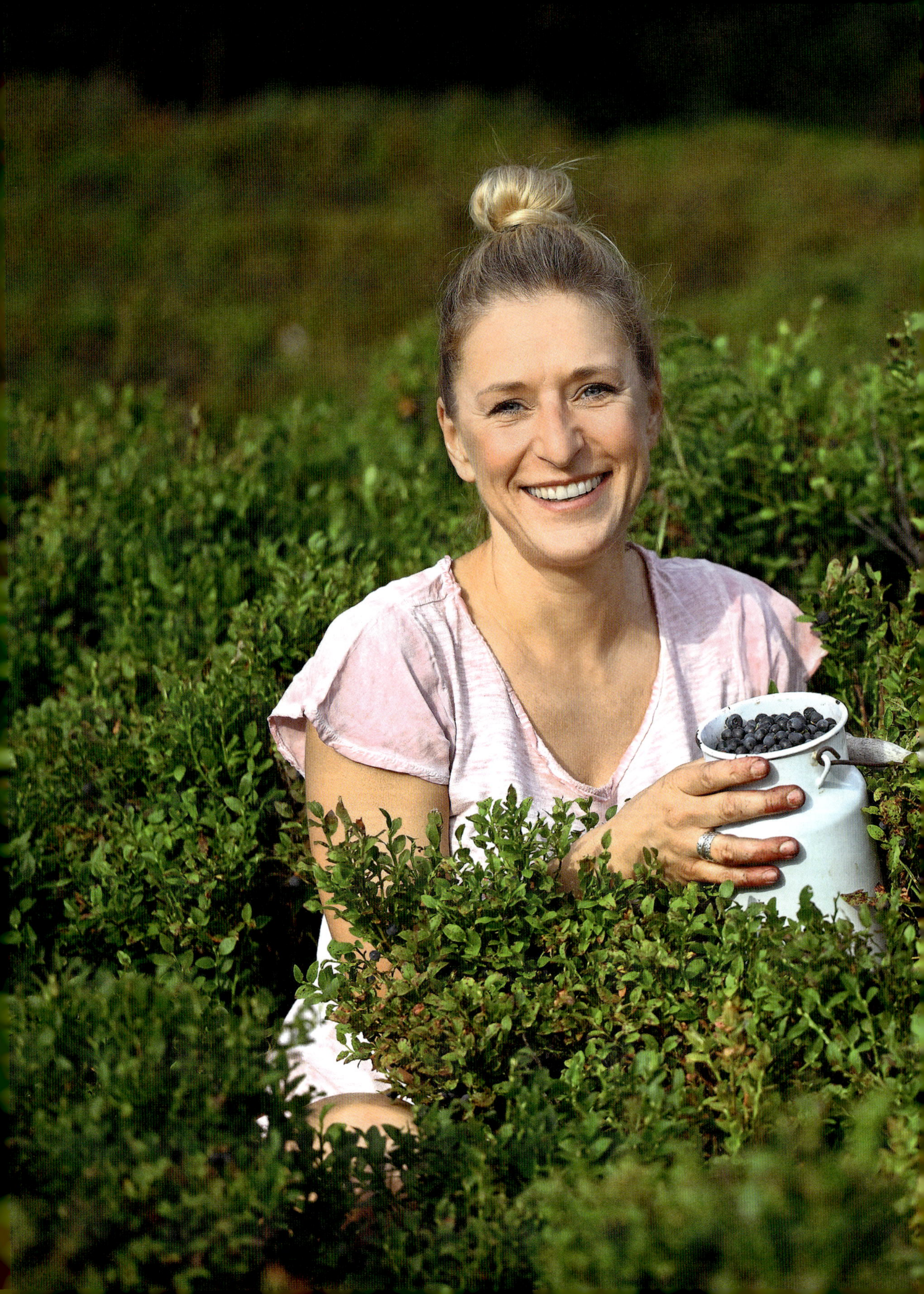

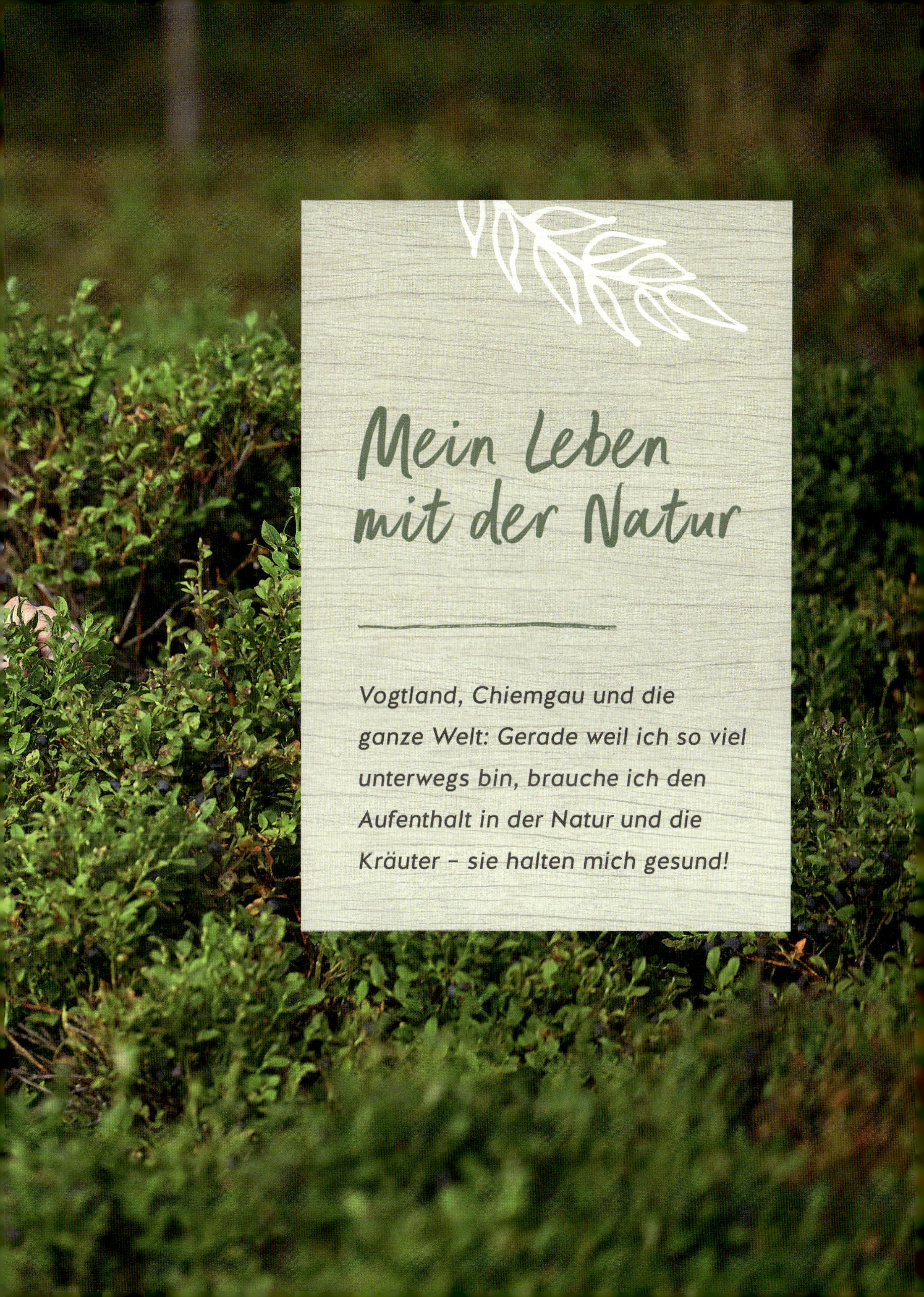

Mein Leben mit der Natur

Vogtland, Chiemgau und die ganze Welt: Gerade weil ich so viel unterwegs bin, brauche ich den Aufenthalt in der Natur und die Kräuter – sie halten mich gesund!

DIE LIEBE ZU DEN KRÄUTERN

Von Kindheit an bin ich mit der Natur vertraut. Mutter und Großmutter lehrten mich, Kräuter zu schätzen, sie zu erkennen und richtig anzuwenden. Danke dafür, liebe Mama und liebe Oma Erna!

Seit vierzig Jahren stehe ich nun als Sängerin auf der Bühne und seit einigen Jahren auch als Moderatorin, Schauspielerin und Musicaldarstellerin. Es waren und sind bewegte, spannende Zeiten mit immer neuen Eindrücken.

Immer unterwegs

Mein Leben lang war ich irgendwie immer unterwegs. Ich liebe es, zu reisen und auf Tour zu sein, das bedeutet aber oft auch Hektik und Stress. Deshalb brauche ich immer einen Ausgleich: Die Natur ist es, die für mich Ruhe und Entspannung bedeutet. Deshalb schätze ich mich glücklich, dass ich gleich drei wichtige Lebensmittelpunkte habe, die mich erden, weil sie in herrlichster Natur liegen. Das ist zum einen meine Heimat, das Vogtland, zum anderen meine Wahlheimat, der Chiemgau, wo ich seit vielen Jahren mit meiner Familie lebe. Und dann gibt es noch eine Alm in Tirol, die uns auch ein Stückchen Heimat geworden ist.

Daheim im Vogtland

Im Vogtland bin ich geboren und aufgewachsen, hier leben noch immer mein Vater Eberhard Hertel, ein erfolgreicher Sänger, und ein großer Teil meiner Familie. In meinem Elternhaus gibt es nach wie vor mein altes Zimmer, wo ich jederzeit aufschlagen kann. Wenn ich in meiner alten Heimat bin, kocht meine Schwägerin Ines immer etwas Leckeres. Und mein Bruder Andreas und die ganze Familie freuen sich, wenn wir mal wieder auf dem elterlichen Hof auftauchen. Mein Vater wurde 1938 in einem alten Bauernhaus geboren, das schon lange nicht mehr steht. Es lag nur 500 Meter entfernt von dem Gehöft, das meine Eltern später anmieteten und das unserer großen Familie ausreichend Platz bot. Besonders schön war das Haus nicht, aber das störte uns nicht. Wir vier Kinder – meine drei Geschwister Katrin, Jörg, Andreas und ich – waren in meiner Erinnerung immer draußen unterwegs, und meine Mutter Elisabeth war ebenfalls sehr naturverbunden. Sie schickte uns Kinder oft zum Beeren- oder Kräutersammeln, und dann wurde etwas Feines daraus gekocht. So lernte ich schon früh die Gaben der Natur kennen.

Wahlheimat Chiemgau

Mit 18, also vor mehr als 25 Jahren, zog ich in den Chiemgau, und seit mehr als 15 Jahren lebe ich im schönen Achental. Mein Dorf ist umgeben von Bergen, Wiesen und Wäldern, das meiste davon ist Naturschutzgebiet. Die Tiroler Ache, die sich durch das Tal schlängelt, glitzert an sonnigen Tagen herrlich glasklar in Blau- und Grüntönen. Die Landschaft ist ursprünglich und bester Nährboden für alle möglichen Kräuter.

Die Alm in Tirol

Seit mehr als zehn Jahren fahren wir regelmäßig auf eine Alm in Tirol, eineinhalb Stunden von uns entfernt. »Unsere« Alm (sie gehört uns allerdings nicht) ist ein wunderbarer Rückzugsort, auf 1400 Metern Seehöhe gelegen, mit einem traumhaften Blick in ein wildromantisches Tal. Sie ist umgeben von herrlichsten Weiden und Wäldern, ein Paradies für Kräuter und Beeren. Ein Kräuterhexlein wie ich fühlt sich hier so richtig wohl. Eigentlich brauche ich nur einmal ums Haus herumgehen, und schon habe ich fast alles gesammelt, was ich für einen Tee oder einen Wildkräutersalat benötige.

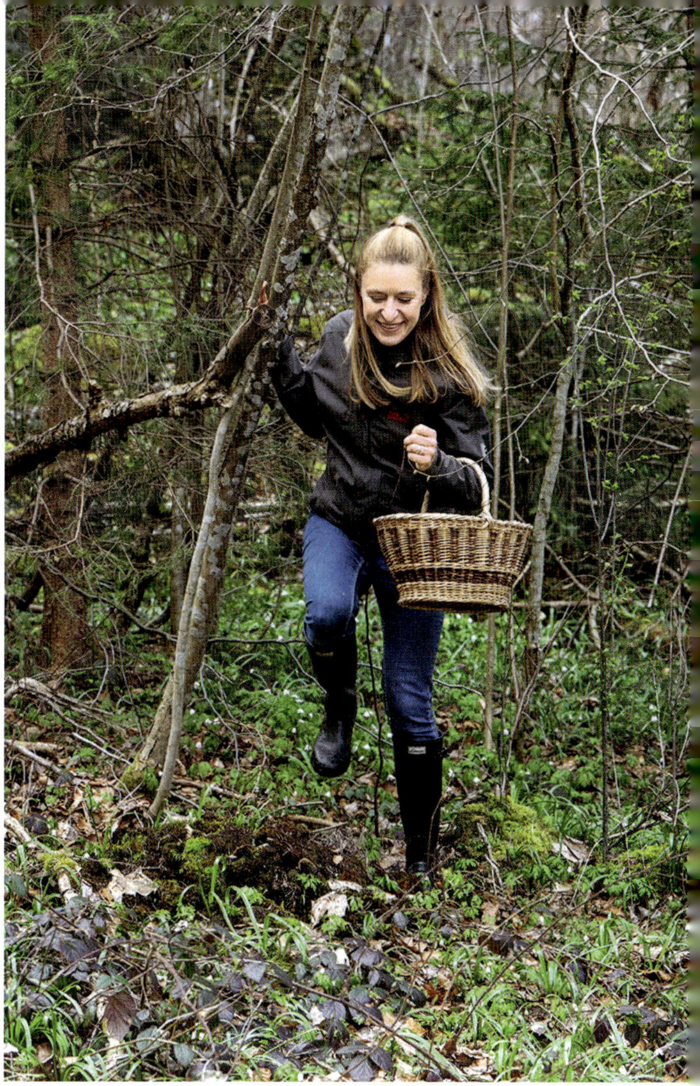

Schon von frühester Kindheit an habe ich es geliebt, durch die Natur zu streifen und wilde Kräuter zu pflücken.

Meine Großmutter Erna

Begonnen hat meine Liebe zu den Kräutern aber schon damals, als meine Mutter mich mit immer neuen Kräutern vertraut machte, die in meiner Kindheit noch in großer Vielfalt auf den Wiesen und an den Bächen um unser Dorf wuchsen.
Noch mehr über die Natur lernte ich aber von meiner Großmutter Erna. Sie lebte in einem kleinen Weiler mitten im Wald, etwa drei Kilometer von uns entfernt. Oma Erna ging fast jeden Tag raus, um Pilze, Heidelbee-

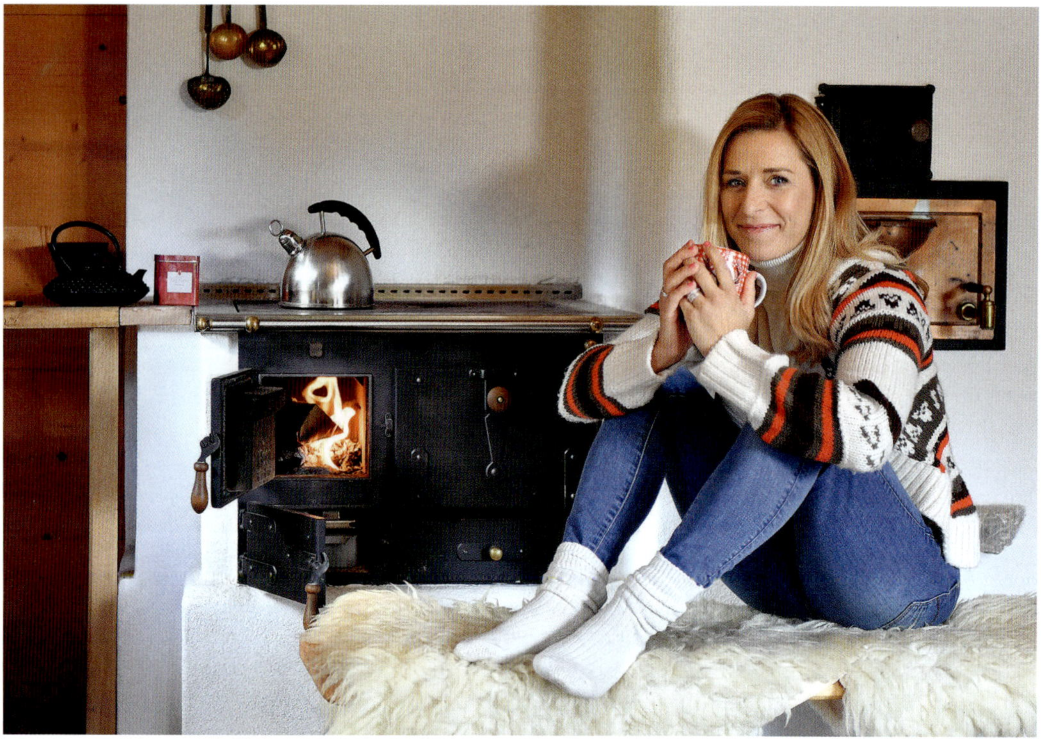

Wenn ich nach einem anstrengenden Tag nach Hause komme, gönne ich mir erst mal eine Tasse Tee.

ren, Himbeeren, Kräuter zu sammeln.
Sie hatte immer ihr Kräuterbuch »Gesundheit aus der Apotheke Gottes« von Maria Treben zur Hand. Daraus entnahm sie Anleitungen für Heilanwendungen. Dieses Buch war für sie ihre medizinische Bibel. Salben, Tees und Ansätze bereitete sie nach den Rezepten der Kräuterfrau. Wenn ich einmal heiser war, schaute Omi in ihr Buch und fand bestimmt das Richtige, denn ich musste ja bis zum nächsten Auftritt wieder fit werden.

Als Vierjährige auf der Bühne

Denn schon in sehr jungen Jahren, mit vier, drängte es mich auf die Bühne. Mein Vater war bereits ein gefeierter Star im DDR-Fernsehen und Stammgast in Sendungen wie »Oberhofer Bauernmarkt« oder »Musikanten sind da«. Sein Markenzeichen war das Jodeln – ziemlich exotisch in unserer Region!
Ich ließ mich von seiner Begeisterung anstecken und übte heimlich am Gartenzaun. Papa traute seinen Ohren nicht, als er mich einmal dabei erwischte, dachte er doch, jemand hätte draußen das Radio laufen.
Auf einem Weihnachtskonzert im vogtländischen Falkenstein durfte ich dann zum ersten Mal auftreten, ich sang »Schneeflöckchen Weißröckchen«. Zwei Jahre später feierte ich schon mein Fernsehdebüt mit dem »Teddybärjodler«. Von da an ging es immer weiter, und so hatte ich bereits als Kind zahlreiche Auftritte unterschiedlichster Art.

Nach der Wende

Dann kam die Wende und mit ihr das Aus für die meisten DDR-Künstler. Klar, meine Landsleute wollten jetzt die Künstlerinnen und Künstler sehen, die sie vor der Wende nur im verbotenen Westfernsehen anschauen konnten. Mein Vater bekam kaum noch Aufträge, ich hingegen eine Riesenchance, als ich von dem Medienmanager Hans R. Beierlein entdeckt und gefördert wurde. Er stellte mir den Komponisten und Produzenten Jean Frankfurter und die Texterin Irma Holder an die Seite. Sie schrieben für mich nicht nur 20 Jahre lang unzählige wunderbare Songs, sondern 1992 auch das wichtigste Lied meiner Karriere. Mit »Über jedes Bacherl geht a Brückerl« siegte ich beim »Grand Prix der Volksmusik« und wurde von da an von einer Tournee zur nächsten gebucht. Da blieb nicht mehr viel Zeit, mich mit anderen Dingen zu beschäftigen, mein Leben drehte sich um die Musik.

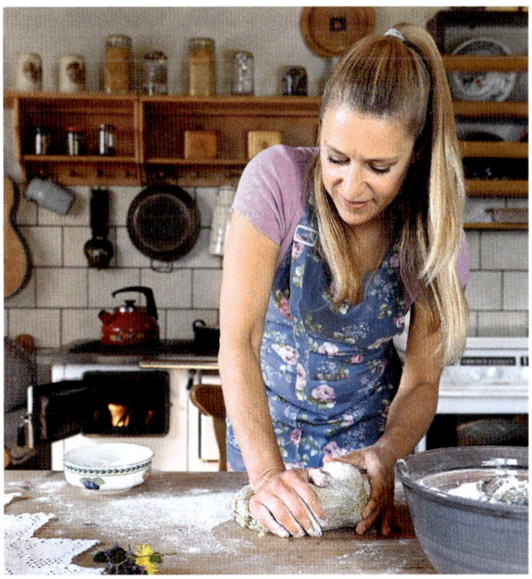

Teig kneten und backen: Entspannung pur!

Ich werde Mama

2001 aber stellte die Geburt meiner Tochter Johanna mein Leben auf den Kopf. Mit der Verantwortung für so ein kleines Wesen kommt auch das Bewusstsein für einen gesünderen Lebensstil, und so erwachte auch meine Liebe zu den Kräutern aufs Neue. Als wir dann 2017 ins Achental zogen, mitten in die schönste Natur, packte mich das Kräuterfieber erst richtig.

Vegetarisch und vegan

Gesund ernähre ich mich aber schon immer. Als ich im Alter von sechzehn beschloss, Vegetarierin zu werden, galt ich als totale Exotin. Meine Mutter war nicht nur entsetzt, sie machte sich ernsthaft Sorgen um meine Gesundheit. Es kam vor, dass sie versuchte, mir kleine Portionen Fleisch in einer Sauce unterzujubeln, was aber meistens aufflog. Irgendwann hatte sie sich dann aber mit der neuen Situation arrangiert. Seitdem esse ich kein Fleisch mehr und immer häufiger auch vegan. Ganz auf Eier und Milchprodukte verzichte ich nur ungern, allerdings ist mir wichtig, dass diese Lebensmittel aus guter

Haltung kommen. Ich bin in der glücklichen Lage, dass ich direkt beim Bio-Bauernhof in der Nachbarschaft einkaufen kann. Aber auch beim Einkauf auf dem Wochenmarkt, im Bio-Laden und im Supermarkt sollte man ein Auge auf die Herkunft des Produktes und den Aspekt der Nachhaltigkeit haben. Nicht zuletzt das Klima dankt es uns, wenn wir möglichst wenig Fleisch essen.
Neben Tierschutz und Tierwohl, die mir schon immer am Herzen liegen, ist der Verzicht auf Fleisch und der maßvolle Konsum tierischer Produkte für mich auch gesundheitlich sinnvoll. Ich fühle mich fitter, bin kreativer und mehr in Balance.

Ich koche vegetarisch

Alle Rezepte in diesem Buch sind deshalb vegetarisch, die meisten lassen sich auch problemlos veganisieren: Vegane Sahne, vegane Butter und vegane Milch gibt es inzwischen in jedem Supermarkt – ich liebe zum Beispiel Hafermilch! Ein Ei kann man in Süßspeisen durch eine halbe Banane ersetzen, in herzhaften Speisen durch zwei bis drei Esslöffel Kartoffelstärke oder gemahlene Leinsamen.

Kräuterkunde mit Fritz ...

Im Achental lernte ich mit Fritz Irlacher meinen wichtigsten Kräuterlehrer kennen. Fritz war viele Jahre Bürgermeister der Gemeinde Schleching und ist ein absoluter Naturmensch. Inzwischen im Ruhestand, führt er bis heute Kräuterwanderungen in der idyllischen Voralpenlandschaft. Dann zieht er mit seinen alten Kräuterbüchern los und vermittelt den Jungen sein umfangreiches Wissen.

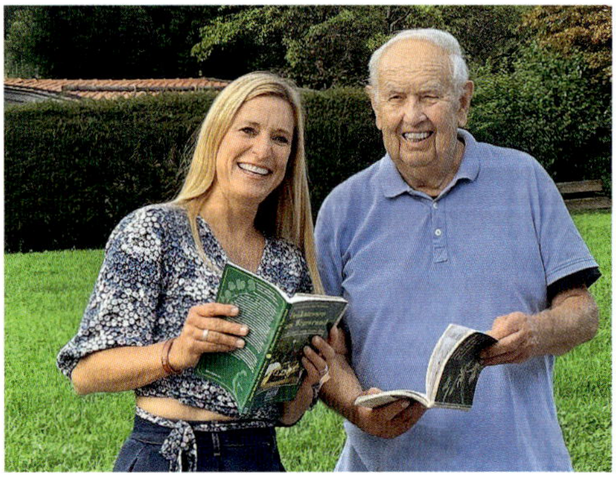

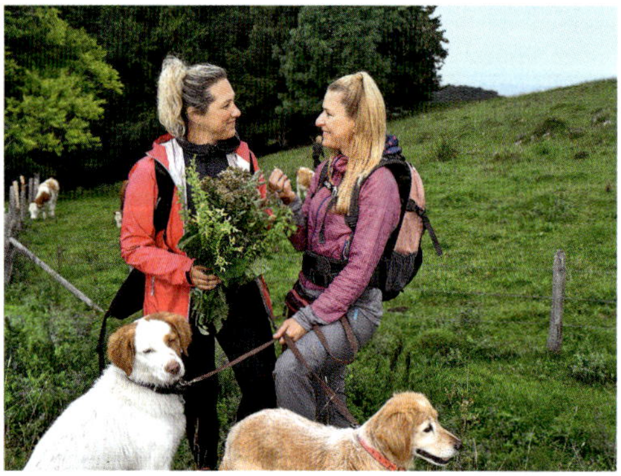

Fritz und Babette sind wahre Kräuterexperten. Ich schätze mich glücklich, dass sie ihr Wissen mit mir teilen.

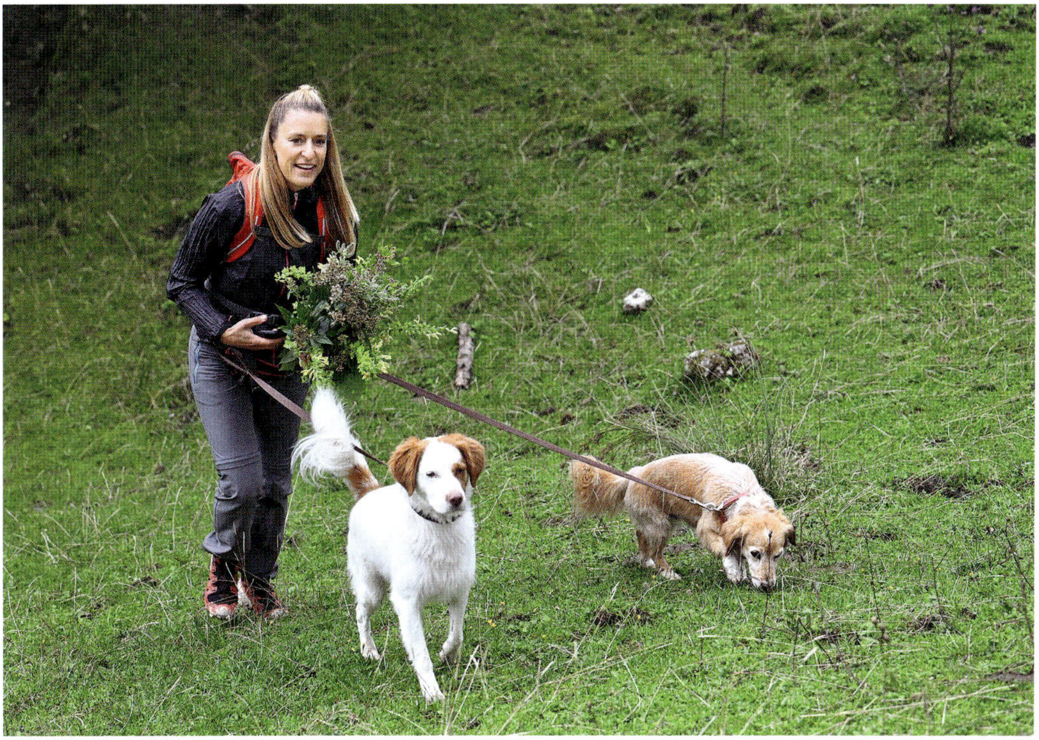

Unsere Hunde freuen sich, wenn wir nach langen Tourwochen wieder zu Hause sind.

... und Babette

Erst vor einem Jahr kam ich in Kontakt mit Babette Györi, einer gelernten Kräuterpädagogin. In ihrem »Kräuterkranzl« in Staudach-Egerndach kann man Kräuterseminare besuchen, zusätzlich bietet sie Kräuterwanderungen an. Und es macht wirklich Spaß, mit ihr über die herrlichen Chiemgauer Almen zu ziehen und ihren Erklärungen zu lauschen.
Wenn ich Kräuterkundigen wie Fritz oder Babette zuhöre, stelle ich jedes Mal wieder fest, wie wenig ich selbst von der Wunderwelt der Kräuter weiß.
Ich möchte das wirklich betonen: Ich bin keine Kräuterexpertin – auch wenn ich mich mein Leben lang schon mit Kräutern, ihrer Wirkung und ihrem Geschmack beschäftige. Mir macht es einfach Spaß, diese Schätze aus der Natur in mein Alltagsleben zu integrieren. Diese Kenntnisse möchte ich auf einfache und verständliche Weise in meinem Buch weitergeben.

Über dieses Buch

Dieses Buch ist also kein Kräuter-Nachschlagewerk mit vollständigen Informationen, es gibt aber das wieder, was ich weiß oder teilweise selbst immer wieder nachschlage, denn alles kann ich mir auch nicht merken. Kräuter haben oft sehr vielfältige Heilwirkungen. Für manche findet man in den Kräuterbüchern zahlreiche Einsatzgebiete. Babette riet mir, nur die wichtigsten jeweils auszuwählen, und gab mir mit auf den Weg,

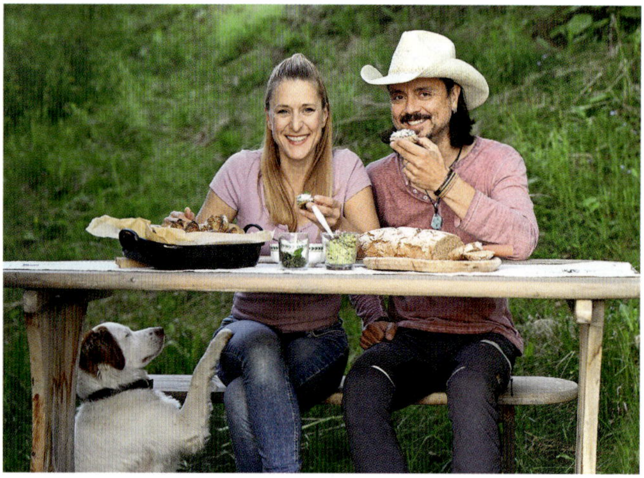

Lanny und ich sind seit 2014 verheiratet – wir haben uns nicht gesucht, aber gefunden. Er ist mein Seelenpartner.

man solle bei allem, was man mit den Kräutern anfängt, seiner Intuition folgen.
Und so habe ich für jedes Kraut je drei Heilwirkungen, Anwendungsgebiete und Inhaltsstoffe ausgesucht. Wundert euch also nicht, wenn ihr bei manchen Kräutern etwas vermisst, das ihr vielleicht selbst schon über die Pflanze wisst.
Mir war es vor allem wichtig, dass mit diesem Buch jeder etwas anfangen kann, auch diejenigen, die keinerlei Vorkenntnisse haben. Ich habe die 30 Kräuter porträtiert, die ich selbst am meisten in der Küche oder für Heilanwendungen einsetze. Das Schöne ist, dass alle Pflanzen, die ich beschreibe, relativ leicht zu finden sind. Viele der Kräuter wachsen wirklich fast überall. Man muss nur einmal in die Natur losziehen, und schon stößt man auf die kleinen Schätze.
Und wenn man einmal anfängt, sich mit einem Kraut auseinanderzusetzen, hat man das Gefühl, es taucht plötzlich überall auf. Für mich ist das manchmal ganz schön anstrengend, wenn ich auf meiner morgendlichen Laufrunde unterwegs bin und ständig diesen Drang verspüre, etwas pflücken zu müssen. Meistens komme ich auch mit irgendeinem Kraut nach Hause. Lanny hat sich daran gewöhnt.

Achtung!

Bei allen Heilkräutertees sollte man nach einer Daueranwendung von maximal sechs Wochen unbedingt erst einmal eine Pause einlegen und vorübergehend einen anderen Tee mit ähnlicher Wirkung trinken.

Patchworkfamily und -band

Lanny ist seit 2014 mein lieber Ehemann. Er ist übrigens auch Musiker. Wir haben uns 2011 zwar nicht gesucht, aber auf schicksalhafte Weise gefunden und sofort die Seelenverwandtschaft gespürt. Seit zehn Jahren sind wir sehr glücklich verheiratet und leben in unserem Haus mit den beiden Hunden Freddy und Keri.

Die Familientradition der Hertels, gemeinsam Musik zu machen, wird fortgeführt, denn Johanna ist nun in dritter Generation Musikerin. Johanna, Lanny und ich haben

die »1. Patchwork-Country-Rock-Band der Welt« gegründet. Mit unserer Band »MORE THAN WORDS« sind wir inzwischen erfolgreich unterwegs und waren im vergangenen Jahr sogar gemeinsam mit Rocklegende Bonnie Tyler auf Tournee. Lanny schreibt und produziert all unsere Songs.
Während der Tour habe ich fleißig an diesem Buch geschrieben und stellte bei der morgendlichen Laufrunde in den verschiedenen Städten einmal mehr fest, dass man doch überall irgendwelche Kräuter finden kann.

Kräuter erkennen lernen

Wichtig ist vor allem, dass man wirklich genau weiß, was man pflückt. Wenn man sich nicht sicher ist, bitte unbedingt die Hände davon lassen! Einige Kräuter sind absolut eindeutig identifizierbar, weil es im Grunde keine Verwechslungsgefahr gibt. Wenn man ein Kraut jedoch noch nie in freier Natur gesehen hat, sollte man sich auf jeden Fall ganz genau die Erkennungsmerkmale anschauen. Am besten lässt man sich Pflanzen, die man nicht kennt, erst einmal von einem Kräuterexperten bei einem gemeinsamen Spaziergang zeigen.
Wer es sich nicht zutraut, Wildkräuter in der Natur zu erkennen, oder wer einfach keine Gelegenheit zum Sammeln hat, sollte im Zweifelsfall auf gekaufte Küchenkräuter zurückgreifen. Auch mit ihnen kann man meine Lieblingsrezepte hervorragend nachkochen.

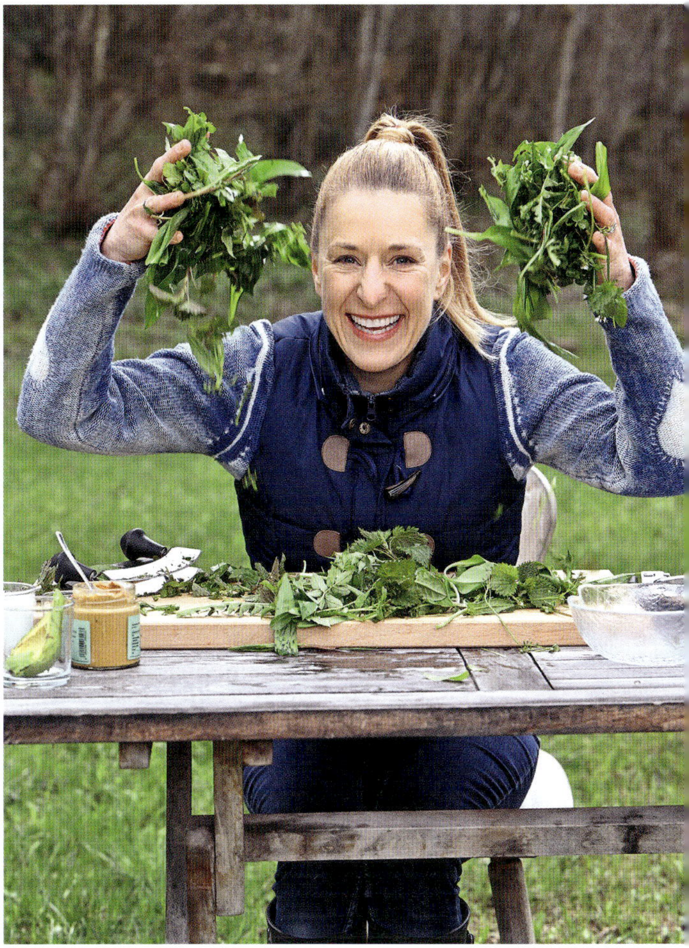

In der Natur und mit Kräutern bin ich richtig glücklich das möchte ich an alle Menschen weitergeben!

Nun wünsche ich euch viel Spaß beim Lesen und Erkunden meiner Kräuterwelt – und lasst euch meine Kräuterrezepte schmecken!

Eure

Stefanie Hertel

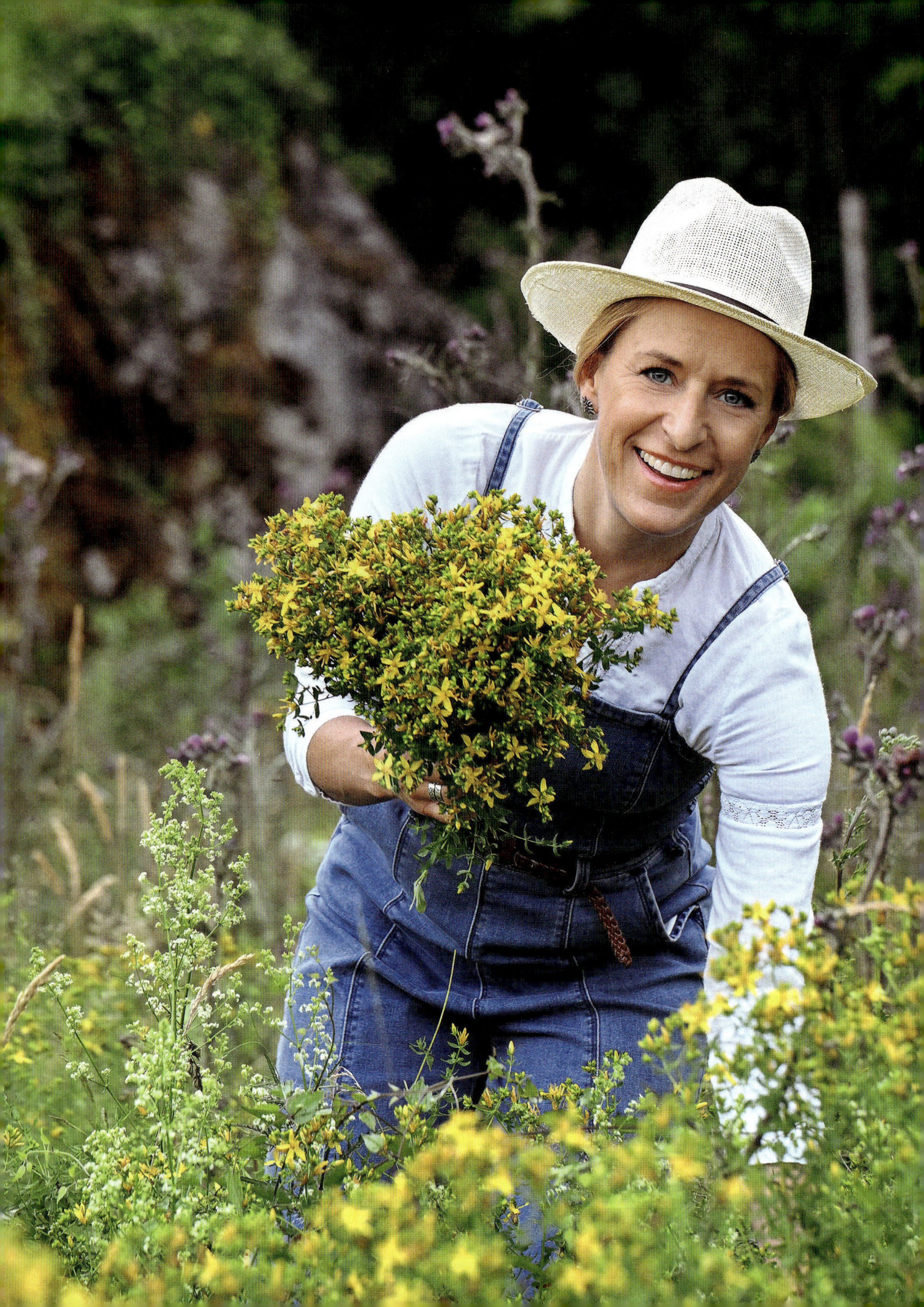

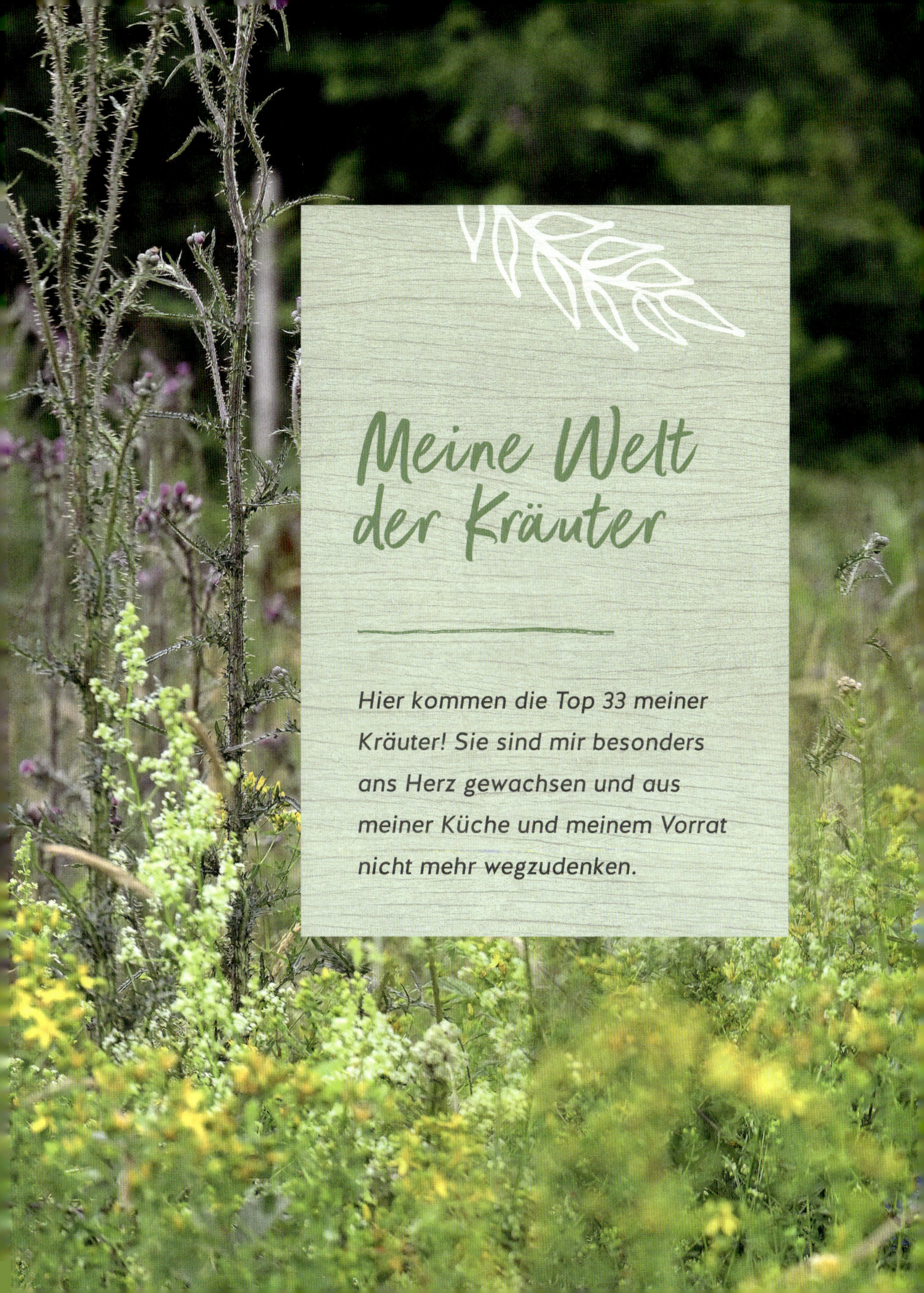

Meine Welt der Kräuter

Hier kommen die Top 33 meiner Kräuter! Sie sind mir besonders ans Herz gewachsen und aus meiner Küche und meinem Vorrat nicht mehr wegzudenken.

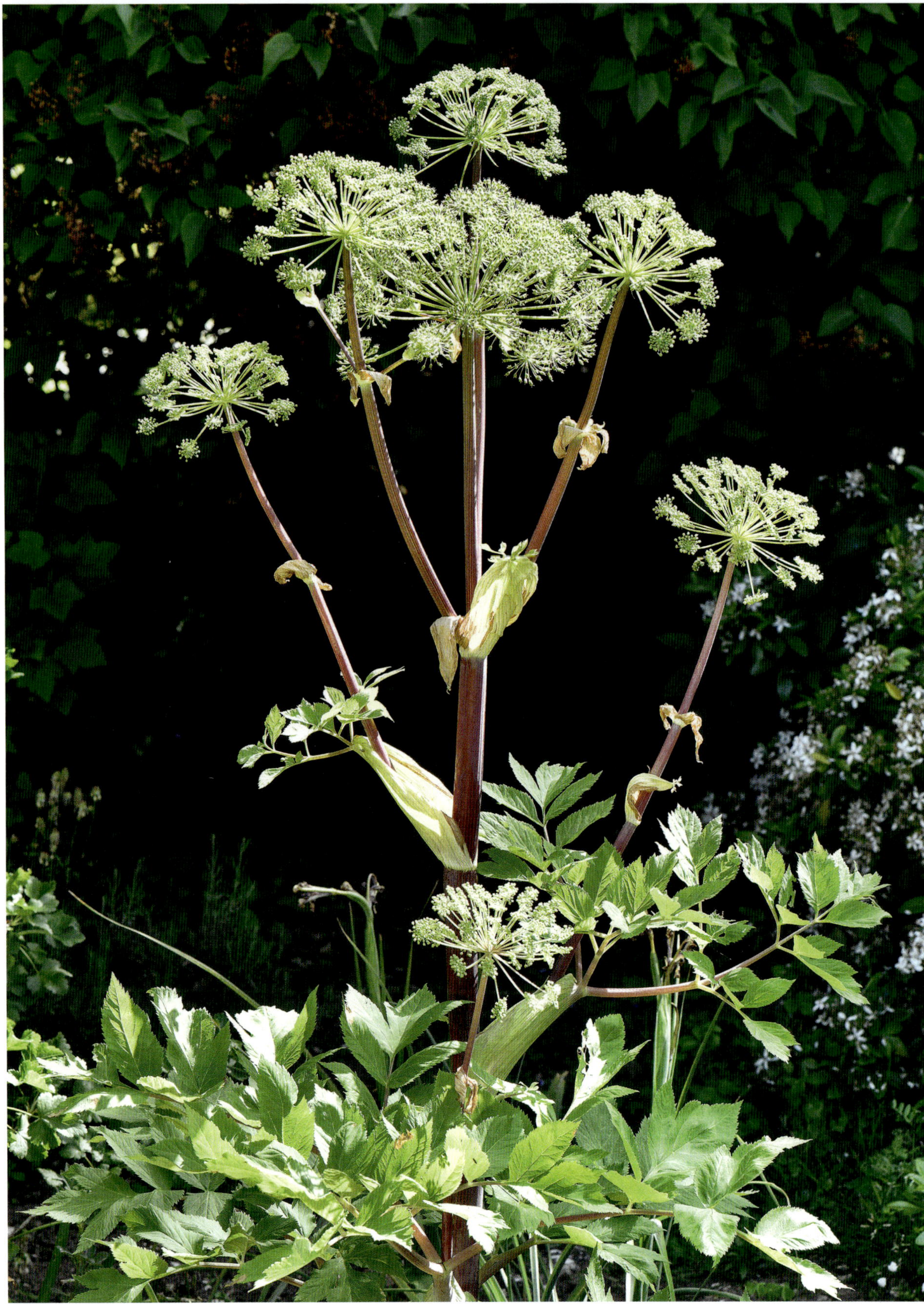

ANGELIKA

Star der Kräuterszene, Königin mit Wunderkräften, Ginseng des Westens – so schwärmen Kenner von der Angelika. Sie hilft bei vielen Leiden wie Magen-Darm-Beschwerden und Erkältungskrankheiten.

Bei der ersten Kräuterwanderung mit meinem Kräuterfreund Fritz, das ist viele Jahre her, fiel der Name einer Pflanze, über die ich bis dahin nichts gewusst hatte: Angelikawurz nannte Fritz sie, manche kennen sie als Engelwurz. Fritz hatte Faszinierendes zu berichten: Diese hochgewachsene Pflanze nämlich sei ein wahrer Engel, sie habe eine außergewöhnliche Heilwirkung und sei mit dem östlichen Ginseng zu vergleichen. Nach so viel Schwärmerei hatte ich eine Frequenzillusion, denn plötzlich sah ich überall Angelikapflanzen, wo sie mir vorher nie aufgefallen waren.

Ein Engel ist dieses Kraut wortwörtlich. Denn sein botanischer Name lautet *Angelica archangelica,* und darin stecken die lateinischen Wörter »angelus« für Engel und »archangelus« für Erzengel. Der Erzengel Raphael soll die Pflanze nämlich einer Sage nach auf die Erde gebracht und damit einen Kranken geheilt haben, deshalb wirke sie nicht nur »engelhaft«, sondern sogar noch stärker, nämlich »erzengelhaft«.

Natürlich musste ich mich auch gleich von der Heilwirkung überzeugen und setzte meinen ersten Angelikaschnaps an, der seither jedes Jahr Pflichtprogramm ist.

Allerdings seien alle Nachahmer gewarnt: Der bitter-scharfe Geschmack ist nichts für den Genuss. Wer mal eben etwas Leckeres schlürfen will, für den ist dieser Schnaps nicht das Richtige. Aber darum geht es auch nicht.

»Er schmeckt wirklich fürchterlich, aber ich muss auch sagen: Er hilft!«, meint daher auch meine Schwiegermama Christl, der ich jedes Jahr zu Weihnachten eine Flasche des selbst gemachten Schnapses schenke. Und

Angelika

Angelica archangelica

Erkennungsmerkmale:
50–200 cm hoch
Blätter: bis zu 10 cm lang, zwei bis dreifach gefiedert, Blättchen eiförmig
Blüten: weiß-grünliche bis rötliche, kugelige Blütendolden, Juli–August
Stängel: glatt, rund, hohl
Wurzel: duftet markant süßlich
Standort:
Ufer, Waldwege, feuchte Wiesen
Verwendung:
Wurzel: für Schnapsansatz
Sammelzeit:
Wurzel: September bis Frühjahr

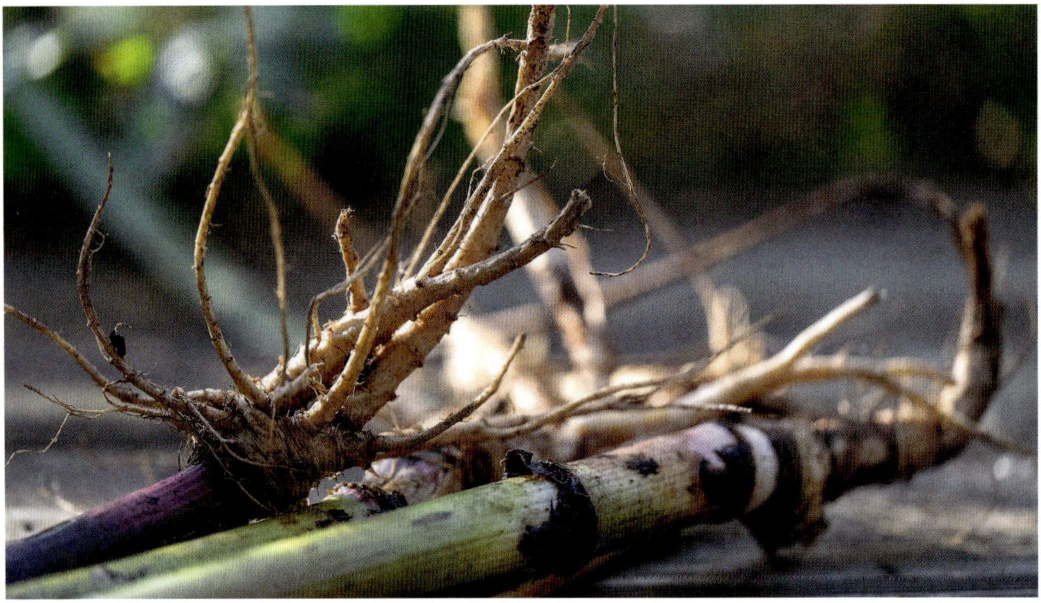

Die Angelikawurzel lässt sich im Frühling und im Herbst ganz leicht aus der Erde ziehen.

Tipp

So wirkt die Angelika

3 Heilwirkungen:
abwehrsteigernd
kraftspendend
krampflösend

3 Anwendungsgebiete:
Magen-Darm-Beschwerden
Erkältungskrankheiten
Wechseljahrsbeschwerden

3 Inhaltsstoffe:
ätherische Öle
Bitterstoffe
Harz

sie freut sich immer wieder aufs Neue und tut so, als hätte sie es nicht geahnt, was da für sie unter dem Christbaum steht! Angelikaschnaps ist ein hilfreiches Mittel, wenn man unter Magen-Darm-Beschwerden leidet. Ein halbes bis ein ganzes Schnapsgläschen davon wirkt wahre Wunder. Auch bei ersten Anzeichen von Halsweh kann man den Schnaps einsetzen, indem man damit gurgelt. Es kostet zwar jedes Mal wieder ein wenig Überwindung, weil es im Hals brennt, aber ich habe immer das Gefühl, mit dem Angelikaschnaps werden alle Bazillen direkt vernichtet. Meine Oma hatte schon recht, wenn sie immer sagte: »Bitter ist die beste Medizin!«

Ein königliches Kraut

Die 50 bis 200 cm hohe Angelika wächst an Ufern, Waldwegen und auf feuchten Wiesen.

Allein aufgrund ihrer Größe ist sie eine majestätische Erscheinung. Mir geht das Herz auf, wenn ich diese Schönheit erblicke. Ihre Stängel sind glatt, rund und hohl. Die Blätter zwei- bis dreifach gefiedert und bis zu 10 cm lang. Die weiß-grünlichen Blütendolden können manchmal auch rötlich werden. Sie blühen von Juli bis August. Die jungen Triebe kann man auch als Würze dem Salat beigeben. Ich verwende jedoch ausschließlich die Wurzel und setze sie mit Schnaps an.
Die Angelika macht es einem recht einfach: Man muss gar nicht lange buddeln, um an die wertvolle Wurzel zu kommen. Zur richtigen Zeit, im Herbst und im zeitigen Frühjahr, lässt sich die Wurzel nämlich ganz leicht an dem Pflanzenstängel aus der Erde ziehen. Die etwa 10 bis 20 cm lange, verzweigte Wurzel riecht sehr markant würzig-süß.
Eine weitere Verwendung der Angelika, auf die ich schwöre: Die Wurzel kommt auch in meine Halstropfen-Mischung mit hinein (Seite 31).

Achtung!

Die Angelika kann leicht mit anderen, sehr ähnlichen Doldenblütlern verwechselt werden. Der hochgiftige Wasserschierling etwa kann bei Verzehr Atemlähmung auslösen, der Riesenbärenklau ruft bei Berührung schwere Hautausschläge hervor. Wer sich nicht ganz sicher ist, sollte sich die Pflanze unbedingt von einem Kräuterkundigen zeigen lassen.

Heilanwendung

Angelikawurzelschnaps

frische Angelikawurzeln
Kornbranntwein (38–40%)

Angelikawurzeln mit einer Bürste gründlich säubern. Eventuelle dunkle Stellen mit einem Messer abschneiden.

Wurzeln in 1 cm große Stücke schneiden und in ein sterilisiertes Einmachglas oder eine Flasche mit großer Öffnung geben. Mit Schnaps so weit auffüllen, dass die Wurzeln vollständig bedeckt sind. Flasche oder Glas locker verschließen und den Ansatz an einem sonnigen, warmen Ort, zum Beispiel auf der Fensterbank, einige Wochen stehen lassen.

Einmal pro Woche mit einem sterilen Löffel umrühren.

Nach 5–6 Wochen abseihen und in sterilisierte Flaschen füllen.

Anwendung:
Bei Magenbeschwerden, etwa nach üppigem Essen, 1–2 cl einnehmen. Bei Menstruations- und Wechseljahrsbeschwerden wirkt der Schnaps krampflösend und beruhigend.

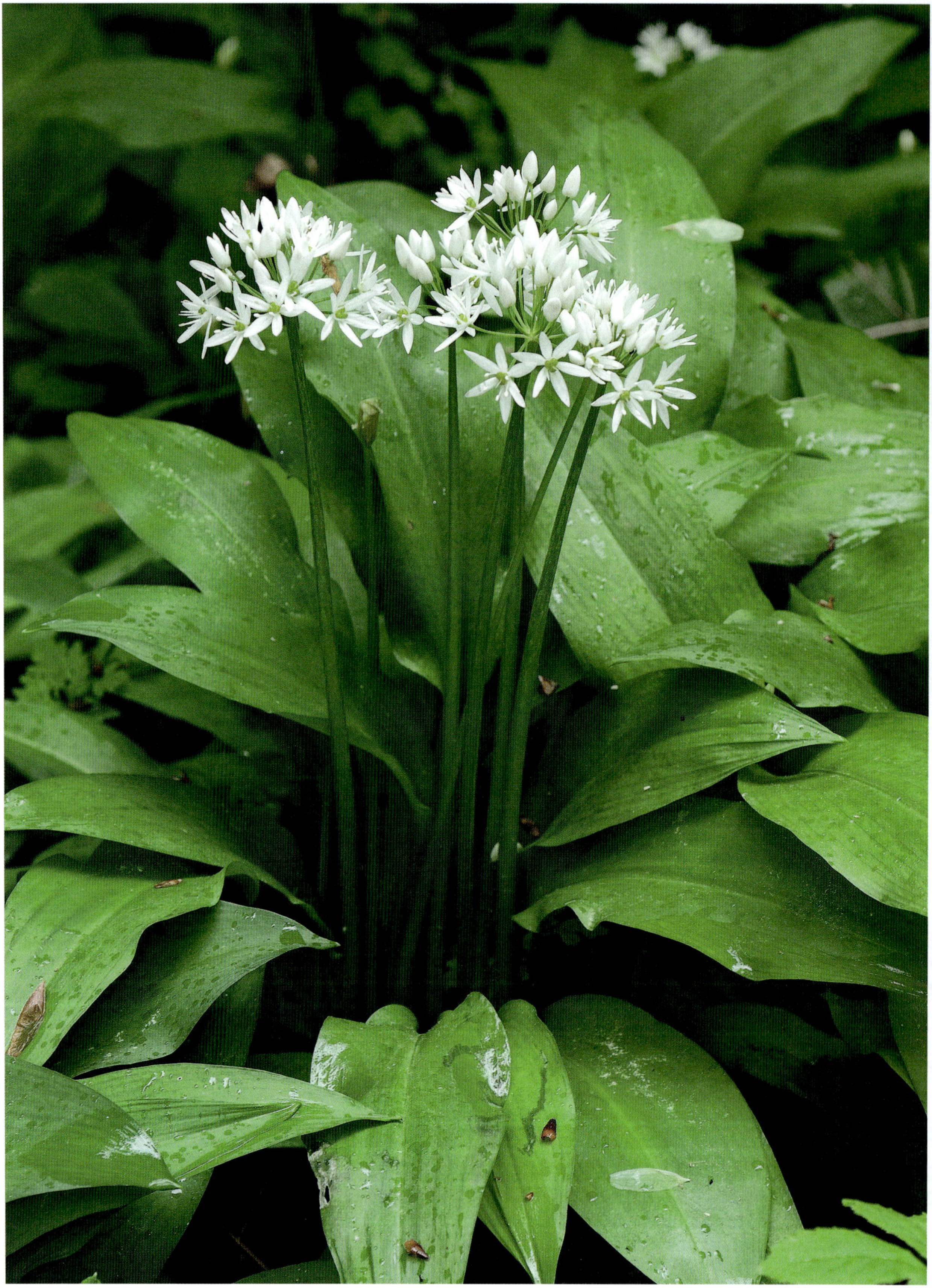

BÄRLAUCH

Eine späte Liebe – erst war er mir fremd, dann flirteten wir uns lange gegenseitig an. Und heute bin ich entflammt für den Alleskönner Bärlauch. Aber Achtung: Er hat gefährliche Doppelgänger.

Meine Leidenschaft für den Bärlauch ist riesig, aber gar nicht mal so alt. Denn in meiner Kindheit kannte ich diese würzige Pflanze gar nicht. In meiner Heimat, dem Vogtland, diesem kleinen Eckerl im Südwesten Sachsens, wächst der Bärlauch nämlich so gut wie gar nicht in freier Wildbahn. Nicht einmal die Bärlauchpflanzen, die man in seinen eigenen Garten setzt, fühlen sich hier sonderlich wohl. Diese Erfahrung musste jedenfalls meine Schwägerin Ines machen, als sie eines Tages einen Versuch startete. Ihr Bärlauchexemplar ist zwar nicht verkümmert und kommt jedes Jahr wieder, aber es steht doch etwas einsam und verloren im Garten herum – und vermehren mag es sich schon gar nicht.

Bayern – ein Bärlauchparadies

Erst als ich im Alter von 18 Jahren nach Bayern zog, trat der Bärlauch in mein Leben. Anfangs wunderte ich mich, wenn ich im Frühjahr durch den Wald ging – und plötzlich roch es so intensiv und appetitanregend nach Knoblauch. Ich konnte mir diesen Geruch mitten im Wald zunächst gar nicht erklären, bis irgendwann jemand meinte: »Mensch, heute riecht's ja mal wieder nach Bärlauch!« Bärlauch? Ich wurde neugierig und machte mich kundig. Es dauerte aber noch eine Weile, bis ich mich an den Bär-

Bärlauch

Allium ursinum

Erkennungsmerkmale:
Blätter: grün, länglich, mit einer Mittelrippe, Knoblauchgeruch
Blätter kommen an Stielen einzeln aus dem Boden
Standort:
Waldlichtungen und -ränder, feuchte Wiesen
Verwendung:
Blätter: Pesto, Salat, Gemüse
Blüten: Salat
Zwiebeln: ähnlich wie Knoblauch verwendbar
Sammelzeit:
Blätter: Februar bis zur Blüte im Mai
Blüten: April–Mai
Zwiebeln: sobald die Pflanze verblüht ist, bis Anfang des Jahres die ersten Blätter wieder sprießen.

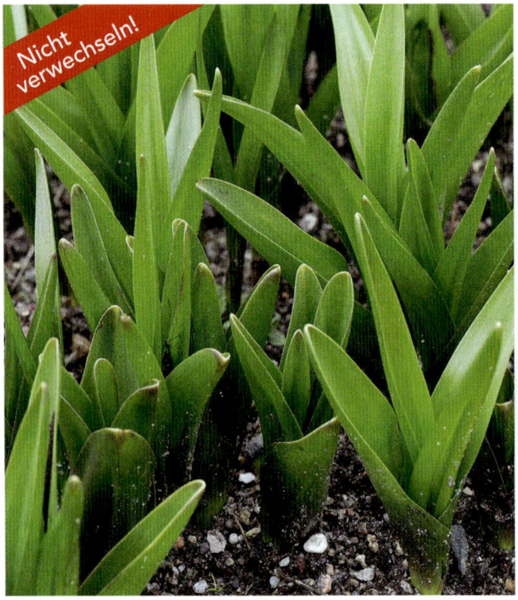

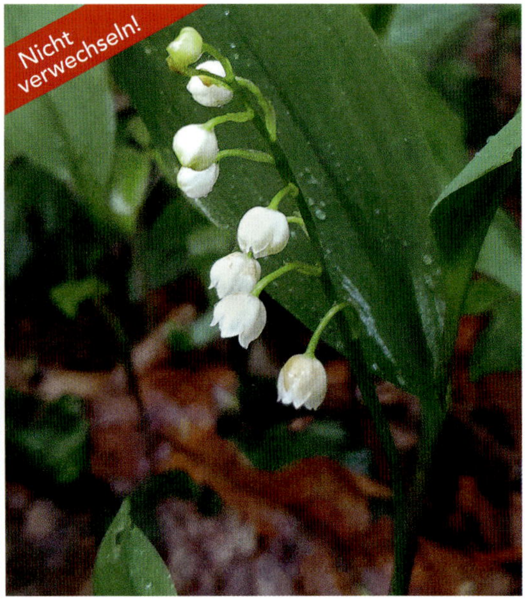

Herbstzeitlosen- und Maiglöckchenblätter sind giftig und dürfen auf keinen Fall mit Bärlauch verwechselt werden.

Tipp

So wirkt der Bärlauch

3 Heilwirkungen:
antibiotisch
blutreinigend
cholesterinspiegelsenkend

3 Anwendungsgebiete:
Frühjahrsmüdigkeit
Darmbeschwerden
Leistungsschwäche

3 Inhaltsstoffe:
Vitamin C
ätherisches Öl
Eisen

lauch herantraute. Und das, obwohl ich ja ein großer Knoblauchfan bin. Man könnte sagen: Der Bärlauch und ich – wir umtänzelten uns. Die vielen Warnungen, die ich immer wieder hörte, hielten mich zunächst ab: »Pass gut auf. Man kann ihn leicht mit Maiglöckchen oder Herbstzeitlosen verwechseln. Kann böse enden!« Daher sollte man den Bärlauch, den ein Kenner sehr gut von seinen Doppelgängern zu unterscheiden vermag, nur dann sammeln, wenn man sich wirklich sicher ist, dass man die richtige Pflanze erwischt hat.
Nun könnte man sagen, na ja, der Bärlauch riecht doch so stark. Das stimmt zwar grundsätzlich schon, aber als alleiniges Indiz ist der Geruch nicht ausreichend. Denn auf einer Bärlauchwiese kann zwischendrin auch die Herbstzeitlose vorkommen, und auf einer Waldlichtung mit Bärlauch können die ersten Maiglöckchenblätter zwischen dem

Bärlauch herausspitzen. Wenn man den Bärlauchgeruch erst einmal an den Fingern hat, riecht alles nach ihm.

Was mir immer sehr hilft: Der Bärlauch ist das Heilkraut, das hierzulande vor seinen Doppelgängern erscheint. Wenn also die ganz jungen und geschmacksintensiven kleinen Blätter ab Februar und spätestens im März aus der Erde schauen, habe ich noch nie Herbstzeitlosen- oder Maiglöckchenblätter gesehen. Später, im März und im April, muss man aber gut aufpassen.

Der Bärlauch wächst auf Wiesen und in Wäldern. Bei uns steht im Frühjahr alles voll vom Bärlauch, man kann ihn gar nicht »nicht finden«. Die Gegend um den Chiemsee ist ein wahres Bärlauchparadies!

In manchen Regionen (siehe Vogtland) wächst er jedoch gar nicht, da kann man aber Freunde, in deren Gegend er gedeiht, darum bitten, bei ihrem nächsten Besuch ein bisschen ihrer Ernte zu spenden. So wie ich es gern tue. Während der Bärlauchzeit werde ich zum »Bärlauch-Lieferservice« ins Vogtland. Wer weder Gelegenheit noch Muße hat, den Bärlauch selbst in der Natur zu pflücken, der kann ihn dann – in meinen Augen meist völlig überteuert – im Supermarkt oder auf dem Wochenmarkt kaufen.

Egal, wie man an den Bärlauch kommt, das sei bei allen jetzt aufgezählten Warnungen auch mal ganz klar gesagt: Es lohnt sich! Man kann die Blätter pur im Salat essen, als Würze für Suppen und Eintöpfe verwenden, sie unter Bratkartoffeln mischen oder roh aufs Butterbrot legen. Wunderbar schmeckt Bärlauch auch als Pesto – früher ein Geheimtipp, heute längst ein echter Klassiker.

Je früher im Jahr man die Blätter pflückt, desto intensiver schmecken sie. Man kann auch noch zur Blütezeit ernten, aber dann ist der Geschmack längst nicht mehr so stark, und die Blätter werden zäh und hart. Dann

Achtung!

Für Unkundige leicht zu verwechseln mit Maiglöckchen und Herbstzeitlosen. Der Verzehr von nur wenigen Blättern des Maiglöckchens kann zu Atemnot und Kreislaufversagen führen, bei Menschen mit schlechter körperlicher Verfassung sogar zum Tod. Die Blätter des Maiglöckchens erscheinen allerdings nicht einzeln wie die des Bärlauchs, sondern zu zweien oder dreien sich an der Basis umhüllend. Maiglöckchenblätter haben keine Mittelrippe, die des Bärlauchs schon. Noch gefährlicher sind die Herbstzeitlosen, die im späten Jahr dem Krokus ähnelnde lila Blüten hervorbringen. Im Frühling erscheinen jedoch nur die Blätter, und bereits ein einziges davon kann tödlich sein. Daher wirklich nur pflücken, wenn man sich ganz sicher ist. Auch die Herbstzeitlosenblätter haben keine Mittelrippe, sie sind meist schmäler, außerdem steif und fest im Gegensatz zu den Bärlauchblättern, und auch sie kommen immer zu zweit oder zu dritt aus der Erde.

Also: Am besten immer Blatt für Blatt pflücken! Niemals büschelweise abreißen.

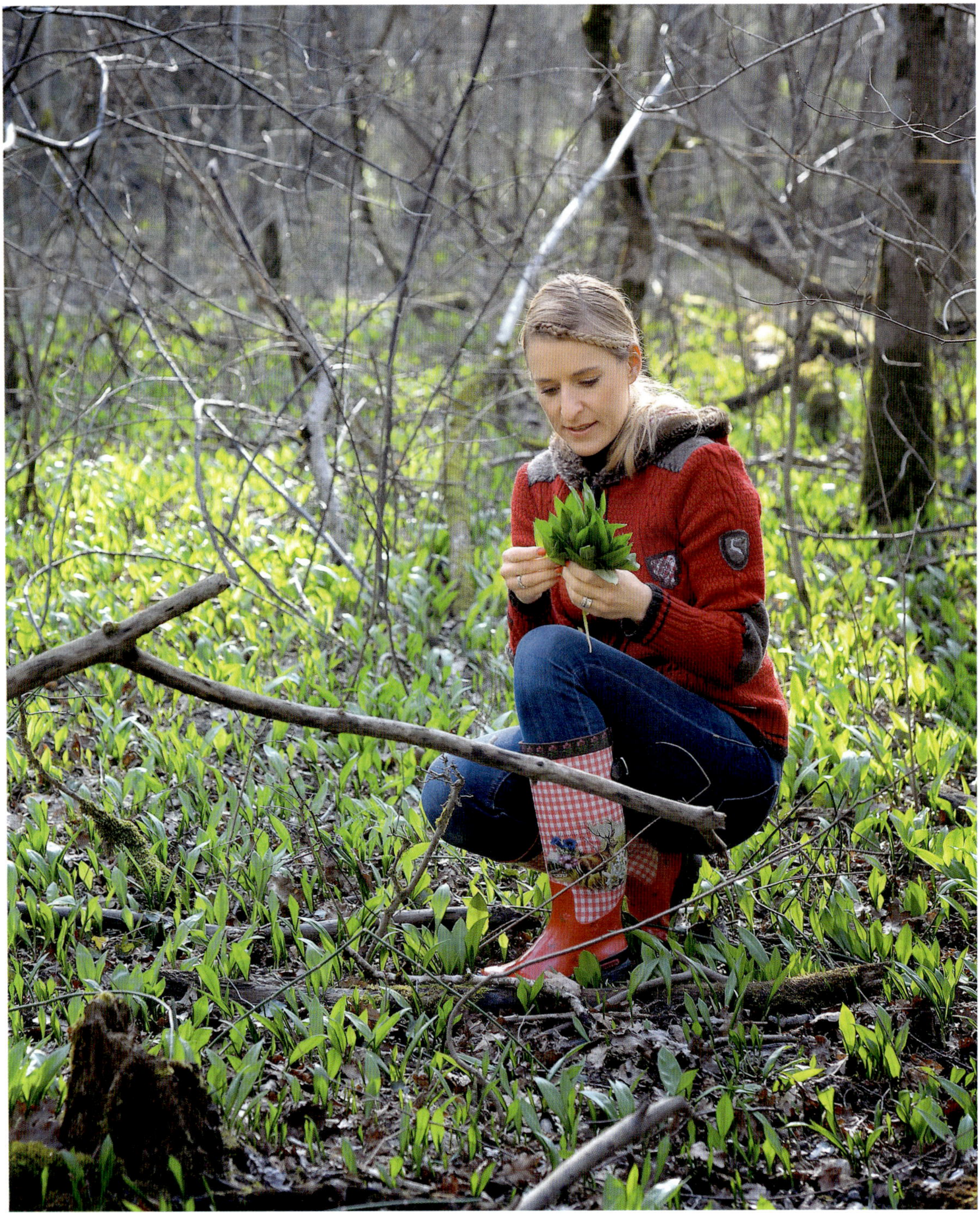

In meiner Wahlheimat, im Chiemgau, stehen die Wälder im Frühling voll mit prächtigem Bärlauch.

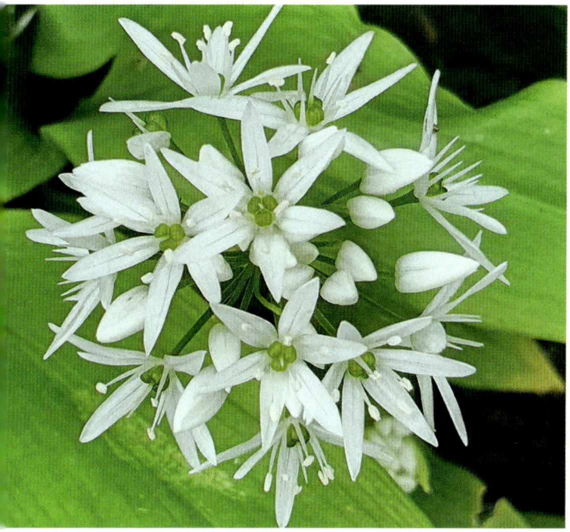

Die Blüten des Bärlauchs erscheinen im April. Sie sind ebenfalls essbar und wohlschmeckend.

kann man aber noch Knospen, Blüten und Zwiebeln ernten. Die Blüten sehen als Beigabe im Salat nicht nur toll aus, sie geben auch eine herrliche Würze. Die kleinen Zwiebeln kann man ähnlich wie Speisezwiebeln verarbeiten, sie haben eine feine Knoblauchnote. Allerdings sollte man immer nur so viele ernten, dass der Bestand nicht gefährdet ist.

So gesund!

Bärlauch enthält unter anderem viel Vitamin C, ätherische Öle, Eisen und Magnesium. Er wirkt antibiotisch, blutreinigend, entzündungshemmend, und es werden ihm viele weitere Heilwirkungen nachgesagt. So hilft er bei Blähungen, Durchfall, Frühjahrsmüdigkeit und bei Gedächtnis- und Leistungsschwäche.
Die Blätter sprießen bereits ab Februar, und man sammelt sie bis zur Blüte, diese ist etwa im Mai.

Heilanwendung

Bärlauch-Apfelessig-Frühjahrskur

1 Handvoll Bärlauch
1 l naturtrüber Apfelessig

Den Bärlauch waschen, trocken tupfen und klein schneiden. Mit dem Essig in ein großes Glas geben, sodass der Bärlauch stets vollständig bedeckt ist. Das Glas locker verschließen und den Ansatz 2–3 Wochen ziehen lassen. Abseihen und den Essig in eine Flasche füllen.

Anwendung:
Als Frühjahrskur 6 Wochen lang zur Immunstärkung täglich morgens auf nüchternen Magen 1–2 EL Bärlauch-Apfelessig in 1 Glas warmem Wasser trinken.

Variante: Man kann mit dem Bärlauch auch jungen Giersch, Brennnessel und Löwenzahn in Essig ansetzen.

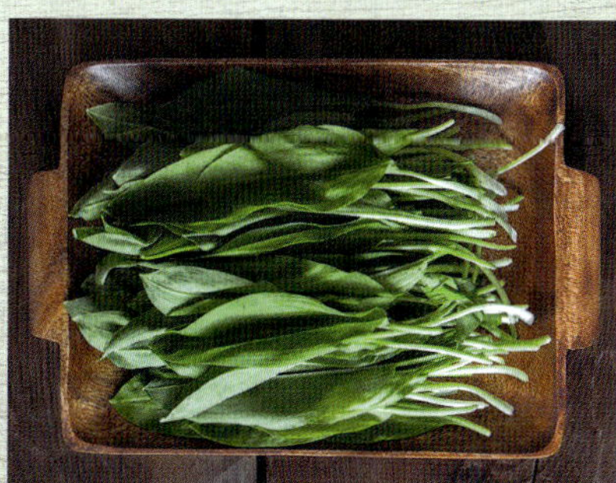

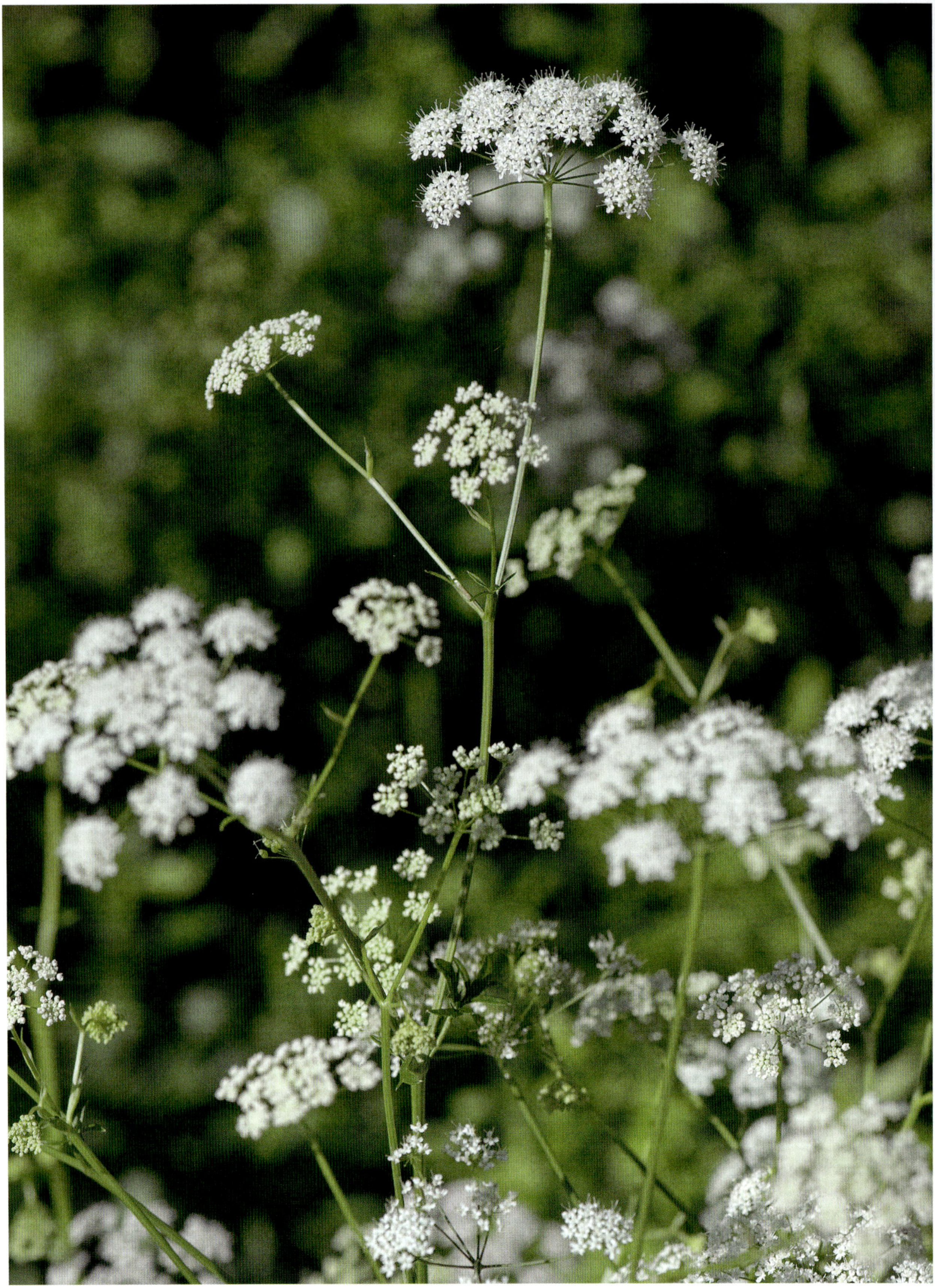

GROSSE BIBERNELLE

Nicht nur für Sängerinnen ein Must-have aus der Natur. Wann immer einem die Stimme versagt, die Bibernelle kann helfen – als Halstropfen oder Teezubereitung.

Auf einer Kräuterwanderung mit meinem Freund Fritz erzählte ich ihm, dass ich ein Kräuterbuch schreiben werde. Das Erste, was ihm dazu einfiel, war: »Du darfst die Bibernelle nicht vergessen! Das Sänger- und Rednerkraut!« Ein regelrechtes Plädoyer für das unscheinbare Kräutlein folgte nun. Tatsächlich hatte ich die Bibernelle gar nicht vorgesehen, ich verwendete sie bis dahin auch nicht, aber ich erinnerte mich, dass er die Pflanze schon einmal erwähnt hatte. Wenn Fritz sie mir so ans Herz legt, dachte ich, muss schon was dran sein – und fing an zu recherchieren. Die Pflanze, da hatte mein lieber Kräuterfreund recht, schien wie gemacht für mich!

Aber – oje – schon wieder handelte es sich um einen Doldenblütler. Die Abbildungen in meinen Kräuterbüchern reichten mir nicht aus, um sie eindeutig zu identifizieren. Wenn man ein Kraut nicht hundertprozentig kennt, sollte man es keinesfalls sammeln und verwenden..

Da half nur eins, ich schrieb eine Mail an Fritz:

»Fritz, hast du morgen früh Zeit, mir die Bibernelle zu zeigen?«

Antwort:

»Jawoll – bin kampelt und gschneizt ab 7 Uhr 30.« (Übersetzung: Jawoll – bin gekämmt und geschnäuzt ab 7 Uhr 30.)

Punkt halb acht stand ich vor seiner Tür.

»Wo müssen wir denn hinfahren?«, fragte ich ihn.

»Nirgendwo, wir können gleich zu Fuß gehen. Unsere Bauern verwenden nämlich seit vielen Jahren keinen Kunstdünger, daher wächst die Bibernelle gleich da in der Wiese.«

Große Bibernelle

Pimpinella major

Erkennungsmerkmale:
40–60 cm hoch
Blätter: einfach gefiedert, glänzend
Stängel: aufrecht, hohl
Blüten: weiß bis rosa

Standort:
magere Wiesen, lichte Wälder, gerne in Gebirgen und höheren Lagen

Verwendung:
Wurzel: für Halstropfen oder Tee

Sammelzeit:
Wurzel: September bis November

Fritz erzählte mir vom berühmten Schweizer Kräuterpfarrer Künzle (1857–1945) und von dessen Büchern über heilende Pflanzen. Über die Bibernelle schrieb er zum Beispiel: »Die Bibernell und der kleine Bruder, die Pimpinelle, sind frisch ganz wertvolle Küchenkräuter und schmecken nach Walnuss.« »Aber die Wurzel«, meinte Fritz, »ist außergewöhnlich wertvoll...!« Und er zitierte Pfarrer Künzle: »Bibernelle ... verjagt eiternde Stoffe aus Kehlkopf, Lunge, Magen, Gedärmen, heilt Heiserkeit (in Wein gesotten, gegurgelt und getrunken) in einer Stunde, daher für Redner unschätzbar ... Wenn die Indianer in Dakota jemandem recht große Freundschaft erweisen wollen, schenken sie ihm eine Handvoll der dort seltenen Bibernellen.«

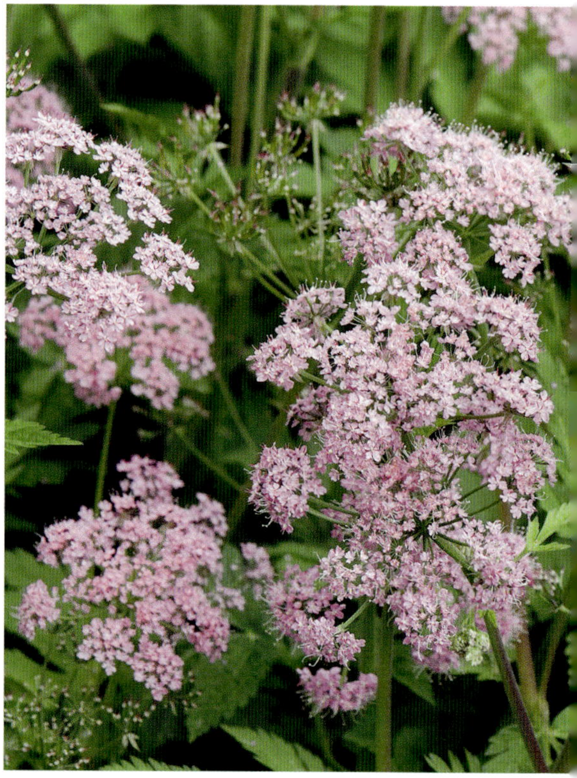

Die Bibernelle trägt normalerweise weiße Doldenblüten, manchmal auch rosafarbene.

Tipp

So wirkt die Große Bibernelle

3 Heilwirkungen:
entzündungshemmend
schleimlösend
schweißtreibend

3 Anwendungsgebiete:
Heiserkeit
Halsschmerzen
Kehlkopfentzündung

3 Inhaltsstoffe:
Gerbstoff
Cumarine
ätherisches Öl

Die Bibernelle ist klein, sie wird nicht sehr hoch. Ihre Blätter sind einfach gefiedert und glänzend, die Stängel aufrecht und hohl und die Blütendolden weiß bis leicht rosa. Sie wächst auf eher mageren Wiesen und in lichten Wäldern und kommt im Gebirge gern auch in höheren Lagen vor. Man könnte sagen: Sie ist eine Überlebenskünstlerin. Lange bevor Pfarrer Künzle über die Bibernelle schrieb, war ihre Heilkraft bekannt: »Esst Bibernell, dann sterbt ihr nicht so schnell!«, lautet ein überlieferter Spruch aus der Zeit der Pest im Spätmittelalter.
Fritz und ich hatten inzwischen einige Bibernellenwurzeln ausgegraben. Man kann zwar auch einen Tee daraus aufbrühen, aber

ich wusste, was ich damit machen würde: Wieder daheim setzte ich nach dem Rezept von Fritz einen Schnaps damit an und packte verschiedene andere Wurzeln und Kräuter dazu, die allesamt gegen Heiserkeit und Halsentzündung helfen. Ich nannte mein Gebräu »Halstropfen« – und sie haben schon öfter ihre Wirksamkeit bewiesen.

Achtung!

Auch der Kleine Wiesenknopf *(Sanguisorba minor)* wird mancherorts als Bibernelle oder Pimpernell bezeichnet (Bild unten). Er sieht allerdings anders aus, hat keine Doldenblüten, sondern fast kugelige rosa Blütenstände. Eine Verwechslung ist aber nicht dramatisch: Der Kleine Wiesenknopf ist nicht giftig und als Beigabe zum Wildkräutersalat verwendbar. Aber gegen Halsschmerzen wirkt er nicht.

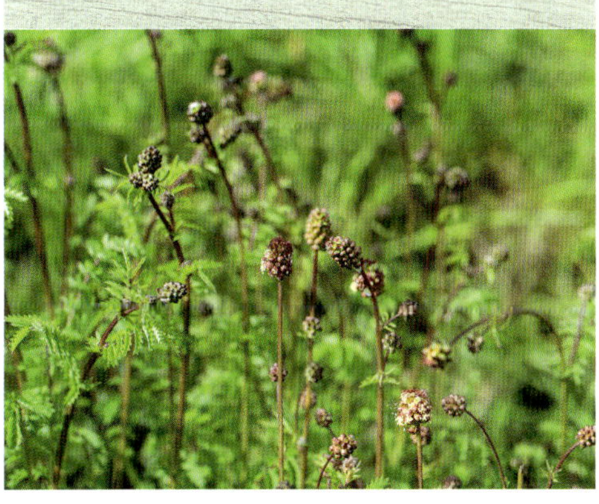

Die Blätter des Kleinen Wiesenknopfs ähneln denen der Bibernelle, blühend ist er leicht zu unterscheiden.

Heilanwendung

Halstropfen

2–3 Bibernellenwurzeln
2–3 Blutwurzwurzeln
1 Angelikawurzel
20 getrocknete Spitzwegerichblätter
20 getrocknete Salbeiblätter
10 Stängel getrockneter Quendel (Wilder Thymian)
3 EL guter Imkerhonig
100–200 ml Kornbranntwein (38–40%; oder Wodka oder Grappa)

Die Wurzeln mit einer Bürste gründlich säubern. Klein schneiden und mit den Kräutern in ein sterilisiertes Glas oder eine Flasche mit großer Öffnung füllen. So viel Schnaps zugeben, dass Kräuter und Wurzeln vollständig bedeckt sind.

An einem sonnigen, warmen Ort, zum Beispiel auf der Fensterbank, einige Wochen stehen lassen.

Einmal pro Woche mit einem sterilen Löffel umrühren.

Nach 5–6 Wochen abseihen und in sterilisierte Flaschen füllen.

Anwendung:
Bei Heiserkeit und Halsentzündung wirken die Halstropfen wahre Wunder. Sie sind verdünnt (1 TL auf ein kleines Glas Wasser) zum Gurgeln geeignet.

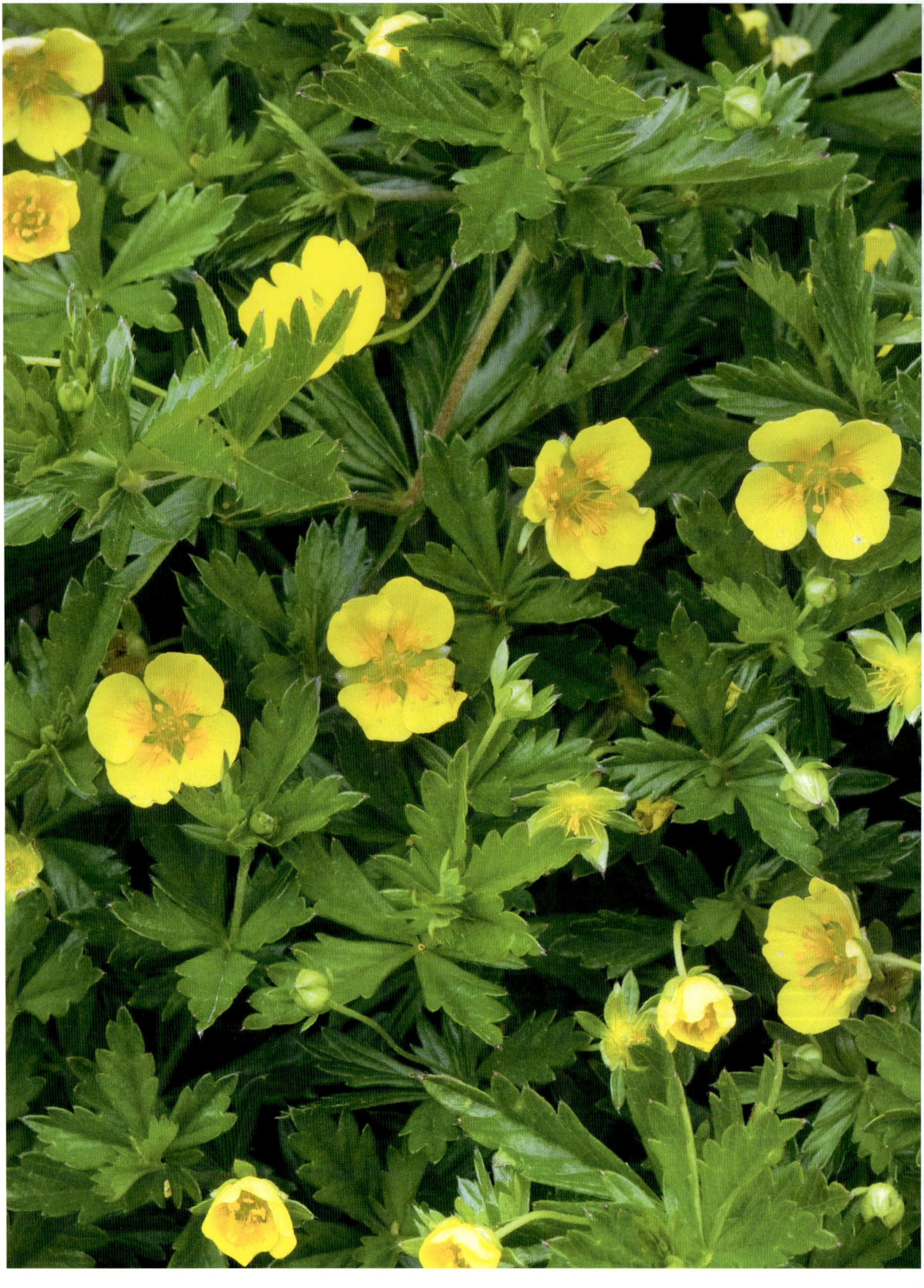

BLUTWURZ

Die Blutwurz fällt kaum auf – aber ihre roten Wurzeln haben es in sich: als bittersüßer Schnaps gegen Halsentzündungen.

Meine erste Erinnerung an Blutwurz ist keine sonderlich schöne. Wofür die Blutwurz aber gar nichts kann. In meiner Jugend war ich viel auf Tournee mit Florian Silbereisen. Sein Vater, der ihn damals oft begleitete, hatte immer eine Flasche »Blutwurz« aus dem Bayerischen Wald dabei. Ich wunderte mich immer, warum unsere Musiker am Tag nach einer »Blutwurz-Nacht« gerne über Kopfweh klagten. Nach ein paar Jahren, mittlerweile war ich volljährig, kam ich selbst einmal in den Genuss des heiß begehrten Getränks. Und stellte fest: Das hochprozentige Gesöff schmeckt wie ein süßes Likörchen, mit seinen 50 Prozent Alkoholgehalt war es jedoch tückisch. Also hatte auch ich eines Abends ein Glas zu viel. Am nächsten Tag fühlte ich mich hundeelend. »Nie wieder Blutwurz!«, schwor ich mir damals.

Blutwurzkraft gegen Halsweh

Erst viele Jahre später entdeckte ich dann im Kräuterbuch von Maria Treben, dass die Blutwurz eine wunderbare Heilpflanze ist. Auch mein Freund Fritz erzahlte mir von ihrer Heilwirkung. Seither werden jedes Jahr die kleinen Wurzeln ausgegraben.
Die Blutwurz ist auch Bestandteil meiner Halstropfen, denn sie wirkt antibakteriell und hilft gegen Halsentzündung. Charakteristisch für die Blutwurz: Wenn man die

Blutwurz

Potentilla erecta

Erkennungsmerkmale:
max. 30 cm hoch
Blüten: Mai bis Oktober, ca. 1 cm Durchmesser, 4 (seltener 5) gelbe Blütenblätter
Blätter: lang gestielt, fingerförmig gefiedert, Ränder gezackt, erinnern an kleine Hanfblätter
Wurzeln: werden beim Anschnitt rot
Standort:
sonnige bis halbschattige, feuchte Wiesen und Hänge, gerne im Gebirge
Verwendung:
Wurzel: für Schnapsansatz
Sammelzeit:
Wurzel: August–November, März–April

Wurzeln klein schneidet, tritt roter Farbstoff aus. Setzt man sie mit Schnaps an, verfärbt sich dieser und nimmt einen wunderschönen rotbraunen Farbton an. Nach ein paar Wochen hat sich auch das Aroma entfaltet, und dann schmeckt mein Blutwurzschnaps ohne jegliche Zugabe von Süßungsmitteln bittersüß. Und er hat absolut nichts mit dem pappsüßen Blutwurzlikör zu tun, den man kaufen kann. Ich liebe meinen »Blutwurz«, der jedoch hauptsächlich zu Heilzwecken zum Einsatz kommt.

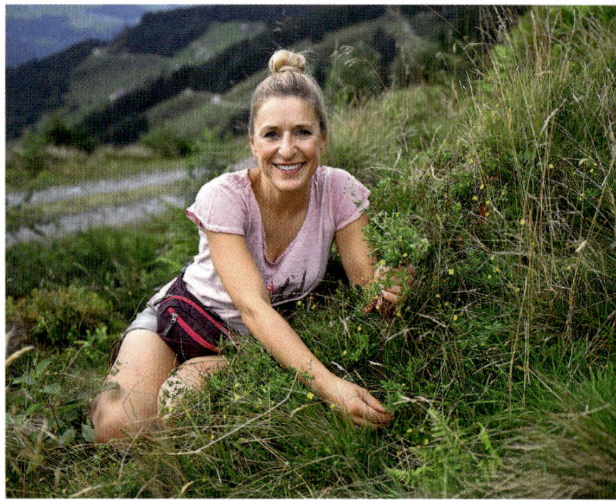

Im bayerischen Voralpenland sind die Wiesen voll mit Blutwurz. Man nutzt seine heilkräftige Wurzel.

Blutwurzschnaps gegen Limoncello

Das kleine, recht unscheinbare Pflänzchen erkennt man an den leuchtend gelben Blüten mit meist vier kleinen Blütenblättern, etwa 1 cm groß. Die Blätter sind handförmig und gezackt und erinnern ein wenig an Hanfblätter, nur dass sie um ein Vielfaches kleiner sind.

Die Blutwurz blüht von Mai bis Oktober. Sie liebt sonnige bis halbschattige feuchte Wiesen. Man findet sie oft im Gebirge.

Auf unserer Alm wachsen Unmengen an Blutwurzen. Wenn wir mit der Familie zum Alm-Family-Wochenende oben sind, gibt es oft eine Blutwurz-Sammelaktion – besonders, als Lannys Tante Brigitte noch lebte. Sie war eine besondere Frau und noch bis ins hohe Alter von über 80 Jahren sehr fit und gut aussehend. Sie hatte feuerrote Haare, war immer top gestylt und trug fast ausschließlich Pumps. Außer sie ging zum Sport, was sie täglich tat: entweder ins Fitnessstudio, in die Kärntner Berge zum Wandern, oder sie ruderte auf einem der Kärntner Seen. Wenn sie mit uns gemeinsam auf der Alm war, fragte sie spätestens um die Mittagszeit: »Gibt's eigentlich auch einen Prosecco?« Und am Abend wurden dann noch ein Glas Rotwein und nach dem Essen ein Gesund-

Tipp

So wirkt die Blutwurz

3 Heilwirkungen:
antibakteriell
entzündungshemmend
adstringierend (zusammenziehend)

3 Anwendungsgebiete:
Halsentzündung
schlecht heilende Wunden
Durchfall

3 Inhaltsstoffe:
Gerbstoffe
roter Farbstoff
ätherisches Öl

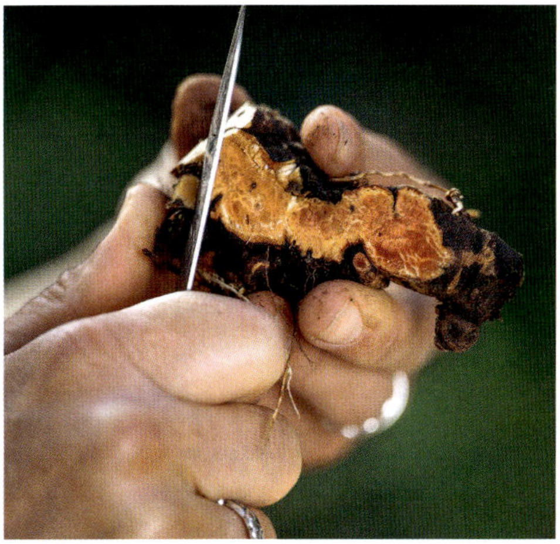

Die Blutwurzwurzel färbt sich rot, wenn sie verletzt wird. Diese Farbe hat dann auch der Schnapsansatz.

heitsschnapserl getrunken. Sie selbst stellte den leckersten Limoncello her, den ich je getrunken habe. Sie hingegen liebte meinen Blutwurzschnaps. Also gab es in jedem Jahr einen Austausch zwischen meinem hausgemachten »Blutwurz« und Tante Brigittes Limoncello.

Achtung!

Die kleinen gelben Blüten der Blutwurz haben in der Regel vier Blütenblätter. Andere, sehr ähnlich aussehende Fingerkräuter wie das Kriechende Fingerkraut *(P. reptans)* haben in der Regel fünf Blütenblätter. Eine Verwechslung wäre aber nicht dramatisch, haben die anderen Fingerkräuter doch eine ähnliche Wirkung.

Heilanwendung

Blutwurzschnaps

etwa 15 g Blutwurzwurzeln
1 l Kornbranntwein
(38–40%; ich nehme auch gern Grappa oder Wodka)

Die Wurzeln mit einer Bürste gut reinigen und von dunklen Stellen befreien.
In kleine Stücke schneiden und in ein sterilisiertes Glas geben. Mit Schnaps auffüllen, sodass die Wurzeln vollständig bedeckt sind. Das Glas locker verschließen.

An einem warmen, sonnigen Ort etwa 5–6 Wochen stehen lassen, ab und zu schütteln. Abseihen und in sterilisierte Flaschen abfüllen.
Der Schnaps kann nach dem Abseihen nach Belieben mit Honig oder Zuckersirup gesüßt werden – ich bevorzuge ihn aber pur.

Anwendung:
Gegen Hals- und Zahnfleischentzündung zum Gurgeln etwa 1 TL auf 1 kleines Glas Wasser.
Ebenfalls verdünnt getrunken gegen Durchfall.
Pur getrunken 1–2 cl bei Völlegefühl als Verdauungsschnaps, bei Magen-Darm-Entzündung.
Große Mengen können bei empfindlichen Personen Erbrechen auslösen!

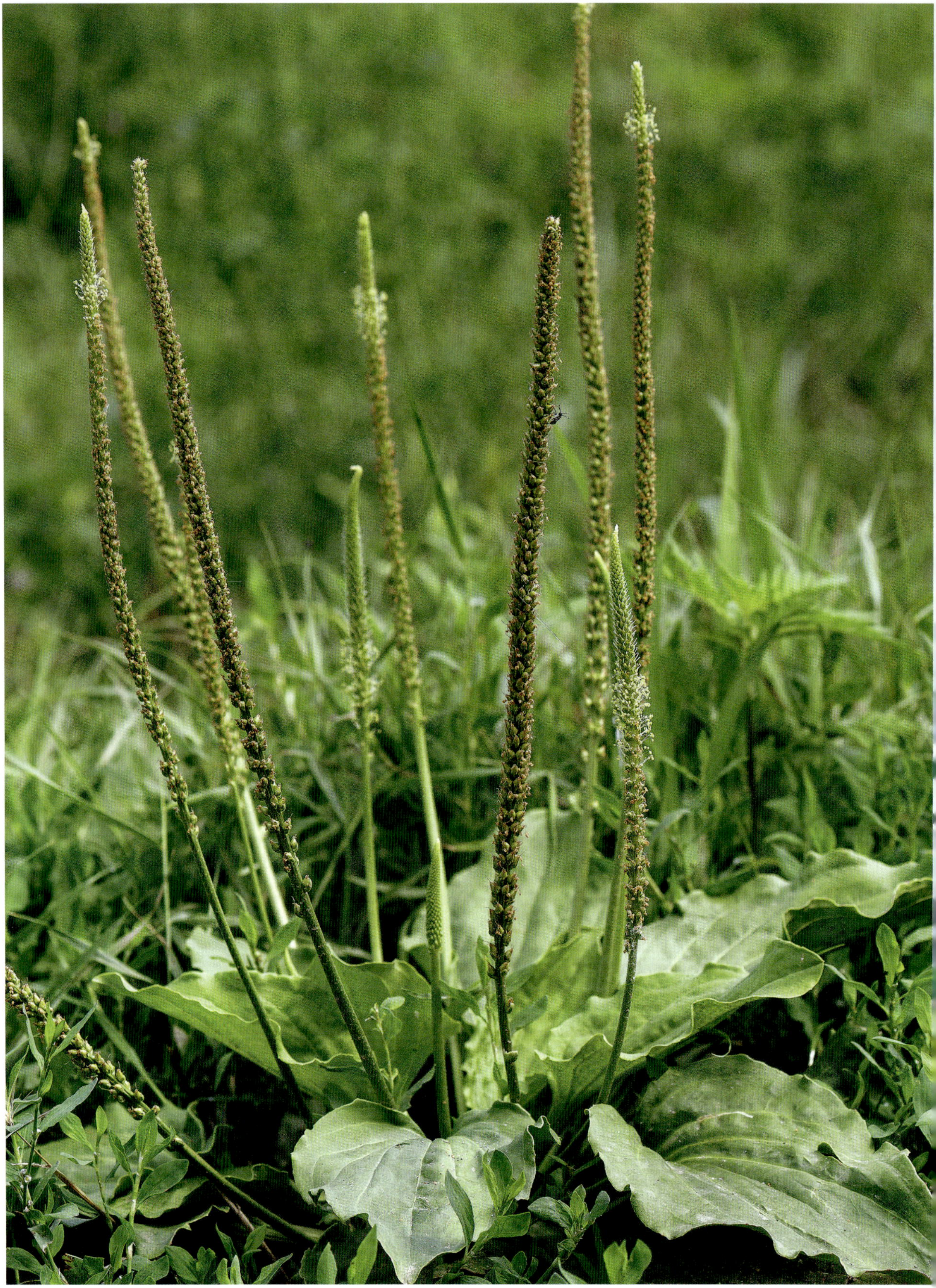

BREIT- UND SPITZWEGERICH

Erste Hilfe bei Insektenstichen, aber auch wirksam bei Verdauungsproblemen und praktischerweise fast überall zu finden – das sind der Breitwegerich und sein Bruder, der Spitzwegerich.

»Schnell, Kinder, sucht ein paar Breitwegerichblätter, Stefanie wurde mal wieder von einer Wespe gestochen!« Ich hatte, als ich klein war, höllische Angst vor Wespen. Sobald sich mir eine nur näherte, wurde ich hektisch und schlug so lange wild um mich, bis das arme Wesen tatsächlich zustach. Dann legten wir zur Linderung sofort Breitwegerich auf die Stichstelle. Man nimmt dazu ein oder zwei Blätter, rollt sie zusammen und drückt sie so fest auf den Stich, dass der Pflanzensaft austreten kann. Dieser bewirkt, dass die Schwellung zurückgeht.

Das Wegerichwunder

Ich erlebte damit sogar einmal so etwas wie ein kleines Wunder. Bei einem TV-Dreh im Freien war unser Kameramann schon die ganze Zeit nervös, weil viele Wespen herumflogen. Wenn ihn eine stechen würde, sagte er, könne man den Dreh vergessen. Mit einem Wespenstich am Arm könne er nicht mehr arbeiten. Da war es auch schon passiert: Eine Wespe hatte ihn in den rechten Arm gestochen. Ich rannte sofort los und suchte Breitwegerich, der ja, Gott sei Dank, fast überall zu finden ist.
Ich pflückte also ein paar Blätter und rollte sie eng zusammen. Der Kameramann war skeptisch: Was sollten so ein paar Blätter schon helfen? Aber er hörte auf mich und rieb mit den Blättern kräftig auf der Einstichstelle herum. Und was passierte? Nichts. Er zeigte kaum Reaktionen auf den Stich, und wir konnten weiterdrehen. Der Kameramann konnte es nicht fassen.

Breit- und Spitzwegerich

Plantago major, P. lanceolata

Erkennungsmerkmale:
Blätter: breit, rund, lang gestielt bzw. schmal lanzettlich
Blüten: lange Rispe bzw. langer Stängel mit kleinem Blütenstand
Standort:
Äcker, Felder, Wege, Wegränder bzw. Wiesen
Verwendung:
Blätter und Blüten/Samen: roh oder gegart als Salat/Gemüse
Blätter: frisch als Wundauflage, frisch und getrocknet als Tee/Hustensaft
Sammelzeit:
März–Oktober

Tipp

So wirken Breit- und Spitzwegerich

3 Heilwirkungen:
abschwellend
blutstillend
auswurffördernd/schleimlösend

3 Anwendungsgebiete:
Insektenstiche und Wunden
Husten
Verdauungsprobleme

3 Inhaltsstoffe:
Glykoside
Gerbstoffe
Flavonoide

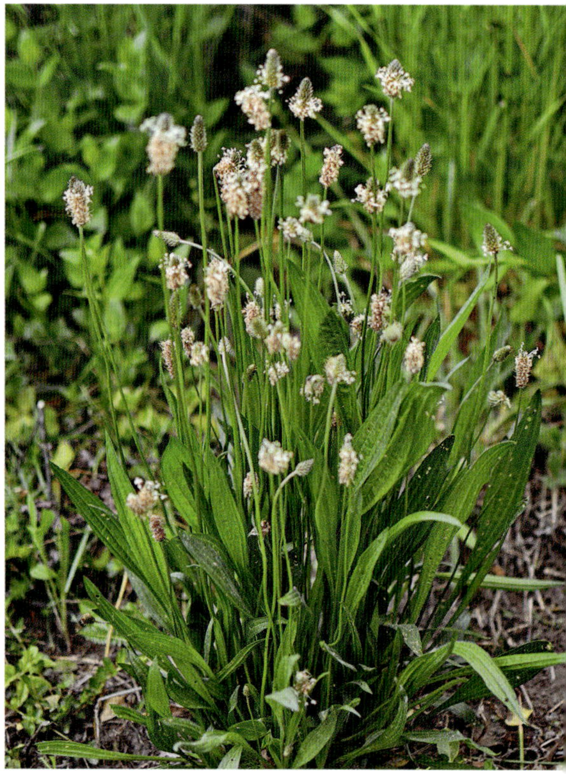

Der Spitzwegerich siedelt sich gerne auf nicht zu trockenen Wiesen an.

Blätter kauen als Wundauflage

Meine Kräuterfreundin Babette hat noch einen weiterführenden Tipp: Sie empfiehlt, die Blätter »einzuspeicheln« und erst dann aufzulegen. Das heißt, man nimmt sie in den Mund, kaut ein wenig darauf herum und legt dann den Pflanzenbrei auf. Denn so, meint Babette, trete der Pflanzensaft besser aus und die Heilkraft könne sich besser entfalten. Auf diese Weise kann man Insektenstiche und kleinere Verletzungen und Wunden schnell behandeln. Die Auflage eventuell mit einer Binde fixieren.
Der Breitwegerich ist der Bruder des langblättrigen Spitzwegerichs, und dieser steht seinem Verwandten in Sachen Heilwirkung in nichts nach.

Der Wiesenbewohner

Die breiten, gestielten Blätter des Breitwegerichs, in einer Rosette wachsend, wie es typisch ist für alle Wegeriche, findet man auf Äckern, Feldern und Wiesen, auf Feldwegen und an Straßenrändern. Sein Blütenstand in Form einer bis zu 10 cm langen Ähre ist ebenfalls kennzeichnend, die sich entwickelnden Samen eignen sich als gesunde Nascherei im Vorbeigehen.
Der Spitzwegerich ist bei der Wahl seines Standorts schon etwas anspruchsvoller: Er bevorzugt nicht zu trockene Wiesen, Weg- und Waldränder. Er schiebt seinen vergleichsweise kleinen Blütenstand auf einem

hohen dünnen Stängel über die ebenfalls langen, lanzettlichen Blätter hinaus – bis zu 50 cm hoch.
Frische Blätter beider Wegeriche helfen wie gesagt bei Insektenstichen und kleinen Wunden. Innerlich werden ebenfalls beide Wegericharten angewandt: vor allem bei Erkältung und da wiederum besonders bei Husten und Bronchitis. Spitzwegerichtee und -hustensaft sind etwas bekannter, aber beide Wegericharten haben etwa die gleichen Inhaltsstoffe. Zur Teezubereitung kann man sie frisch oder getrocknet verwenden. Auch bei Verdauungsproblemen helfen die Wegeriche als Tee oder alkoholischer Ansatz. Daher kommt ein Wegerich sowohl in meinen Tee als auch meinen 21-Kräuter-Likör mit hinein.

Heilanwendung

Wegerichpflaster

Gegen Insektenstiche und als Wundauflage bei kleinen Verletzungen: 2–3 Blätter für etwa 2 Minuten »einspeicheln«, also im Mund zerkauen, bis der Saft austritt und dann auf die Stichstelle legen. Zum Fixieren des Pflanzenbreis kann man ein Breitwegerichblatt darauflegen und mit einem langen Spitzwegerichblatt (oder einem Tuch oder einer Mullbinde) festbinden.

Achtung!

Breit- und Spitzwegerich sind so gut identifizierbar, dass keine Verwechslungsgefahr mit giftigen Pflanzen besteht. Allenfalls der Mittlere Wegerich *(Plantago media)* sieht sehr ähnlich aus, aber dessen Geschmack und Heilwirkungen sind den anderen beiden vergleichbar (Bild unten).

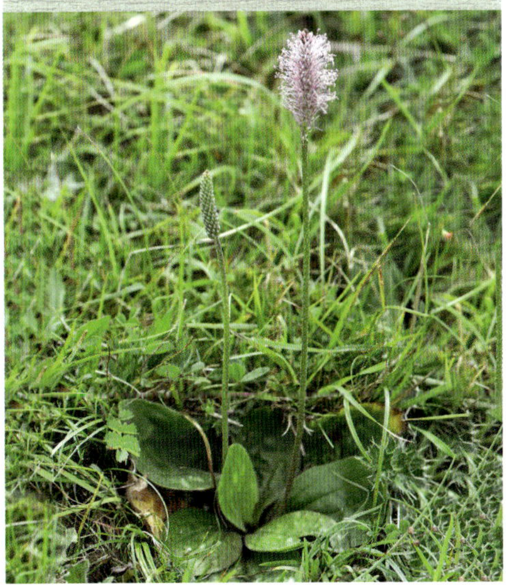

Auch der Mittlere Wegerich ist heilkräftig.

Als Salat und Gemüse

Beide Wegericharten eignen sich auch für die Küche: Blätter und Samenstände schmecken herzhaft, leicht pilzartig – egal, ob klein geschnitten im Salat oder gedünstet als Gemüse.
Im April, manchmal schon im März sieht man die ersten Blätter, bis Oktober und oft bis in den Winter hinein kann man sie pflücken.

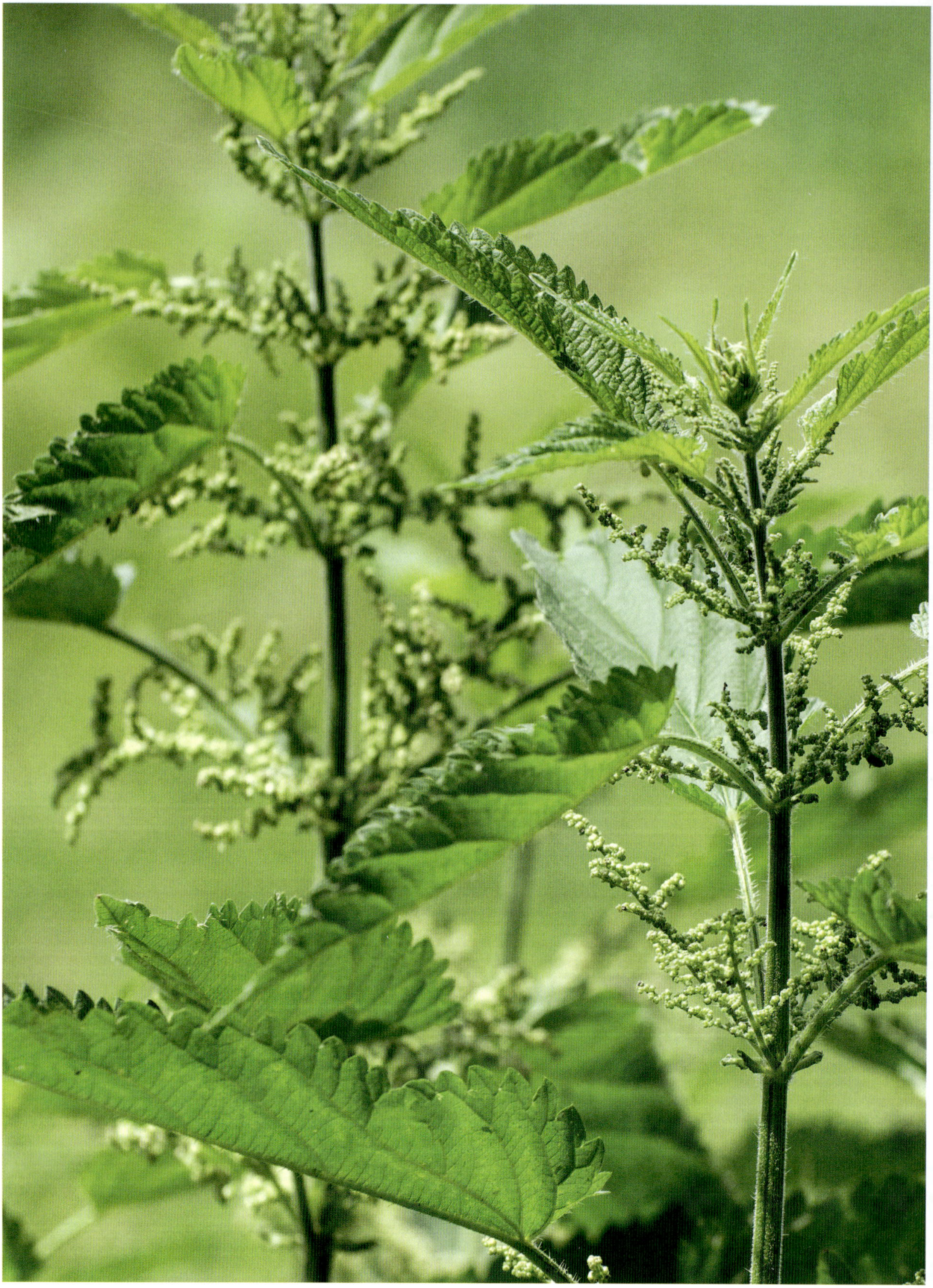

BRENNNESSEL

Superfood am Wegesrand, Heilkraut gegen Frühjahrsmüdigkeit und Haarausfall und eine kulinarische Köstlichkeit – all das ist die Brennnessel.

Wo auch immer ich gerade unterwegs bin: Sobald ich irgendwo eine Brennnesselpflanze sehe, bin ich versucht, sie zu ernten. Auf meiner morgendlichen Laufrunde pflücke ich oft ein paar Stängel für meinen Morgentee. Unterwegs auf Tour steht dafür immer mein Reisewasserkocher im Hotelzimmer bereit.

Für alle, die sich mit Heilkräutern noch nicht auskennen, ist die Brennnessel ein gutes Einstiegs-Kraut. Denn jede und jeder kennt und erkennt sie. Ich liebe die Brennnessel, weil sie aus heilender Sicht ein wahrer Tausendsassa ist. Das wusste auch schon der Dichter August Heinrich Hoffmann von Fallersleben (1809–1894), der den Text unserer Nationalhymne schrieb, aber auch der Brennnessel ein lyrisches Denkmal setzte:

»Brennnessel, verkanntes Krautlein,
dich muss ich preisen,
dein herrlich Grün in bester Form
baut Eisen,
Kalk, Kali, Phosphor, alle hohen Werte,
entsprießend aus dem Schoß der
Mutter Erde …«

In meiner Familie war die Heilkraft der Brennnessel immer präsent. Meine Großmutter Erna startete im März ihr alljährliches Gesundheitsritual. Solange ich mich zurückerinnern kann, machte sie im Frühjahr eine Brennnesselkur. Drei Wochen lang trank sie dann jeden Morgen eine große

Brennnessel

Urtica dioica

Erkennungsmerkmale:
Am einfachsten erkennt man sie an den Brennhaaren, die beim Anfassen sofort brennen.

Standort:
fast überall, auf Wiesen, in Gärten, an Waldrändern

Verwendung:
Blätter: Gemüse, Pesto, Tee
Samen: frisch oder getrocknet als Superfood
Wurzel: angesetzt als Schnaps oder Haarwasser

Sammelzeit:
Blätter: Frühjahr bis Sommer
Samen: Sommer bis Herbst
Wurzel: Herbst

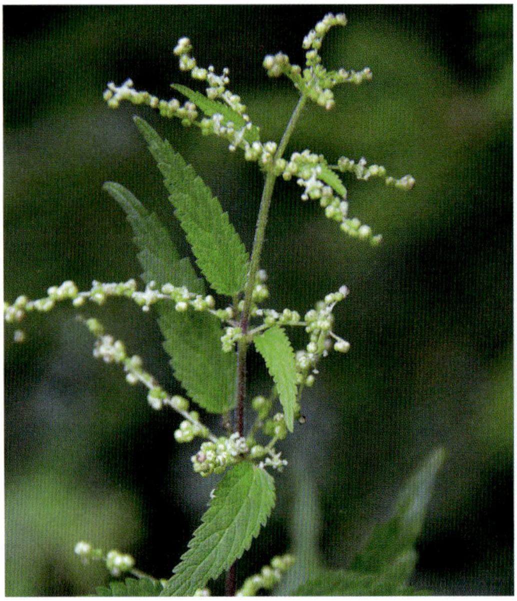
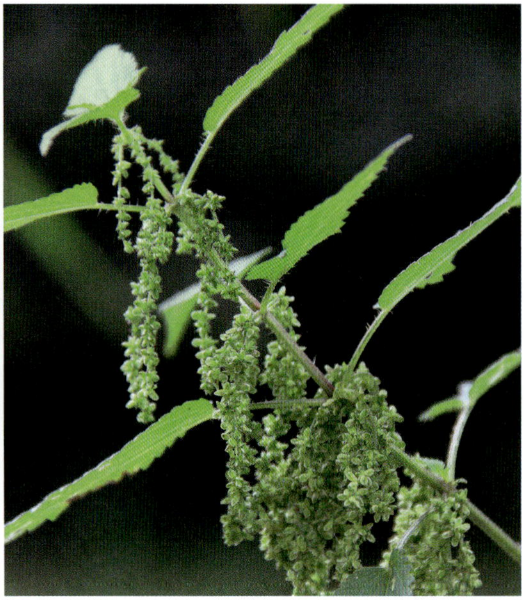

Gesammelt werden nicht die männlichen Samenstände der Brennnessel (links), sondern die weiblichen (rechts).

Tipp

So wirkt die Brennnessel

3 Heilwirkungen:
blutreinigend
blutbildend
haarwuchsfördernd

3 Anwendungsgebiete:
Frühjahrsmüdigkeit
Rheuma
Haarausfall/schütteres Haar

3 Inhaltsstoffe:
Vitamin C
Eisen
Phytohormone (krebsvorbeugend)

Tasse heißen Brennnesseltee. Ein Spritzer Zitrone dazu, dann nimmt der Tee eine herrliche Farbe an und schmeckt wundervoll. Wichtig dabei: Immer auf nüchternen Magen trinken. So steht es schon im alten Kräuterbuch von Maria Treben, auf das meine Großmutter schwor. Nicht nur Maria Treben und meine Omi waren sich sicher, dass diese Kur den Körper von Giftstoffen befreit und eine wahre Powerkur ist. Und so wurde der morgendliche Brennnesseltee im Frühjahr für unsere ganze Familie – und für mich schon von Kindesbeinen an – ein festes Ritual.

Erst vor wenigen Jahren habe ich hingegen die Brennnesselsamen für mich entdeckt. Der österreichische Gartenexperte Karl Ploberger, mit dem ich »Die Gartenparty der Stars« moderieren durfte, saß morgens im Hotel beim Frühstück und hatte ein Glas getrockneter Brennnesselsamen dabei, die er sich auf sein Müsli streute. Natürlich machte ich mich beim nächsten Waldlauf gleich auf die Suche, und seither bin ich regelrecht süchtig danach. Sobald ich Brennnesselsamen entdecke, muss sofort genascht werden. Der Geschmack ist herrlich nussig. Brennnesselsamen wird sogar eine aphrodisierende Wirkung nachgesagt, weshalb der Verzehr Nonnen, Mönchen und Priestern untersagt war. Na ja, zumindest im Mittelalter.

Wenn ich Kindern in meiner Nachbarschaft die Brennnesselsamen zeige, sind sie immer ganz begeistert. Wer traut sich, die Samen einfach so in den Mund zu stecken? Die Kleinen verziehen dabei meistens das Gesicht, denn wenn man die winzigen Brennhärchen nicht vorher zerdrückt, dann brizzelt es auf der Zunge.

Achtung!

Bei Herz- oder Nierenschwäche sollte man von der Frühjahrskur mit Brennnesseltee absehen. Die stark harntreibende Wirkung der Brennnessel kann die Organe eventuell zu sehr belasten.

Die Brennnessel hat ihren Namen ja nicht von ungefähr. Meine Mutter Elisabeth behauptete steif und fest: »Brennnesseln brennen nur diejenigen, die Angst vor ihnen haben.« Und um ihre Behauptung zu untermauern, griff sie mit bloßen Händen (ja genau, ohne Handschuhe!) in die Brennnesseln und riss ein ganzes Büschel Blätter ab. Die These meiner patenten Mutter lautete: Wenn man nur mutig zupackt, dann brennen sie kaum, denn auf diese Weise drückt man die Härchen zusammen, bevor sie einen stechen. Meine Mutter hatte recht. Ich pflücke meine Brennnesseln auch mit bloßen Händen und brenne mich selten. Seid mutig, versucht es mal! Wer auf Nummer sicher gehen will, dem empfehle ich, Gartenhandschuhe anzuziehen.

Die Erfahrungen meines Vaters Eberhard mit der Brennnessel sind ganz anderer Natur. Er steht seit vielen Jahrzehnten als Musiker auf der Bühne, da achtet man natürlich auch auf sein Aussehen. Seine schönen vollen Haare waren immer Papas großer Stolz. Aber dann, als er etwa Mitte 40 war, fielen ihm immer mehr Haare aus – das typische Männer-Phänomen. Mein Vater war sehr unglücklich darüber. Und hier kam meine Oma wieder ins Spiel: »Eberhard, nicht verzweifeln, es gibt eine Lösung«, sagte sie, »du machst jetzt eine Brennnesselkur.« Meine Mutter stellte daraufhin einen Sud aus abgekochten Brennnesseln her, mit dem mein Vater von da an mehrere Monate lang jeden Tag seine Haare wusch. Zusätzlich setzte sie ihm eine Brennnesseltinktur an. Und siehe da: Der Haarausfall wurde tatsächlich gestoppt!

Das kleine Wunder am Wegesrand

Heute spricht man ja gerne von sogenanntem Superfood, um etwas sehr Gesundes zu beschreiben, und denkt an neuartige Nahrungsmittel oder exotische Früchte aus fernen Ländern. Dabei vergisst man, dass wir solche hochwertigen Vitalstoffspender nicht importieren müssen, sondern direkt vor der eigenen Haustüre ernten können. Das ist sowieso viel nachhaltiger: keine langen Transportwege, kein Verlust an Nährstoffen durch Kühlen und so weiter. Brennnessel-

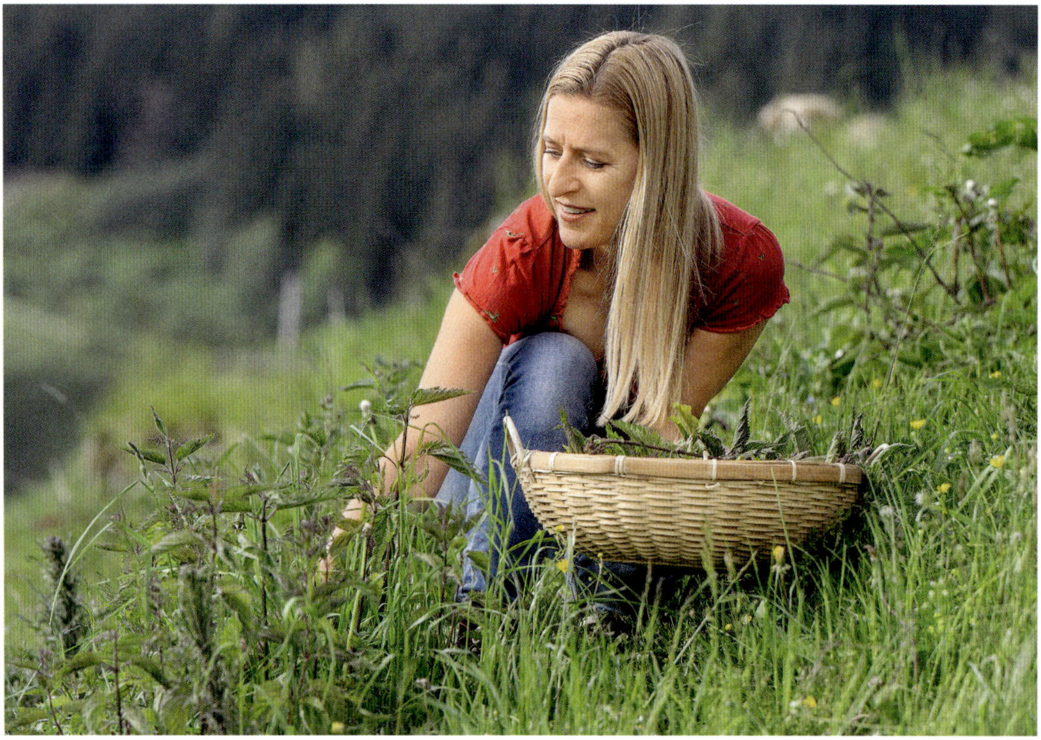

Brennnesseln kann man mit bloßen Händen pflücken, man muss nur fest zupacken, dann brennen sie auch nicht.

samen sind also ganz klar Superfood im besten Sinne. Sie enthalten neben Vitaminen und Mineralstoffen auch mengenweise Antioxidantien, eine große Portion pflanzliches Eiweiß und gesunde Öle.
Samen und Blätter sind vielseitig verwendbar und enthalten wichtige Nährstoffe, Vitamine und Mineralien, wie Kalzium, Kalium, Eisen, Histamin, Vitamin C und A.
Die Brennnessel gilt als blutreinigend, blutbildend, blutstillend, haarwuchs- und stoffwechselfördernd. Man setzt sie gegen Menstruationsbeschwerden, Bluthochdruck und Frühjahrsmüdigkeit ein. Außerdem hilft sie bei Verdauungsproblemen. Rheumakranke schwören, dass sich ihre Beschwerden durch regelmäßigen Konsum von Brennnesselgemüse gebessert hätten.

Das Besondere an der Brennnessel ist, dass sie eigentlich nichts Besonderes ist. Denn sie wächst im Grunde überall. An Wegrändern, in Gärten und Parks, auf Wiesen und in Wäldern. Von manchen wird sie immer noch als Unkraut verunglimpft: Un-Kraut – ein Un-Wort! Dabei ist es ein Segen, wenn man noch nicht einmal vors Gartentor muss, um diese wertvolle Pflanze zu pflücken.
Ernten kann man sie beinahe ganzjährig, je nachdem, wozu man sie verwenden möchte. Sie ist eines der ersten Kräutlein, das sich im Frühjahr zeigt. Oft sprießen bereits Anfang März die zarten jungen Pflänzchen. Im Laufe des Jahres werden sie immer größer. Bis zum Oktober ist die Brennnessel dann zu einer bis 1,5 Meter hohen Staude mit hartem Stängel herangewachsen.

Innerlich wie äußerlich eine Wohltat

Für Salate, Brennnesselgemüse und Pesto ist die junge, zarte Pflanze im Frühjahr am besten geeignet. Um einen Tee zuzubereiten, kann man vom Frühjahr bis in den Herbst hinein ernten. Für einen Teeaufguss verwende ich im Frühling die ganze Pflanze. Wenn die Stängel schon zu hart sind, zupfe ich nur die Blätter von den Stielen. Die Samen wiederum sammle ich, sobald sie in satten Trauben an den Pflanzen hängen. Hier gilt zu beachten: Es gibt weibliche und männliche Samen. Die weiblichen schmecken nussiger und sind nährstoffreicher. Man erkennt die weiblichen Samen daran, dass sie erst grün und später bräunlich gefärbt sind und in dicken Trauben nach unten hängen. Die männlichen hingegen sind dünner, rund und hell und stehen seitlich ab oder sogar ein bisschen aufwärts.
Die Wurzeln der Brennnessel sticht man am besten im Herbst – wie alle Wurzeln von Heilpflanzen. Die Kraft der Pflanze ist dann aus den Blättern in die Wurzel gewandert. In meinen Kräuterlikör kommt immer eine Brennnesselwurzel mit hinein. Und wer Probleme mit Haarausfall hat, kann, wie gesagt, ein Haarwasser davon ansetzen.
So wunderbar die Brennnessel als Heilkraut verwendet werden kann, so gut eignet sie sich auch für die Zubereitung wohlschmeckender Gerichte. Man kann aus ihr sowohl Gemüse und Salate zubereiten als auch Likör herstellen. Aus Blättern und Samen mache ich Pesto, das dann mit Nudeln oder auf Brot oder Baguette hervorragend schmeckt.
Die Brennnessel lässt sich auch gut konservieren. Blätter oder Samen kann man trocknen oder mit Hochprozentigem ansetzen. Das Brennnesselpesto kann man einfrieren und portionsweise auftauen.

Heilanwendung

Brennnesseltinktur nach Maria Treben

100 g frische Brennnesselwurzel
200 ml Kornbranntwein (38–40%)

Die Wurzeln gut waschen, mit einer Bürste säubern und klein schneiden. Eine Flasche oder ein Glas mit den Wurzelstücken füllen.

Den Branntwein aufgießen, die Flasche oder das Glas locker verschließen und den Ansatz 14 Tage an einem warmen Ort (aber nicht in der prallen Sonne) stehen lassen. Dabei ab und zu schütteln, nach 14 Tagen abseihen und in eine dunkle Flasche umfüllen.

Anwendung:
Nach dem Haarewaschen etwa 5 EL der Tinktur in die Kopfhaut einmassieren und nicht auswaschen, zumindest über Nacht wirken lassen.

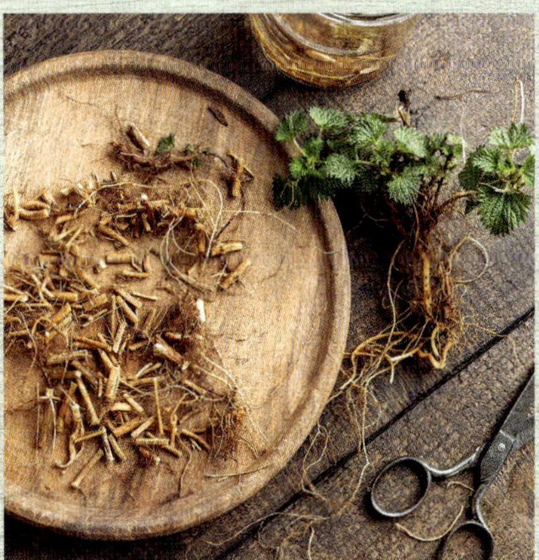

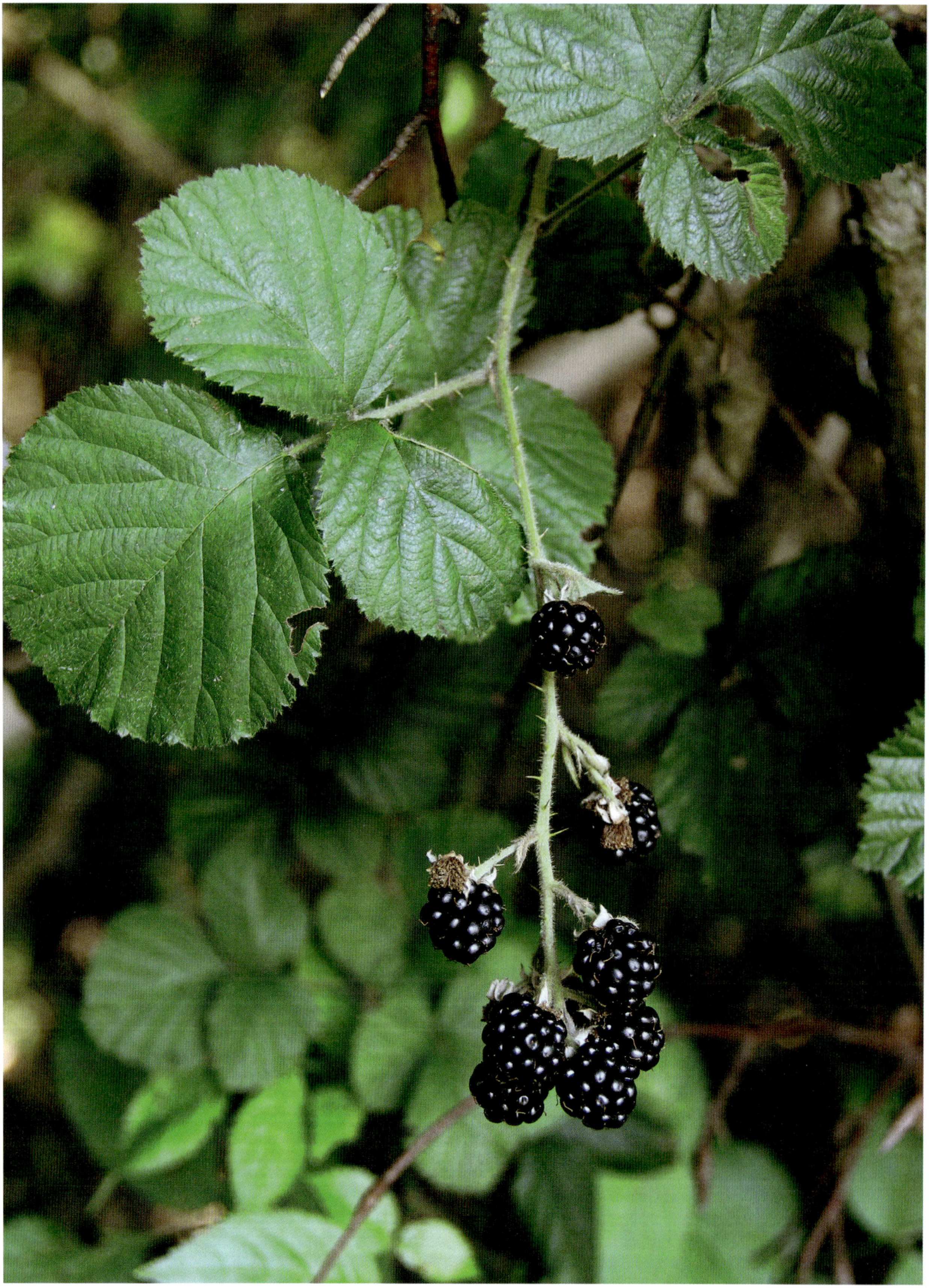

BROMBEERE UND HIMBEERE

Die beiden Beerenschwestern unterscheiden sich in der Jahreszeit, in der sie reifen, in der Farbe und ein wenig in ihren Inhaltsstoffen – schmecken tun beide, und heilkräftig sind sie auch.

Schon als Kind liebte ich es, in der Natur zu naschen. Und wenn ich irgendwo Brombeeren entdeckte, dann wurden die sogleich probiert. Bei den Brombeeren ist es so eine Sache, denn oft glaubt man sie reif, weil sie bereits tiefschwarz aussehen, und ist dann enttäuscht, wenn sie noch ganz sauer schmecken. Aber wenn sie reif sind, dann kann ich nicht aufhören zu naschen. Doch die Brombeere weiß sich zu wehren, oft komme ich zwar satt, aber ganz zerkratzt von meinem Ausflug zurück – immerhin mit einer vollen Ladung Vitamin C im Bauch.

Himbeeren sind schon früher reif, bereits ab Juli, während die Brombeeren bei uns frühestens Ende August allmählich reiften. Für meine Geschwister und mich war es früher das Allergrößte, wenn wir endlich wieder in die Himbeeren gehen konnten – die Waldlichtungen in unserer Umgebung waren voll davon. Ganze Eimer voll trugen wir heim, und zu Hause wurde dann Marmelade daraus gekocht.

Nicht nur der Mensch liebt übrigens die Himbeere, nein, auch die Maden sind vernarrt in die süßen Früchtchen. Vor dem Reinbeißen also immer genau hineinschauen, ob nicht ein kleines weißes Würmchen schon schneller war. Aber keine Sorge: Wenn man versehentlich eine Made mitisst, richtet sie keinen Schaden an. Sie sollen sogar sehr proteinreich sein. Na dann: Guten Appetit!

Brombeere und Himbeere

Rubus fruticosus, R. idaeus

Erkennungsmerkmale:
bis zu 3 m hoch
Stängel und Blätter: bestachelt (Brombeere kräftige Stacheln, Himbeere dünne Stacheln)
Blüten: weiß bis hellrosa
Blütezeit: Juni–August bzw. Mai–Juli

Standort:
Waldränder und -lichtungen, Wegränder

Verwendung:
Beeren: roh, Marmelade, Sirup, Süßspeisen
Blätter: frisch und getrocknet für Tee

Sammelzeit:
Blätter: April–Juni
Beeren: August–Oktober (Brombeeren) bzw. Juli–August (Himbeeren)

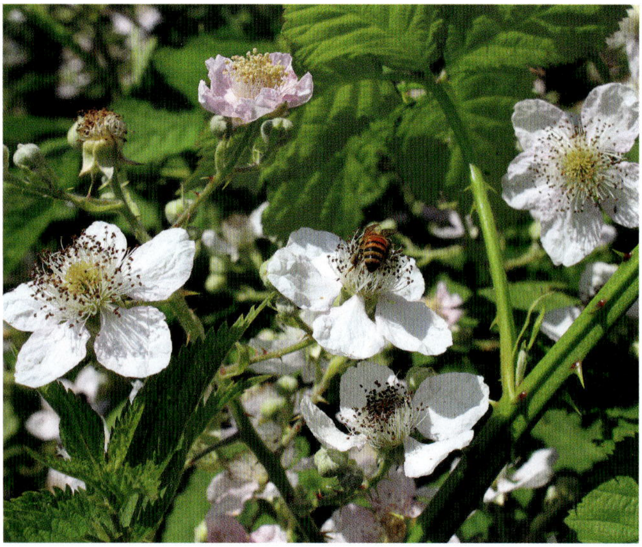

Die weißen bis rosafarbenen Blüten der Brombeere kann man mit den Blättern für Tee sammeln.

Achtung!

Verwechseln kann man die Brombeere mit der Kratzbeere. Diese ist essbar, hat jedoch einen faden Geschmack. Man erkennt sie daran, dass ihre Beeren nicht glänzend schwarz sind wie die Brombeeren. Sie sind bereift und wirken deshalb matt und stumpf dunkelblau. Die Blätter besitzen ebenfalls Heilkräfte und lassen sich genauso zu Tee verarbeiten wie die der Brombeere. Himbeerblätter gelten als wehenfördernd und sollten während der Schwangerschaft nicht angewendet werden. Bei Bedarf kann man sie jedoch kurz vor der Entbindung einsetzen.

Tipp

So wirken Brombeer- und Himbeerblätter

3 Heilwirkungen:
entzündungshemmend
stopfend
blutreinigend

3 Anwendungsgebiete:
Durchfall
Darmentzündung
Immunschwäche

3 Inhaltsstoffe:
Vitamin C
Gerbstoffe
ätherische Öle

Wie gesund sowohl Brom- als auch Himbeere sind, habe ich erst später erfahren. Und dass man auch ihre Blätter sammeln kann, wusste ich als Kind auch noch nicht. Frisch oder getrocknet ergeben sie einen wunderbaren Tee, der nicht nur angenehm schmeckt, sondern auch bei verschiedenen Beschwerden einsetzbar ist. Möglichst früh im Jahr, etwa von April bis Juni, sollte man die jungen Blätter und Triebspitzen sammeln. Ganz junge, noch stachellose Triebe und Blätter kann man auch in Smoothies und Salate geben. Sie sind ebenfalls sehr Vitamin-C-reich, stärken das Immunsystem und wirken unter anderem gegen Durchfall und Halsentzündung. Ich pflücke sie hauptsächlich für meinen Kräutertee und den 21-Kräuter-Likör.

Aus Himbeeren koche ich natürlich ebenfalls Marmelade, wie es meine Mutter schon gemacht hat, ich stelle aber auch Sirup daraus her, den man dann mit Sprudelwasser oder Sekt aufgießen kann. Erst im vergangenen Sommer, während eines wunderbaren Wochenendes auf unserer Alm, wollte wieder eine reiche Himbeerernte verarbeitet werden. Kaum war der Sirup fertig, fragte meine Familie schon, welches »Happy-Hour-Getränk« wir heute genießen könnten. Das ist bei uns eine liebgewonnene Tradition, sobald wir auf der Alm sind. Wenn die Sonne langsam hinter den Bergen verschwindet, dann ist es Zeit, diesen Moment gemütlich mit einem Getränk zu feiern. Der Drink, den ich dann erfand, würde – finde ich jedenfalls – in jeder Cocktailbar überall auf der Welt zu einem Renner. Meinen Almcocktail (Seite 185) taufte ich auf den Namen »Himm(beer)lisch« – wir fanden ihn einfach himmlisch!

Heilanwendung

Brombeerblättertee

frische oder getrocknete junge Brombeerblätter

1 EL Brombeerblätter mit 250 ml kochendem Wasser übergießen, abseihen und auf Trinktemperatur abkühlen lassen.

Anwendung:
Bei akutem Durchfall täglich 3 Tassen trinken. Bei Halsentzündung kann der Tee als Gurgellösung verwendet werden.

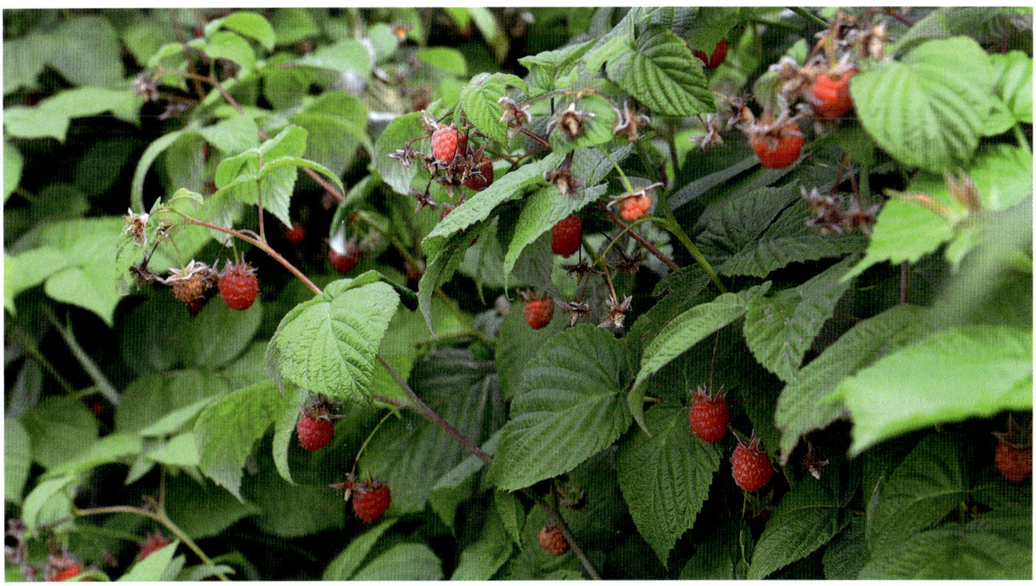

Himbeeren reifen etwa im Juli und August. Sie enthalten große Mengen Vitamine und sekundäre Pflanzenstoffe.

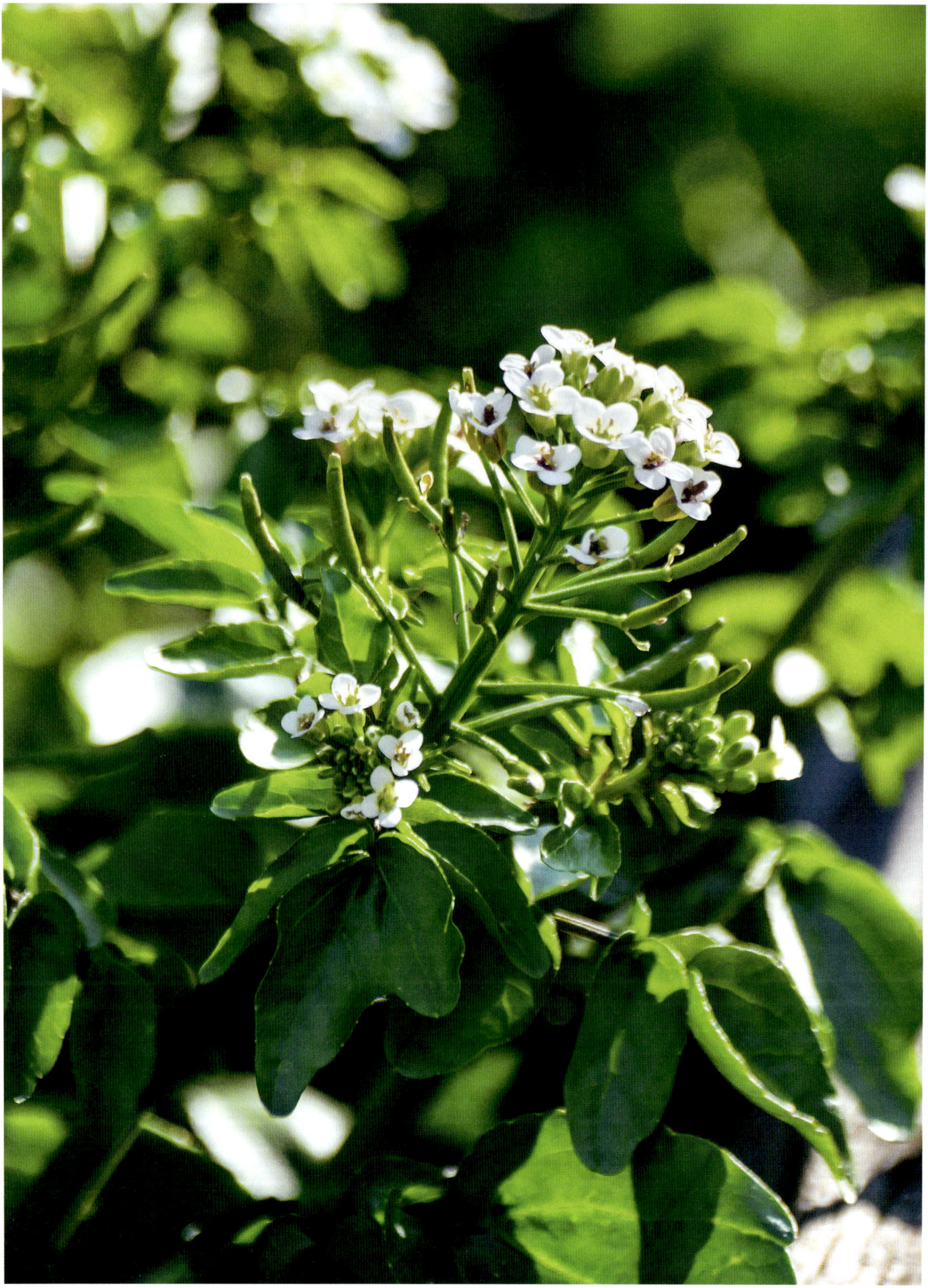

BRUNNENKRESSE

Manchmal ist die einfache Küche die beste – zum Beispiel die drei köstlichen Bs: Butter, Brot & Brunnenkresse. Schmeckt göttlich und hat viel Vitamin C!

Aufgewachsen bin ich in einem uralten Gemäuer. Unser Haus sei das Gesindehaus eines ehemaligen Rittergutes gewesen, hieß es immer. Von einem Rittergut, wie ich es mir als Kind immer vorstellte, war allerdings nichts mehr zu sehen, nur das sogenannte Gesindehaus war eben noch vorhanden. Es bot wirklich ausreichend Platz für meine drei Geschwister und mich, meine Eltern und unsere Tiere: Im Erdgeschoss befand sich ein Stall, darin »wohnten« unsere Schafe. Und es gab einen großen Hof mit einem weiteren Wohnhaus und Schuppen, einer Scheune und mehreren Gärten.

Spielplatz in der Natur

Am Haus vorbei führte eine kleine Straße, auf der man zum Steinbruch gelangte. Als Kinder mussten wir immer aufpassen, wenn wir diese Straße überquerten. Denn es fuhren zwar kaum Autos, aber mehrfach am Tag bretterten riesige Lastwägen vorbei, die ihre Fuhren mit Gestein abholten. Auf der anderen Seite der Straße befand sich ein wunderbarer Naturspielplatz für uns: eine große, wilde Wiese, durch die ein Bach floss. In dem Bach wuchs die Brunnenkresse, die wir als Kinder so gerne pflückten und aßen. Sie schmeckte herrlich scharf, sodass wir nach jedem Bissen unsere kleinen Münder verzogen. Meine Mutter schickte mich oft am

Brunnenkresse

Nasturtium officinale

Erkennungsmerkmale:
10–90 cm
Blätter: dunkelgrün, fleischig, glänzend, rund bis elliptisch, zerriebene Blätter riechen scharf
Blüten: weiß, vier Blütenblätter
Stängel: hohl, am Boden bzw. im Wasser entlangwachsend
Standort:
Fluss- und Bachufer, Seen, Sumpfgebiete
Verwendung:
Blätter und Blüten: frisch als Gewürz, im Salat, in Kräuterbutter, Kräuterquark
Konservierung:
frisch verzehren, allenfalls TK möglich
Sammelzeit:
März–Mai, manchmal auch später, am gehaltvollsten die Blätter vor der Blüte

Abend vor dem Essen zum Bach runter, damit ich eine Schüssel Kresse pflückte. Und dann brauchten wir nichts außer einem frischen Brot, Butter, Salz und ein paar Zweigen Brunnenkresse darauf – sensationell einfach und geschmacklich perfekt!

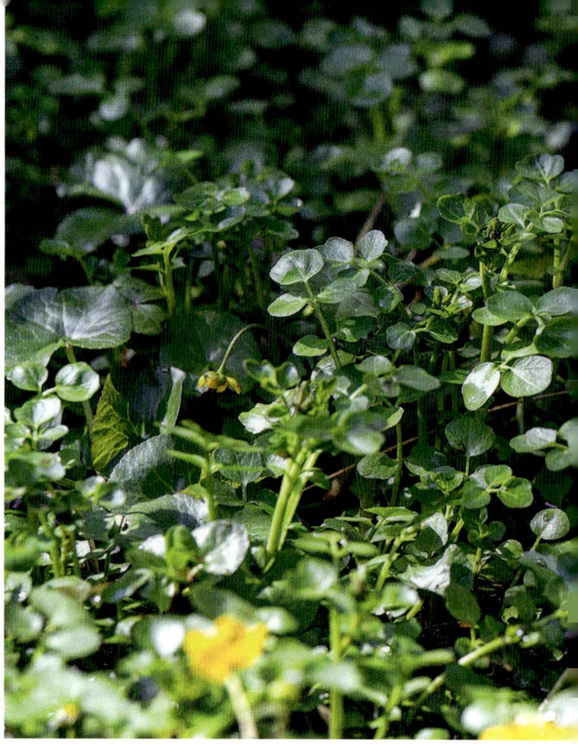

Die Brunnenkresse, das »gesündeste Gemüse der Welt«, begleitet mich seit meiner Kindheit.

Gesunde Schärfe

Die Brunnenkresse ähnelt im Geschmack zwar der Kresse in den kleinen Schälchen, die man im Laden zu kaufen bekommt, jedoch schmeckt sie noch viel intensiver und zeichnet sich außerdem durch sehr gute Heilkräfte aus. Sie enthält viel Vitamin C und ist ein natürliches Antibiotikum. Die angenehme Schärfe verursachen die enthaltenen Senfölglykoside, die etwa auch in Meerrettich und Kapuzinerkresse enthalten sind. Die Wirkstoffe und der Geschmack der Brunnenkresse gehen bei der Trocknung weitestgehend verloren, daher verwendet man sie frisch.

Wer noch nie Brunnenkresse gesammelt hat, sollte mal im Frühjahr die Bächlein in seiner Umgebung absuchen. Wenn man ein kleines, kriechendes Gewächs findet, dessen hohler, runder Stängel 15 bis 80 cm lang ist und an und auf dem Wasser liegt, dann ist man auf der richtigen Fährte. Und wenn man meint, fündig geworden zu sein, sich aber nicht sicher ist, nimmt man die dunkelgrünen, fleischigen und elliptisch geformten Blätter zwischen die Finger und zerreibt sie. Den scharfen Geruch der Brunnenkresse erkennt man sofort, und beim Probieren spürt man auch die feine Schärfe.

Die Blätter verwendet man vor der Blüte, dann haben sie nicht nur den besten Geschmack, sondern auch die meisten der wirkkräftigen Inhaltsstoffe. Die Blüten kann

Tipp

So wirkt die Brunnenkresse

3 Heilwirkungen:
blutzuckersenkend
antibakteriell
schleimlösend

3 Anwendungsgebiete:
Erkältung
Frühjahrskur
Verdauungsschwäche

3 Inhaltsstoffe:
Vitamin C
Senfölglykoside (»natürliches Antibiotikum«)
Eisen

man auch verwenden, sie machen sich wunderbar als Dekoration auf Speisen und im Salat und verleihen den Speisen eine angenehme Würze.

Das gesündeste Gemüse der Welt

Eine US-amerikanische Studie aus dem Jahr 2014 kam zu dem Schluss, dass die Brunnenkresse das gesündeste Gemüse der Welt ist. 41 Gemüse- und Obstsorten wurden dafür untersucht und die enthaltenen Nährstoffe verglichen: Vitamine, Mineralstoffe, Ballaststoffe und Eiweiß. Erstaunlicherweise war es die Brunnenkresse, die als Siegerin die Rangliste der gesündesten Gemüse anführt, gefolgt übrigens von Chinakohl, Mangold und Roter Bete. Allerdings mussten die Forscher auch Kritik einstecken: Die so wichtigen sekundären Pflanzenstoffe wurden dabei nämlich nicht berücksichtigt.

Achtung!

Ebenfalls an Bächen und Ufern wächst ein Kraut, das sehr ähnlich aussieht, das Bittere Schaumkraut, auch Bitterkresse genannt *(Cardamine amara)*. Auch andere Schaumkräuter, beispielsweise das Wiesenschaumkraut *(Cardamine pratensis)*, sehen ähnlich aus. Da alle Schaumkräuter nicht nur genießbar sind, sondern sogar gut schmecken, sind, ist eine Verwechslung aber unbedenklich.

Heilanwendung

Frühjahrskur-Smoothie

4–5 Zweige Brunnenkresse
250 ml Bio-Apfelsaft

Die Brunnenkresse mit dem Apfelsaft im Mixer pürieren.

Anwendung:
3 Wochen lang im Frühjahr täglich 1 Glas der gesunden Mixtur zum Frühstück trinken. Das stärkt das Immunsystem.

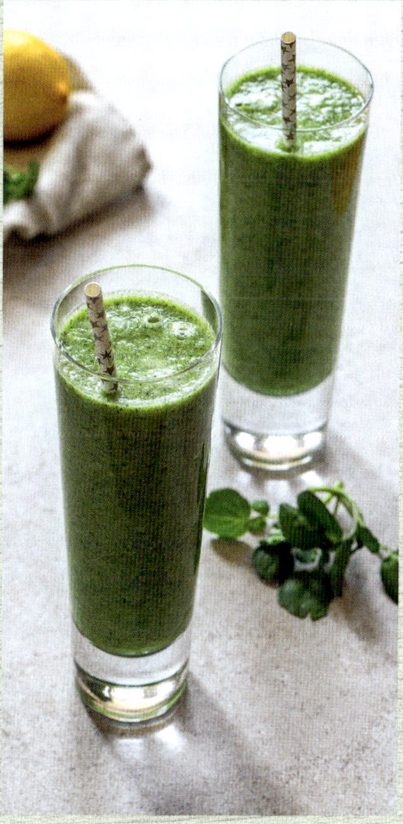

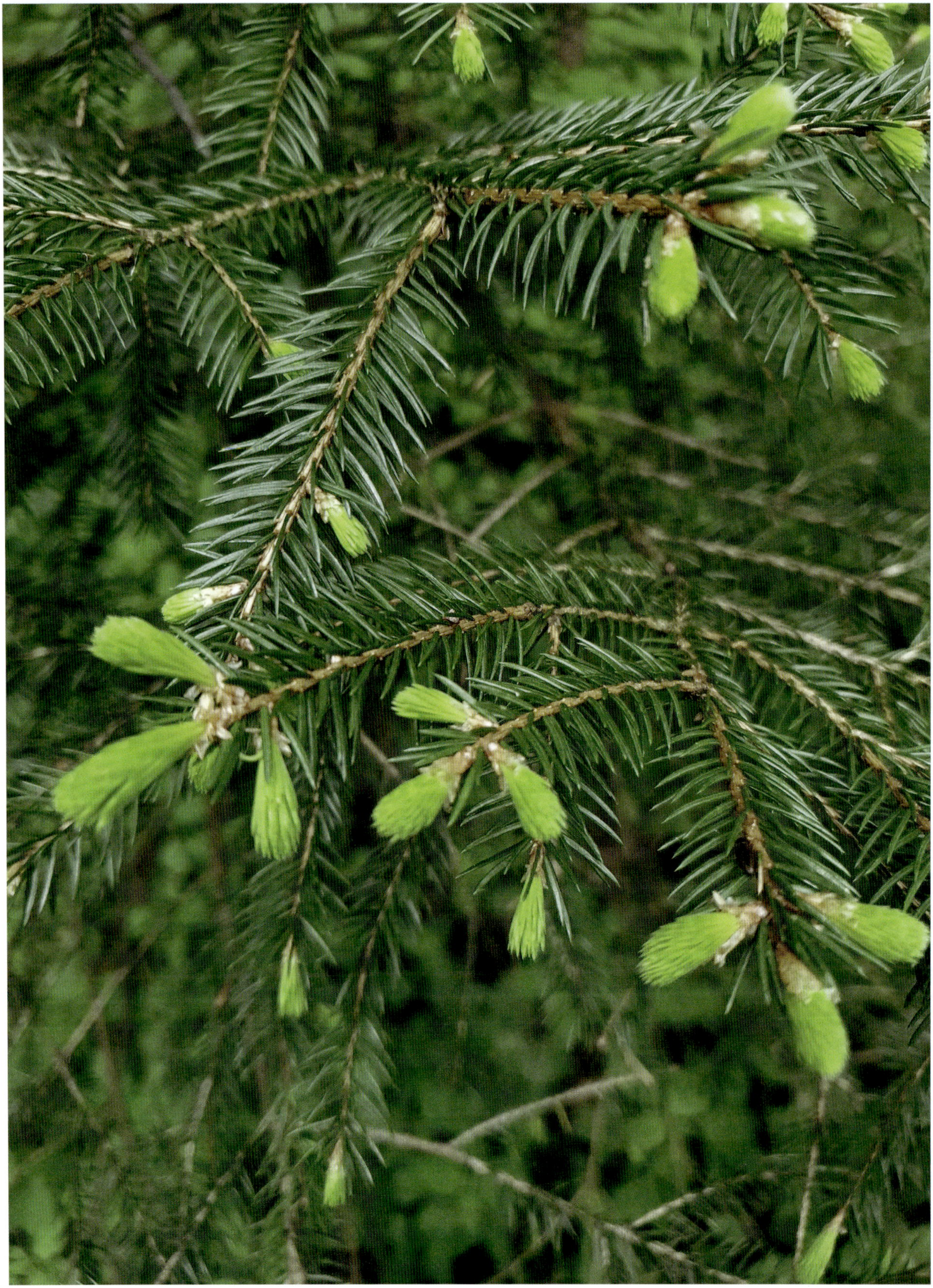

FICHTE

Die hellgrünen Maiwipfel sind ein absoluter Vitamin-C-Booster und eine herrliche Erfrischung beim Wandern. Ein weiteres Plus der Fichte: Sie hilft gegen Muskelkater.

Wanderungen im Frühjahr mag ich besonders gerne: Die Natur erwacht zu neuem Leben, alles grünt und blüht und ist satt und saftig. Man kann förmlich zuschauen, wie die Welt den Winterschlaf abschüttelt. Die Sonne erlangt neue Kraft, und die Vögelein zwitschern vor Freude vor sich hin. Herrlich! Wenn mir dann auf einer meiner Wanderungen das Wasser ausgeht und kein Gebirgsbach zum Nachfüllen der Wasserflasche in Sicht ist, halte ich nach Fichten Ausschau. Die schmücken sich nämlich von April bis Juni mit kleinen hellgrünen Wipfeln, den sogenannten Maiwipfeln. Diese neuen, jungen Fichtentriebe sind eine herrliche Erfrischung.

Gesunde Powerpaketchen

Die kleinen hellgrünen Spitzen kann man einfach pur naschen: Sie schmecken leicht säuerlich und sind sehr gesund, denn sie enthalten jede Menge Vitamin C. Daneben wirken sie auch noch antibakteriell und vertreiben die alljährliche Frühjahrsmüdigkeit. Ihr Vitamin-C-Gehalt ist mit ungefähr 150 mg pro 100 g dreimal so hoch wie der der Orange! Da wandert es sich gleich besonders gut.
Unterwegs pflücke ich mir dann gern ein paar Handvoll Maiwipfel für daheim, damit ich mich nach der Tour gleich in ein entspannendes Fichtenspitzenbad in die Wanne legen kann (Seite 57). Das fördert nämlich die Durchblutung und hilft gegen Muskelkater. Außerdem duftet das ganze Bad wunderbar nach Wald, was auch zur Erholung beiträgt.

Fichte

Picea abies

Erkennungsmerkmale:
Fichtennadeln kurz und spitz, beim Abreißen bleibt ein bräunliches Fähnchen hängen
Standort:
Wald, sonnige bis halbschattige Standorte
Verwendung:
Fichtenspitzen: frisch oder getrocknet für Tee und Likör
Fichtenspitzenhonig und -sirup
in Pesto, Salat, Gemüsepfanne
Badezusatz
Sammelzeit:
Fichtenspitzen April–Juni

Man kann die Maiwipfel übrigens auch mit Honig ansetzen und sie dann als Brotaufstrich oder pur genießen, der Honig hilft auch gegen festsitzenden Husten. Die Wipfel kann man einfach mitessen. Veganer bereiten Fichtenspitzensirup, indem sie die Wipfel in Wasser eine halbe Stunde kochen und den Sud dann mit Zucker so lange einkochen, bis er sirupartig eindickt. Auch der Sirup ist – abgesehen davon, dass er fein schmeckt – ein gutes Hustenmittel. Wer es lieber herzhaft mag, stellt aus den Fichtenspitzen ein Pesto her.
Ich sammle Maiwipfel auch für den Vorrat. Getrocknet kommen sie in meinen 21-Kräuter-Tee und den 21-Kräuter-Likör, denn sie geben beidem ein feines Aroma.
Jedoch sollten man nicht einfach drauflospflücken. Wenn man zu viele Wipfel an einem Baum abreißt, hemmt man die Pflanze im Wachstum – denn die Maitriebe werden ja zu neuen Zweigen, wenn sie ausgewachsen sind. Also immer mit Sorgfalt nur wenige Wipfel pro Baum ernten, am besten natürlich im heimischen Garten.

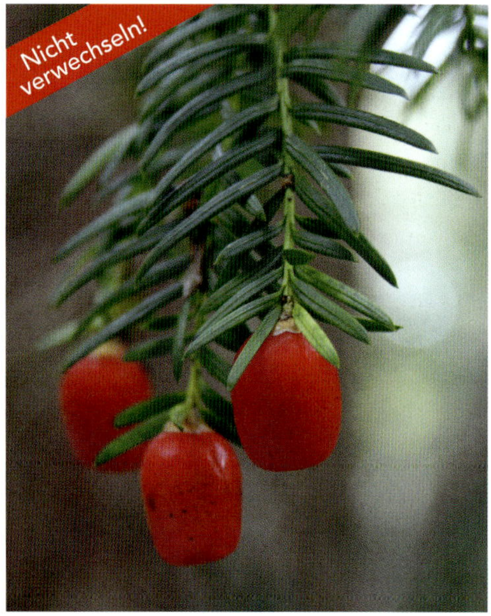

Die Eibe mit ihren weichen Nadeln ist giftig und darf nicht mit der Fichte verwechselt werden.

Tipp

So wirkt die Fichte

3 Heilwirkungen:
antibakteriell
schleimlösend
schweißtreibend

3 Anwendungsgebiete:
Husten
Muskelkater
Rachenentzündung

3 Inhaltsstoffe:
Vitamin C
ätherisches Öl
Harze

Fichte – Tanne – Eibe

Neben der in Deutschland sehr häufig angepflanzten Fichte – sie macht etwa 30 Prozent des Baumbestandes in unseren Wäldern aus – gibt es andere Nadelbäume, die von Laien mit der Fichte verwechselt werden können: Da ist zum einen die Tanne. Ihre Nadeln sind an den Enden stumpf und leicht eingekerbt, jedenfalls stechen sie nicht. Sie wachsen nach links und rechts flach vom Zweig weg, sind an der Oberseite dunkelgrün und haben an der Unterseite zwei weiße Streifen. Fichtennadeln dagegen sind dünn und piksen,

wenn sie ausgewachsen sind (die Maiwipfel sind noch weich und piksen nicht). Fichtennadeln wachsen rundherum um den Zweig und sind heller grün als Tannennadeln, die Maiwipfel sehen aus wie richtige Puschel, während die Maitriebe der Tanne zwar heller grün sind, aber ebenfalls nach links und rechts flach vom Zweig wegwachsen. Wenn man einzelne Fichtennadeln abreißt, bleibt ein bräunliches »Fähnchen« hängen, das haben die Tannen nicht. Eine Verwechslung wäre, obwohl die Unterscheidung leicht ist, aber nicht schlimm, denn auch Tannennadeln schmecken gut, sind vitaminreich und nicht schädlich.
Große Vorsicht ist dagegen mit der sehr giftigen Eibe geboten. Diese hat jedoch weiche, biegsame, abgeflachte Nadeln, die sich nicht einfach abzupfen lassen. Sie sind intensiv dunkelgrün, wie auch der gesamte Eibenbaum dunkel wirkt. An ihrer Unterseite sind sie heller grün, aber ohne die weißen Streifen der Tannennadeln.

Achtung!

Nicht mit der giftigen Eibe *(Taxus baccata)* verwechseln! Diese hat dunkelgrüne, weiche, biegsame und abgeflachte Nadeln, die sich nicht einfach abzupfen lassen (Bild linke Seite).
Ansonsten ist die Verwechslung mit anderen Nadelbäumen, hauptsächlich der Tanne, nicht schlimm, denn deren Triebe sind ebenfalls essbar, nur nicht so schmackhaft.

Heilanwendung

Maiwipfel-Badezusatz

2–3 Handvoll frische Maiwipfel

Die Maiwipfel, wenn nötig, waschen, in einen Topf geben und 2 l Wasser zufügen. Aufkochen lassen, die Hitze reduzieren und 10 Minuten leise kochen lassen. Vom Herd ziehen und abgedeckt weitere 10 Minuten ziehen lassen.

Den Sud abseihen und ins warme Badewasser geben.

Anwendung:
Entspannendes und erwärmendes Bad gegen Muskelkater oder bei Husten und Erkältung.

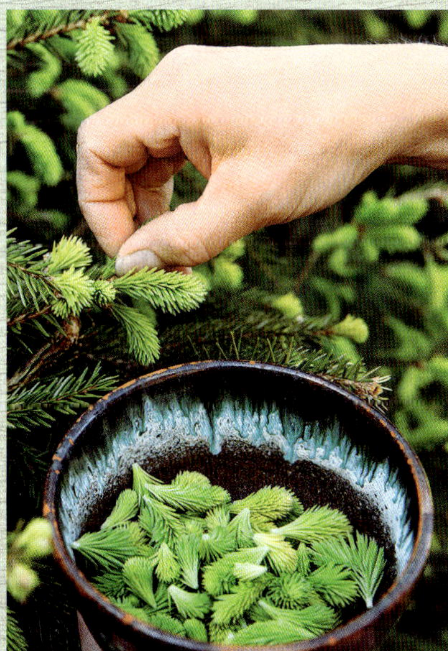

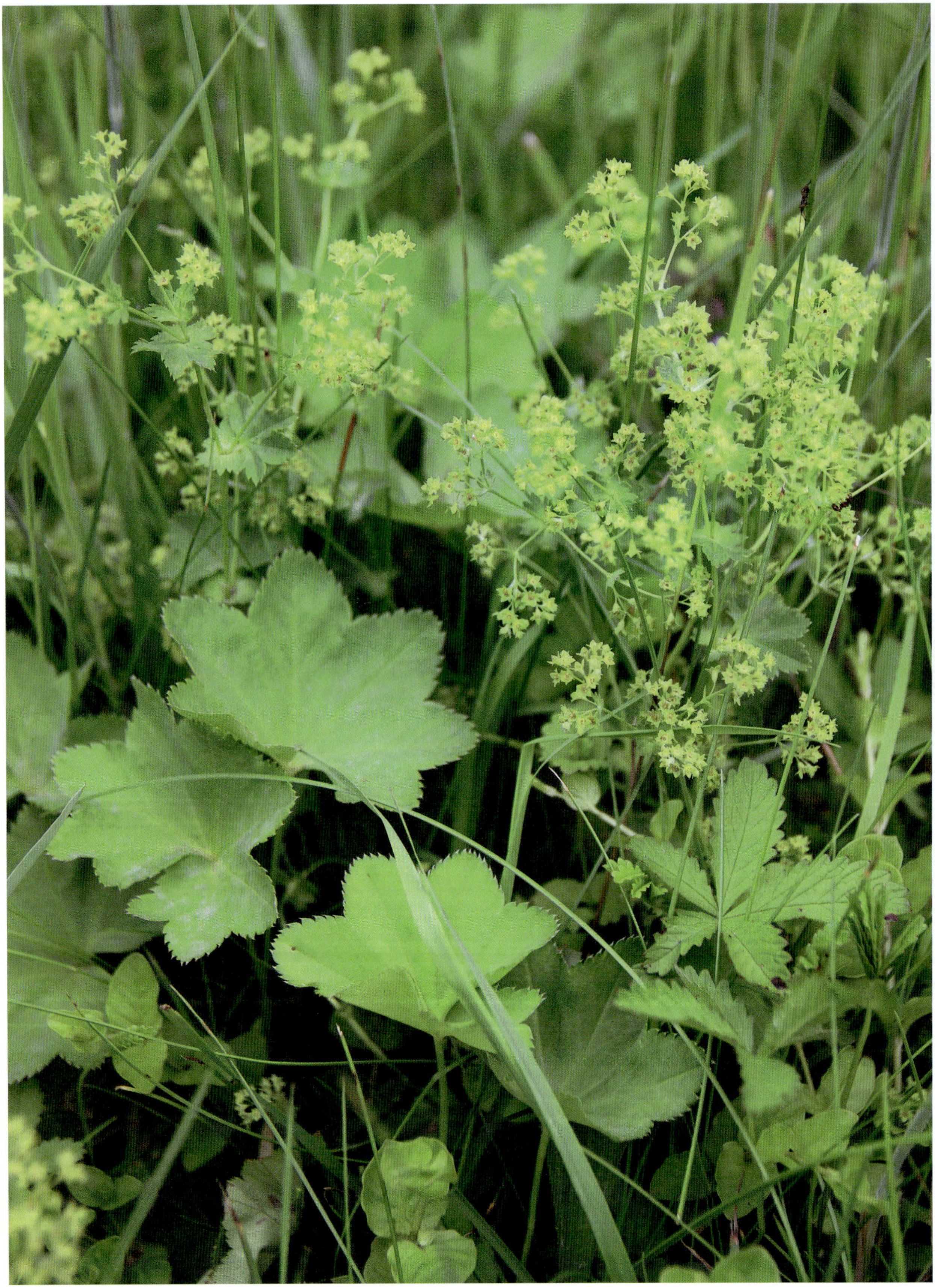

FRAUENMANTEL

Der Name ist Programm: Er beschreibt nicht nur sehr fantasievoll das Aussehen dieser Pflanze, sondern auch ihre Heilwirkung. Der Frauenmantel hilft bei Frauenleiden.

Der Name des Krautes sagt schon alles über das Aussehen aus. Die Blätter des Heilkrautes ähneln nämlich tatsächlich einem kleinen Mantel oder einem Umhang, wie ihn die Muttergottes auf mittelalterlichen Mariendarstellungen als »Schutzmantelmadonna« trägt.
Als Kinder haben wir mit dem Frauenmantel gespielt. Wir suchten uns Stöckchen oder Steinchen und bastelten mit unserer kindlichen Fantasie Figuren daraus, die den »Frauenmantel« als Kleidungsstück bekamen.
Und noch etwas hat uns damals fasziniert: In den Blattkelchen sammeln sich kleine Tröpfchen, die aussehen wie Wassertropfen. Doch die Flüssigkeit wird in Wirklichkeit von der Pflanze an den Blatträndern ausgeschieden. Diese Tröpfchen tranken wir gerne, denn wir hatten irgendwo aufgeschnappt, dass sie besonders gesund sein sollen. Tatsächlich nennen die Botaniker diese Tropfen Guttationstropfen von lateinisch »gutta« = der Tropfen. Im Mittelalter wurde der Frauenmantel als Schönheitsmittel eingesetzt, indem sich die Frauen die Tröpfchen auf die Haut tupften. Das war dann Naturkosmetik, wie sie natürlicher nicht geht. Es schadet sicher nicht, dies heute noch zu tun, vielleicht probiert ihr es mal aus?
Alchemisten nannten diese Tröpfchen auch »Sonnenthau«, und sie wollten daraus den sagenumwobenen »Stein der Weisen« herstellen – eine geheimnisvolle Substanz, die angeblich jede Krankheit in Gesundheit verwandeln sollte und sogar unedle Metalle in Gold. Ob es jemals gelang, ist nicht bekannt. Ich habe da so meine Zweifel. Doch haben die Alchemisten dem Frauenmantel

Frauenmantel

Alchemilla vulgaris

Erkennungsmerkmale:
Blätter: 7- bis 11-lappig, kreisrund, auf der Unterseite leicht behaart, Aussehen wie ein gefältelter Umhang
Blüten: klein, unauffällig, gelb-grünlich
Standort:
feuchte Wiesen, Wegränder, lichte Wälder
Verwendung:
Salat, Gemüse, Tee, Likör
Sammelzeit:
Blätter: Mai–August
Blühendes Kraut: Juni–August

zu seinem botanischen Namen verholfen: Alchemilla bedeutet »die kleine Alchemistin« und erinnert an die hoffnungsvollen Experimente mit den Guttationstropfen.

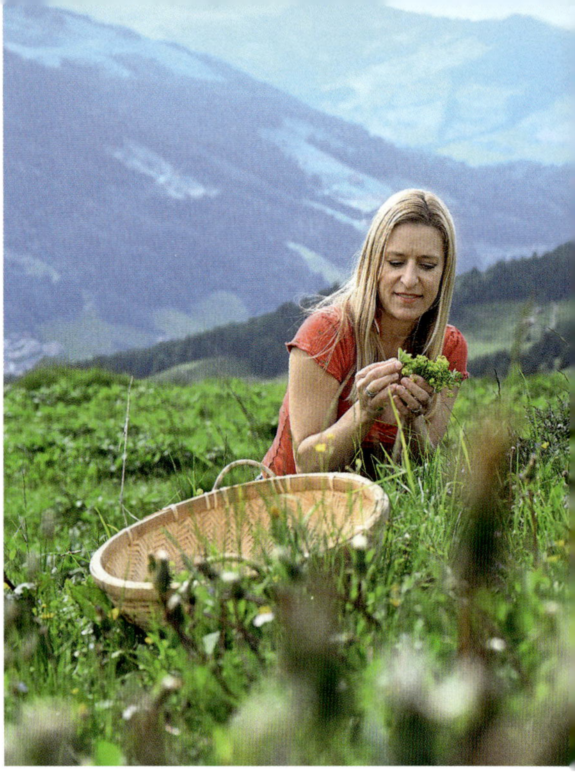

Auf den Chiemgauer Bergwiesen finde ich reichlich heilkräftigen Frauenmantel.

Das Kräutlein für Frauen

Aber der Name dieses Krauts weist auch noch auf etwas anderes hin, nämlich auf sein wichtigstes Anwendungsgebiet: Der Frauenmantel ist eine vor allem in der Frauenheilkunde verwendete, hilfreiche Heilpflanze. Die beiden Kräuterkundlerinnen Maria Treben und Eva Aschenbrenner schreiben ihm in ihren Büchern eine wichtige Rolle bei der Linderung von Unterleibsproblemen bei Frauen zu, von Menstruationsbeschwerden bis zu vielfältigen Einsatzgebieten während der weiblichen Wechseljahre. In der Stillzeit soll der Tee die Milchbildung unterstützen. Natürlich darf dieses wundervolle Heilkraut in meiner Teemischung und in meinem 21-Kräuter-Likör nicht fehlen (Seite 181).

Tipp

So wirkt der Frauenmantel

3 Heilwirkungen:
krampflösend
milchbildend
adstringierend (zusammenziehend)

3 Anwendungsgebiete:
Frauenleiden
Durchfall
Erkältung

3 Inhaltsstoffe:
Gerbstoffe
Bitterstoffe
Saponine

Frauen- und Silbermantel

Frauenmantel wächst auf feuchten Wiesen, an Wegrändern und in lichten Wäldern. Die Blätter sehen aus wie ein Mäntelchen oder wie ein soeben aufgefalteter Fächer. Die sieben- bis elflappigen kreisrunden Blätter sind auf der Unterseite behaart, an den Rändern mal mehr, mal weniger stark eingekerbt. Die Blüten sind eher unscheinbar klein und grünlich-gelb.
Eine alpine Form des Frauenmantels, der Silbermantel oder Alpen-Frauenmantel *(Alchemilla alpina)*, findet sich häufig im Gebirge. Seine Blätter sind stärker eingekerbt, sie hängen nur noch an ihrer Basis zusammen und tragen rundherum einen

silbrig erscheinenden hellen Rand. Auch die Unterseite der Blätter ist silbrig behaart. Der Silbermantel wird auch bei den für den Frauenmantel erwähnten Beschwerden eingesetzt.

Achtung!

Das Wunderbare am Frauenmantel ist auch: Es besteht im Grunde keine Verwechslungsgefahr, die kleinen, mantelförmigen Blätter lassen sich eindeutig erkennen. Übrigens soll auch eine gern in Gärten angepflanzte, wesentlich größer und kräftiger wachsende Frauenmantelart *(Alchemilla mollis)* ähnliche Wirkstoffe enthalten.

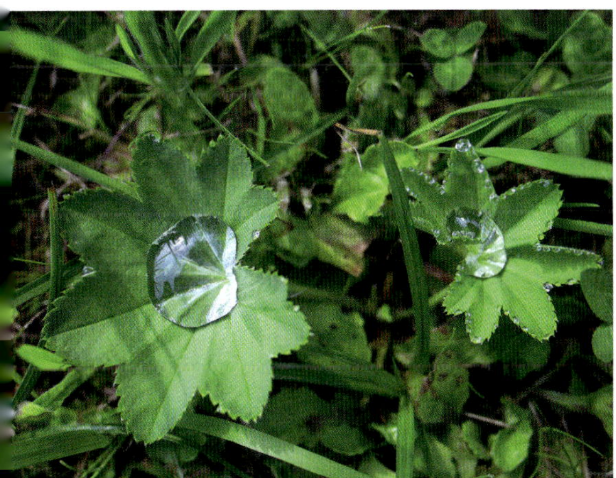

Die Frauenmantelblätter scheiden Flüssigkeit aus, die früher als Schönheitsmittel galt.

Heilanwendung

Frauentee bei Wechseljahrs- und Menstruationsbeschwerden

Frauenmantel
Löwenzahnblüten
Melisse
Salbei
Schafgarbe
Taubnessel
Brombeerblätter
Dost

Alle Kräuter übers Jahr sammeln, separat trocknen und zu gleichen Teilen mischen.

Zur Anwendung aus 2 TL der Mischung mit 250 ml kochendem Wasser einen Tee bereiten. 10 Minuten zugedeckt ziehen lassen, abseihen und warm trinken.

Anwendung:
Täglich 3 Tassen trinken bei schmerzhafter oder starker Menstruationsblutung, bei prämenstruellen und Wechseljahrsbeschwerden.
Ebenso bei leichtem Durchfall.
Zum Gurgeln bei Zahnfleisch- oder Halsentzündung.

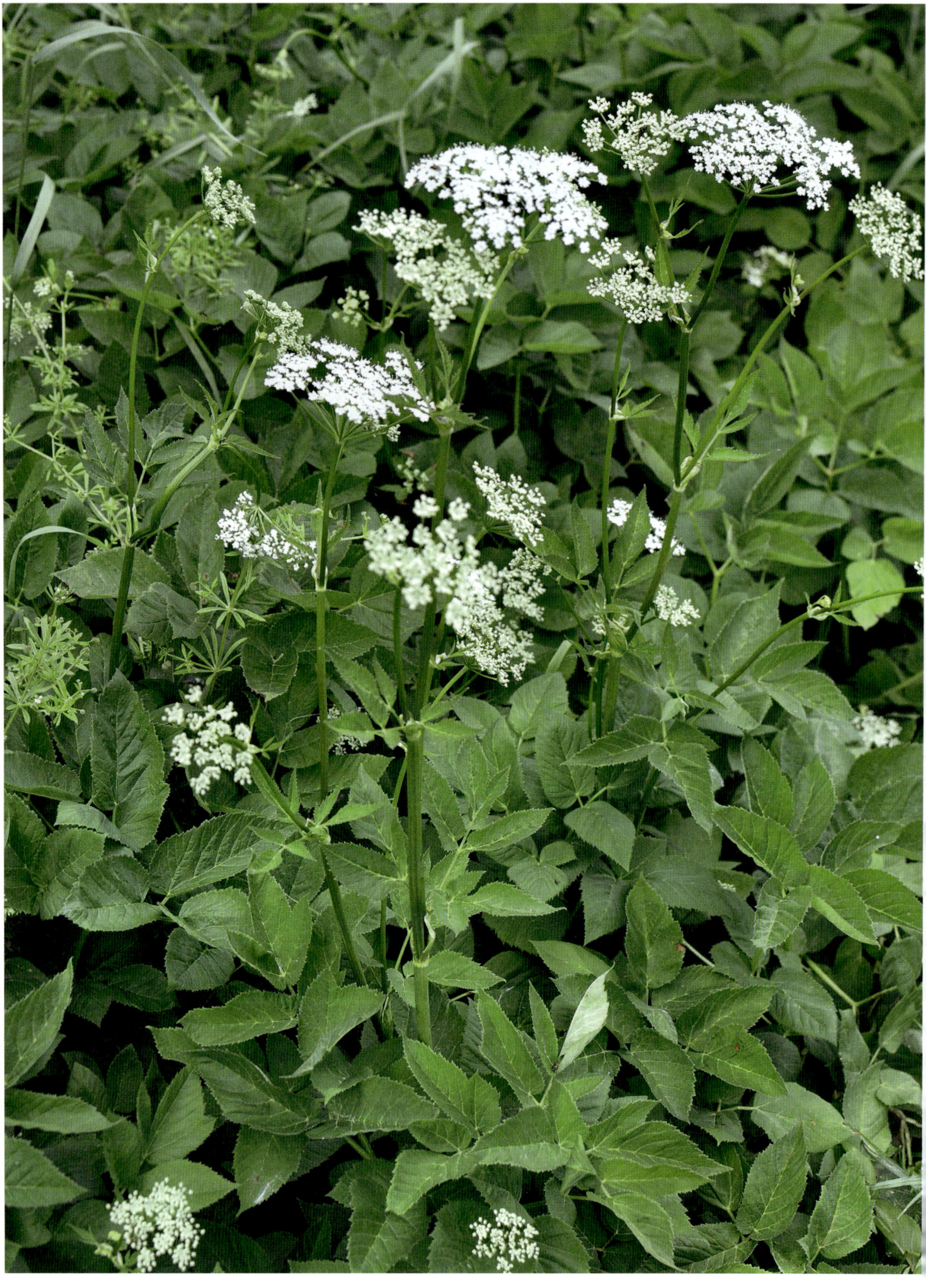

GIERSCH

In vielen Gärten wächst dieses schmackhafte Kraut – völlig verkannt und nach Leibeskräften bekämpft. Dabei ist es vielfältig verwendbar und so gesund.

Völlig zu Unrecht ist dieses wunderbare Kraut als »Unkraut« verrufen und wird aus den heimischen Gärten mit allen Mitteln vertrieben – was nicht einfach ist. Denn die Rhizome, die unterirdisch sehr vital wuchernden weißen »Wurzeln«, treiben aus dem kleinsten Stückchen, das beim Jäten vergessen wurde, neue Blätter aus. Ich aber freue mich immer, wenn ich irgendwo Giersch sehe, und erst recht, wenn ich ein paar Blätter in meinem Garten entdecke. Die stehen da nicht lange, denn anstatt sie auszurupfen oder gar mit irgendeinem chemischen Mittel zu bekämpfen, finden sie bei mir in der Küche Verwendung. Die Blätter schmecken wunderbar nussig und erinnern an Petersilie und Möhre.
Meine Freundin Gaby meinte letztens zu mir: »Ich verwende inzwischen nur noch Giersch statt Petersilie. Der schmeckt mir ohnehin besser und meine Petersilie geht sowieso immer ein.« Ja, auch ich finde den Geschmack wunderbar, und wie prima ist es, dass man ihn nicht anbauen, hegen und pflegen muss, sondern dass er von selber, ohne unser Zutun wächst? Daher bereichert der Giersch einige meiner Rezepte in diesem Buch. Warum, zum Beispiel, nicht mal eine Gierschquiche probieren? Uns schmeckt sie ausgezeichnet! Aber auch in den Rezepten mit gemischten Wildkräutern darf der Giersch nicht fehlen.

Giersch

Aegopodium podagraria

Erkennungsmerkmale:
30–100 cm hoch
Blätter: hellgrün, gezackt, dreifach geteilt
Stängel: hohl, dreikantig
Blüten: weiße Doldenblüten
Geruch der gesamten Pflanze nach Petersilie und Möhre
Standort:
Waldränder, Gärten, halbschattige bis schattige Lagen
Verwendung:
junge Blätter als Salat oder Gemüse
gehackt als Würze in Suppen und Saucen
Pesto
Sammelzeit:
junge Blätter als Salat im Frühjahr
als Würze und zu Heilzwecken ganzjährig

Da er wie viele Wildkräuter unter anderem reich an Vitamin C ist und an ihm zusagenden Stellen massenhaft wächst, trug er in den vergangenen Jahrhunderten dazu bei, die oft karge und nährstoffarme Ernährung der Menschen mit Vitaminen anzureichern. Noch dazu wirkt er entzündungshemmend.

Das Podagrakraut

Giersch ist weit verbreitet und fühlt sich am wohlsten an Waldrändern und an feuchten, halbschattigen bis schattigen Standorten – auch in vielen Gärten. Die Blätter sind gezackt, dreifach geteilt und hell- bis mittelgrün und sitzen an hohlen, dreikantigen Stängeln. Daran und am intensiven Geruch nach Petersilie und Möhre lässt sich der Giersch eindeutig erkennen und von anderen weißen Doldenblütlern unterscheiden. Besonders die jungen Blätter des Giersch im Frühjahr schmecken ganz hervorragend im Salat oder als Gemüse zubereitet. Klein gehackt kann man ihn als Würze über Suppen streuen. Wenn man ihn immer wieder erntet, wachsen stets junge Blättchen nach und er steht fast das ganze Jahr über für die Küche und zu Heilzwecken zur Verfügung. Früher war der Giersch bei uns auch unter den Namen Geißfuß und Podagrakraut bekannt. Was das bedeutet, darauf weist auch sein botanischer Name hin: *Aegopodium podagraria*. In ersterem, dem Gattungsnamen, stecken die griechischen Wörter für »Ziege« und für »Fuß« – die Blätter sollen an

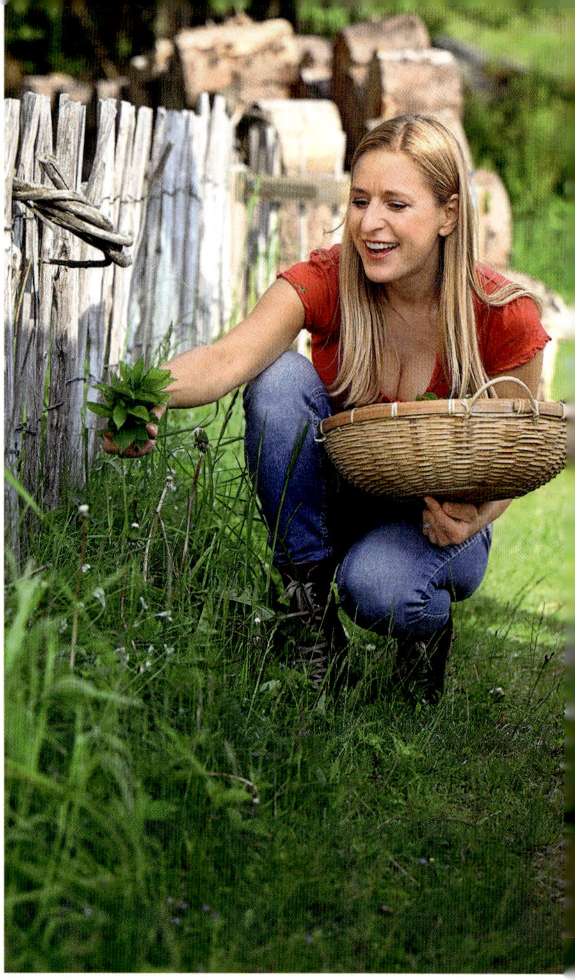

Ich freue mich immer, wenn ich Giersch finde – er eignet sich für Salat und Gemüse.

Tipp

So wirkt der Giersch

3 Heilwirkungen:
entwässernd
entzündungshemmend
harnsäurelösend

3 Anwendungsgebiete:
Gicht und Rheuma
Blutreinigung
Blasenentzündung

3 Inhaltsstoffe:
Eisen
Kalium
Vitamin C

Achtung!

Wie bei allen weißen Doldenblütlern sollte man den Giersch eindeutig identifizieren können, bevor man ihn erntet. Man kann ihn mit seinen giftigen Verwandten Schierling *(Conium maculatum)* oder Hundspetersilie *(Aethusa cynapium)* verwechseln. Beste Unterscheidungsmerkmale sind die Blattform und der charakteristische Geruch.

einen Ziegenhuf erinnern. Und das griechische »podos« steckt auch im zweiten, im Artnamen: Als Podagra bezeichnete man die Gicht im Fuß, genauer: am Großzehengrundgelenk. Der Giersch war eines der wichtigsten Mittel gegen diese schmerzhafte Erkrankung, weil er unter anderem entzündungshemmend und antirheumatisch wirkt.

Heilanwendung

Gierschumschlag

frische Gierschblätter

Die Blätter im Mörser oder auch mit den Fingern quetschen oder zerreiben, bis Saft austritt. Die Blätter auf die Haut auflegen und mit einer Mullbinde oder einem Baumwoll- oder Leinentuch befestigen.

Anwendung:
Bei Insektenstichen, Sonnenbrand und leichten Verbrennungen wirkt die Auflage beruhigend, kühlend, den Juckreiz reduzierend und abschwellend. Bei einem akuten Gichtanfall und bei rheumatischen Schmerzen die Auflage stündlich erneuern.

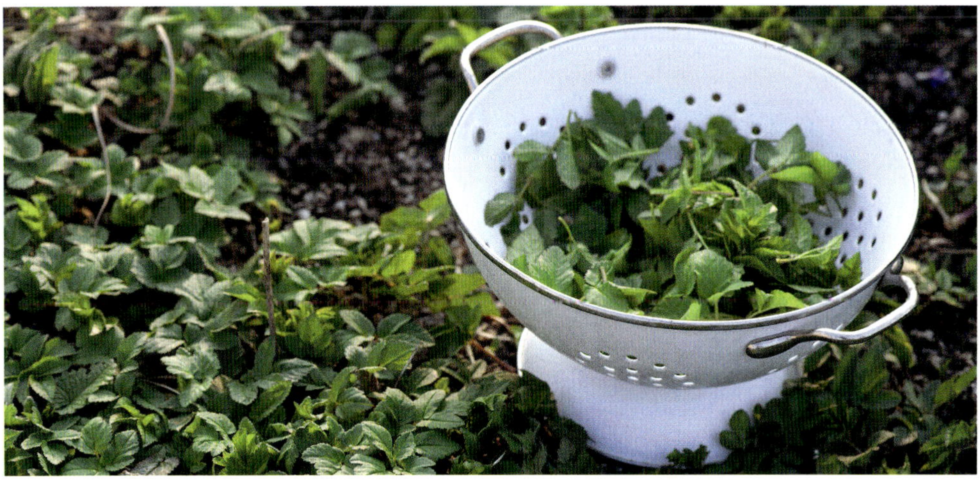

Durch seine unterirdischen Rhizome breitet sich der Giersch in Windeseile aus.

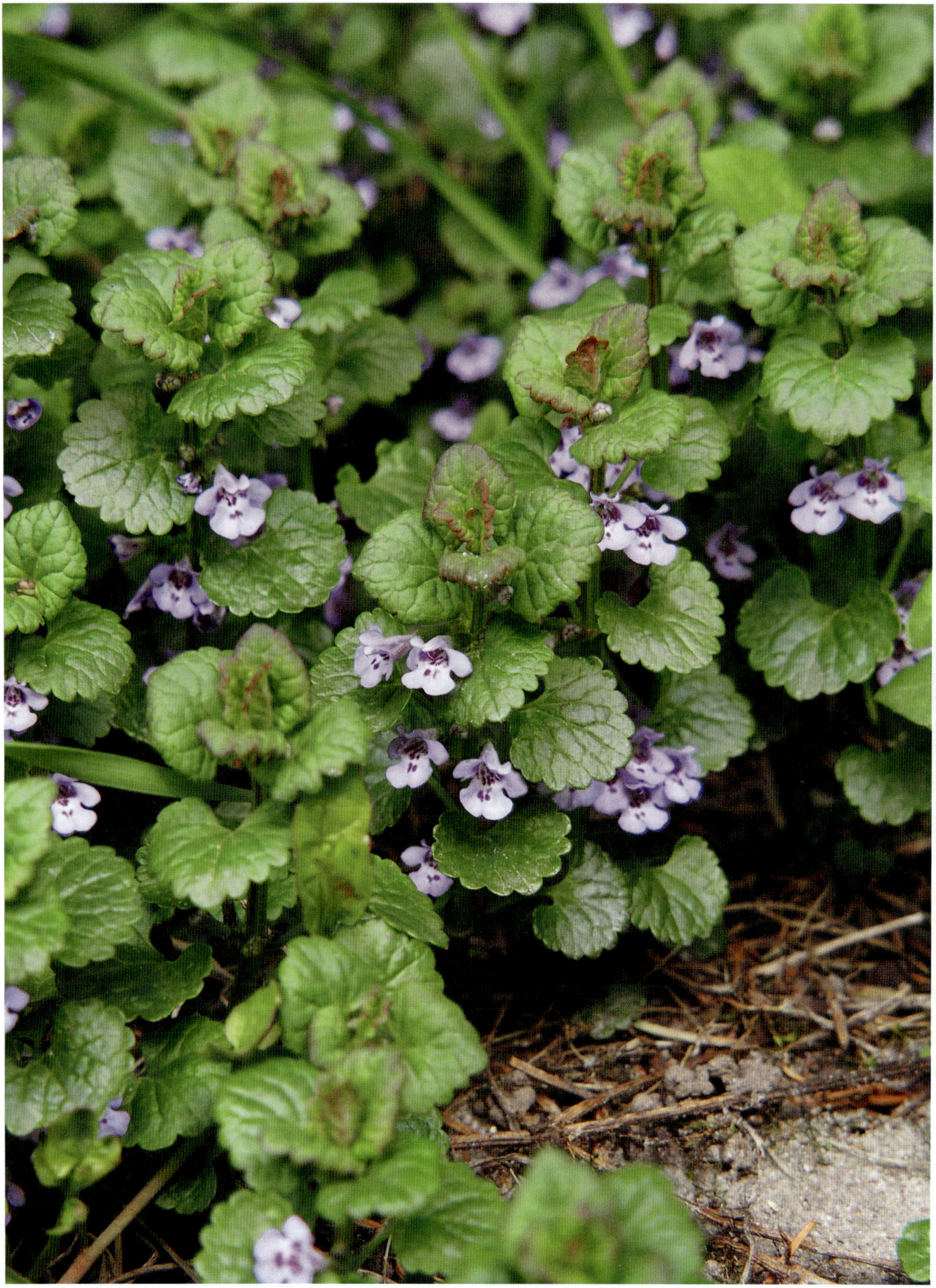

GUNDERMANN

Als Zauberkraut bezeichnete man es im Mittelalter, aber eigentlich passt das heute noch zu diesem kleinen, schmackhaften, heilsamen Pflänzchen!

Diesem hübschen Gewächs mit den kleinen lilafarbenen Blüten wird heute viel zu wenig Beachtung geschenkt. Dabei hat es nicht nur vielfältige Heilwirkungen, sondern auch einen wunderbaren Geschmack.

Die über viele Meter kriechenden Ausläufer des Gundermanns, seine blau-lila Blüten und die Tatsache, dass er als einer der ersten Frühlingsblüher erscheint, machten ihn zu einer Pflanze, der man besondere Heil- und Zauberkraft zuschrieb. Blau blühende Pflanzen sind eher selten, deshalb hat die Himmelsfarbe oft dazu geführt, dass man himmlische, überirdische Kraft in ihnen vermutete. Sie wurden auch mit dem Donnergott Donar in Verbindung gebracht: Früher hieß es, man dürfe blau blühende Wiesenblumen nicht pflücken, das würde »die Gewitter anziehen«. Aus Gundermann wand man Kränzchen, die der Trägerin hellseherische Fähigkeiten verleihen sollten. Wenn man eine Kuh durch ein Gundermannkränzchen melkt, sagte man, wird sie wieder gesund, oder auch: kann sie von bösen Mächten nicht verzaubert werden. »Verhexte« Milch, die beim Buttern nicht zusammengehen wollte, wurde durch einen Gundermannkranz gegossen, um sie vom Hexenwerk zu befreien.

Die große Heilkundige des Mittelalters, Hildegard von Bingen, widmet dem Gundermann ein langes Kapitel. »Gunderebe« heißt das Kraut bei ihr, darin steckt das althochdeutsche Wort »gund« für Eiter, Geschwür. Hildegard empfahl die Gundelrebe, wie sie früher auch genannt wurde, unter anderem bei Ohrenentzündung, »Rauschen in den Ohren«, bei Kopfschmerzen, Brust- und Lungenerkrankungen. Auch bei schlecht heilenden Wunden und eitrigen Geschwü-

Gundermann

Glechoma hederacea

Erkennungsmerkmale:
10–30 cm hoch
Blüte: lila-blau
Blätter: dunkelgrün, rund bis herzförmig, an den Rändern gekerbt
Standort:
Wiesen, Weg- und Waldränder
Verwendung:
Salat, Pesto, getrocknet als Tee, Umschläge
Sammelzeit:
Blühendes Kraut: März–Juni
Blätter: ganzjährig

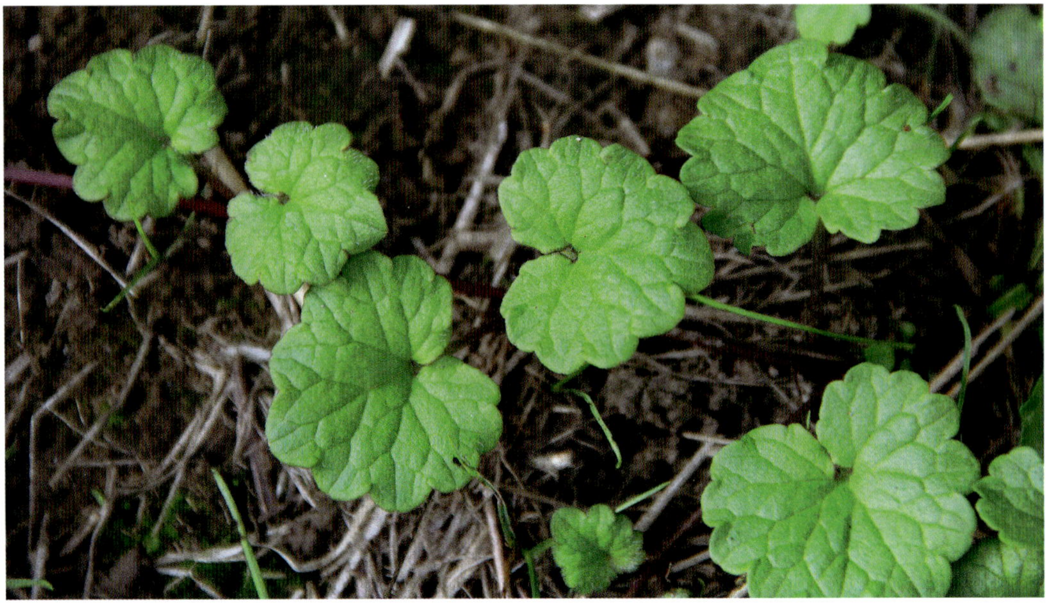

Die herzförmigen, an den Rändern gekerbten Gundermannblätter findet man sogar im Winter.

Tipp

So wirkt der Gundermann

3 Heilwirkungen:
adstringierend (zusammenziehend)
entzündungshemmend
schleimlösend

3 Anwendungsgebiete:
schlecht heilende Wunden
chronischer Husten und Schnupfen
Blasenschwäche

3 Inhaltsstoffe:
Gerbstoffe
Bitterstoffe
ätherische Öle

ren wurde der Gundermann früher verwendet, wobei man die Blätter oft direkt auf die Wunden auflegte.

Es ist sein tatsächlich hoher Gerbstoffgehalt, der den Gundermann heute noch zu einer der Pflanzen macht, die man zur Wundheilung und gegen Durchfall einsetzen kann. Auch in der traditionellen chinesischen Medizin findet Gundermann Verwendung. So verabreichen ihn chinesische Mediziner unter anderem gegen Toxine und bei Erkältungen. Gundermann soll die Dinge, die erstarrt sind, wieder in Fluss bringen und das Leber-Qi bewegen. Außerdem wird ihm eine antiinfektiöse und entzündungshemmende Wirkung zugeschrieben.

Bevor 1516 das deutsche Reinheitsgebot erlassen wurde, wurde der Gundermann sogar, wie viele andere Wildkräuter auch, zum Bierbrauen verwendet. Das klingt doch spannend. Wenn das mein Mann liest, weiß ich schon, was er ausprobieren wird.

Gesundes Würzkraut

An Wegrändern, Waldrändern oder auf Wiesen findet man diese kleine Pflanze, die eine Höhe von 10 bis 30 cm erreichen kann. Mit teilweise meterlangen Ausläufern arbeitet sich der Gundermann in seine Umgebung vor und schlägt dort Wurzeln, wo es ihm behagt. Nur im frühen Frühjahr erscheinen seine kleinen lila Lippenblüten. Das ganze Jahr über findet man jedoch die fast runden, leicht herzförmigen Blättchen mit ihren Einkerbungen am Rand.
Ihr Geschmack ist sehr intensiv, würzig, weshalb man sie auch nur in kleinen Dosen, wie ein Gewürz, an Salate und Gemüsegerichte gibt. Man kann die Blätter, am besten gemischt mit weniger intensiv schmeckenden Kräutern, auch zu Pesto verarbeiten. Getrocknet darf er in gemischten Tees nicht fehlen. Mit Gundermann braut man aber auch Tee zum Gurgeln bei Halsschmerzen, zum Spülen bei Zahnfleischentzündung, und in Milch gekocht löst er Husten.

Achtung!

Verwechseln kann man den Gundermann allenfalls mit dem Kriechenden Günsel (*Ajuga reptans*). Der ist jedoch ebenfalls essbar, außerdem sind seine Blüten eher königsblau als lilablau wie die des Gundermanns, sein Stängel ist kräftiger, die Blätter spitzoval: Bei genauem Hinschauen sollte man die beiden Frühlingsblüher gut unterscheiden können.

Heilanwendung

Gundermannmilch

1 EL frische Gundermannblättchen und -blüten (oder nur Blättchen)
250 ml Milch (mind. 3,5 % Fett)

Die Gundermannblätter grob schneiden und in der Milch aufkochen. Zugedeckt 15 Minuten ziehen lassen, abseihen und schluckweise trinken.

Anwendung:
Bei Husten, Halsentzündung, Magenentzündung, als Kräftigungsmittel täglich bis zu 2 Tassen der warmen Milch trinken. Durch das Milchfett werden auch die ätherischen Öle des Gundermann gebunden und können therapeutisch eingesetzt werden.

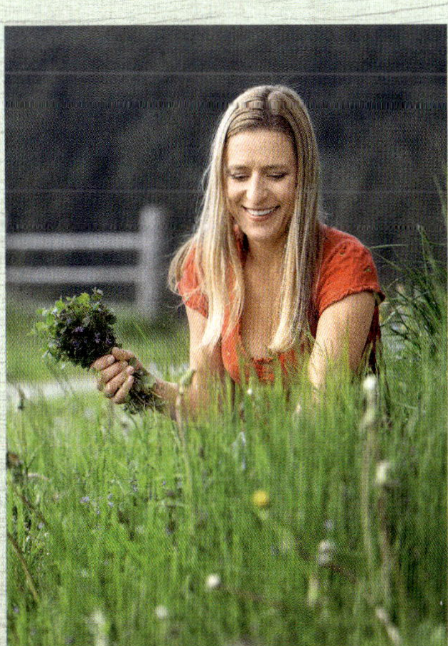

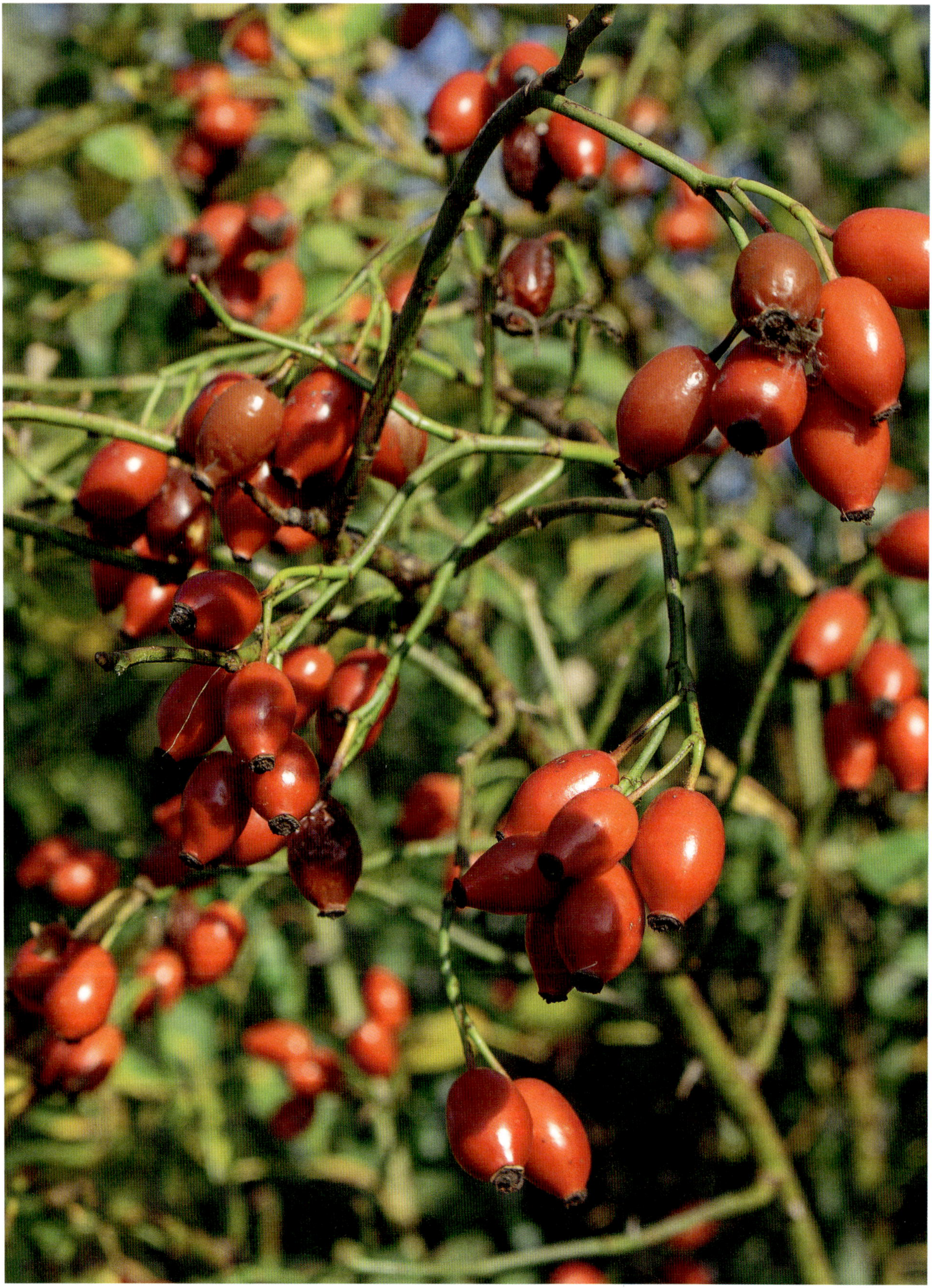

HAGEBUTTE - HUNDSROSE

Hier kommt eine Rekordhalterin! Mit 400 bis 1500 mg Vitamin C je 100 g steht die Hagebutte an der Spitze der Rangliste Vitamin-C-haltiger Lebensmittel und ist somit Erkältungsbekämpferin Nummer eins.

Als Hagebutten bezeichnet man die Früchte verschiedener Rosenarten. Es gibt also keine »Hagenbuttensträucher«, wie vielfach angenommen wird. Praktischerweise sind alle Hagebutten essbar. Man muss also keine Sorge vor Verwechslungen haben. Ich verwende ausschließlich die Hagebutten der wilden Rose, das ist die Hundsrose *(Rosa canina)*, weil sie bei uns an den Waldrändern wächst, wo ich sie bequem pflücken kann.

»Ein Männlein steht im Walde
ganz still und stumm,
Es hat von lauter Purpur
ein Mäntlein um.
Sagt, wer mag das Männlein sein,
Das da steht im Wald allein
Mit dem purpurroten Mäntelein.«

Natürlich sangen wir schon das alte Kinderlied über die Hagebutte, doch für uns war sie damals aus ganz anderen Gründen eine Attraktion. Zum einen pflückten wir die roten Früchte und bastelten aus ihnen zusammen mit Kastanien kleine Männchen. Zum anderen waren wir sehr an den kleinen Kernen im Inneren der Frucht interessiert. Diese eignen sich nämlich hervorragend als natürliches Juckpulver. Die Kerne sind von feinsten Härchen überzogen, die bei Hautkontakt einen argen Juckreiz auslösen. Wir schlichen uns an unser Opfer heran, und während eine von uns vorne ein Ablenkungsmanöver startete, ließ die andere die Kerne heimlich im Nacken des Opfers unter das Shirt rieseln. Dieses natürliche Juckpulver wurde man so schnell nicht mehr los, weil sich die Härchen auch im Stoff verhak-

Hagebutte – Hundsrose

Rosa canina

Erkennungsmerkmale:
bis zu 3 m hoch
Blüten: weiß bis rosa, ungefüllt
Früchte: orange bis rot, 1–5 cm groß, oval
Standort:
sonnige bis halbschattige Waldränder und Weiden
Verwendung:
Tee (frisch oder getrocknet), Likör, Fruchtaufstrich
Sammelzeit:
September–Dezember

ten. Das war so lange lustig, bis ich selbst mal wieder die Gepiesackte war. Wer es nie erlebt hat, dem sei gesagt: Es ist schlimm! Man weiß gar nicht, wo man sich zuerst kratzen soll. Als vernünftige Erwachsene habe ich mich heute von solchen Aktionen natürlich längst verabschiedet. Auch wenn es hie und da Kandidaten gibt, denen man das Juckpulver nur allzu gern ins Hemd stecken würde.

Vitamin-Booster

Stattdessen schätze ich die Hagebutte als Vitamin-Booster, oder ich verwende sie für herbstliche Tischdekorationen. In Kombination mit bunten Herbstblättern kann man eine Tafel wunderschön verzieren – und die Hagebutten hinterher noch verarbeiten.

Tipp

So wirken Hagebutten

3 Heilwirkungen:
entzündungshemmend
immunsystemstärkend
leicht harntreibend

3 Anwendungsgebiete:
Erkältung
Immunschwäche
Nieren- und Blasenerkrankungen

3 Inhaltsstoffe:
viel Vitamin C
Vanillin (Kerne)
Vitamin-B-Komplex

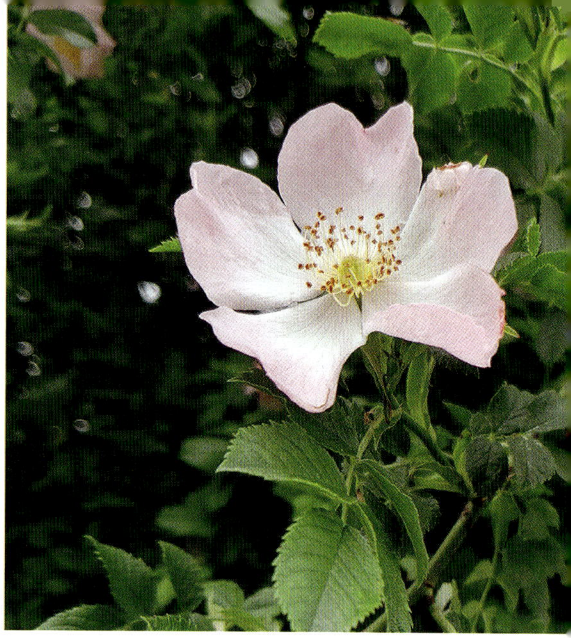

Die besten Hagebutten bringt die wilde Hundsrose hervor, *Rosa canina*, die gern in Hecken wächst.

Mit Hagebutten gesund durch den Winter

Wilde Rosen wachsen bevorzugt an sonnigen bis halbschattigen Waldrändern und Weiden. Ihre roten Früchte sind im Herbst nicht zu übersehen. Wenn man sich trotzdem nicht sicher ist, sollte man eine Frucht einfach durchschneiden. Sieht man im Inneren die schon beschriebenen haarigen Kerne, dann liegt man richtig.
Ernten kann man die reife, rote Hagebutte von September an und bis oftmals in den Dezember hinein. Man sollte darauf achten, dass die Früchte noch fest und nicht matschig sind. Mit der Zeit werden die Früchte weich, dann eignen sie sich nicht zur Weiterverarbeitung. Aber pur essen kann man sie dann immer noch. Einfach das weiche Fruchtmus aus der Frucht herausquetschen (aufpassen, dass keine juckenden Kerne und Härchen dabei sind) und genießen. Vitamine direkt aus der Natur!
Ich trockne die Früchte und verwende sie, um einen Tee herzustellen, oder gebe eine Handvoll Früchte, die ich vorher anritze, in

Achtung!

Die Hagebuttenkerne sind von kleinen Härchen überzogen, die Juckreiz auslösen. Deshalb das Fruchtmus durch ein Sieb streichen. Den aus Kernen zubereiteten Tee vor dem Genuss durch ein feines Sieb abseihen.

meinen 21-Kräuter-Likör-Ansatz.
Die Hagebutte hat mehr als zehnmal so viel Vitamin C wie beispielsweise eine Zitrone. Wenn man die meisten Vitamine der Hagebutten erhalten möchte, dann entfernt man Stiel und Kerne sorgfältig und nascht sie einfach roh! Mit selbst gemachtem Hagebuttenmark kann man gesund über den Winter kommen. Es schmeckt herrlich herb-süß-sauer – pur, unters Müsli oder in Joghurt gemischt, zu Marmelade weiterverarbeitet oder als Beigabe zu herzhaften Gerichten. Die Kerne braucht man nicht wegzuwerfen, denn daraus lässt sich ein aromatischer Tee bereiten, der ein leichtes Vanillearoma hat und gegen Rheuma und Gicht hilft.

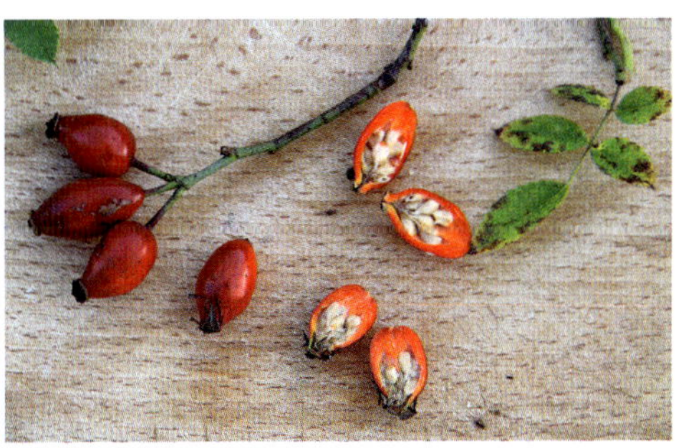

Das Innere der Hagebutten, Kerne und Härchen, muss vor dem Verzehr entfernt werden.

Heilanwendung

Hagebuttenmark

1 kg Hagebutten
500 ml Wasser

Die Hagebutten waschen, Stiel- und Blütenansatz entfernen, die Früchte halbieren und mit dem Wasser in einen großen Topf geben. Aufkochen lassen und bei schwacher Hitze 30–60 Minuten zu einem dicken Brei kochen. Immer wieder umrühren.

Die Masse durch ein feines Sieb passieren. Nochmals aufkochen und in sterilisierte Schraubgläser füllen. Die Gläser sofort verschließen.

Für einen Fruchtaufstrich aufs Brot kann man das Mark nach Belieben mit Honig, Agavendicksaft oder Zucker süßen.

Anwendung:
Der regelmäßige Verzehr stärkt das Immunsystem in der Erkältungszeit, hilft bei Harnwegs- und Darmerkrankungen, mindert Entzündungen.

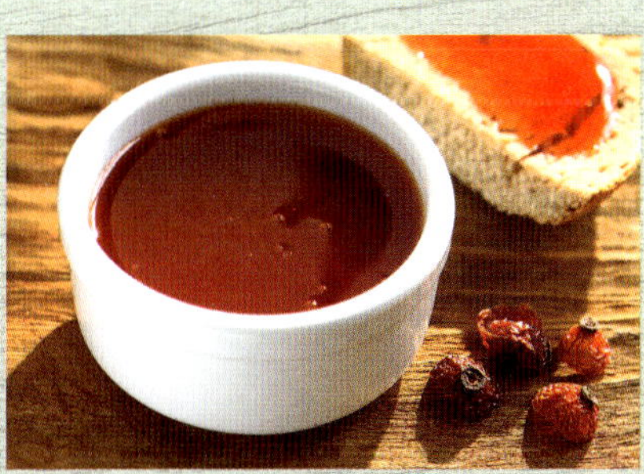

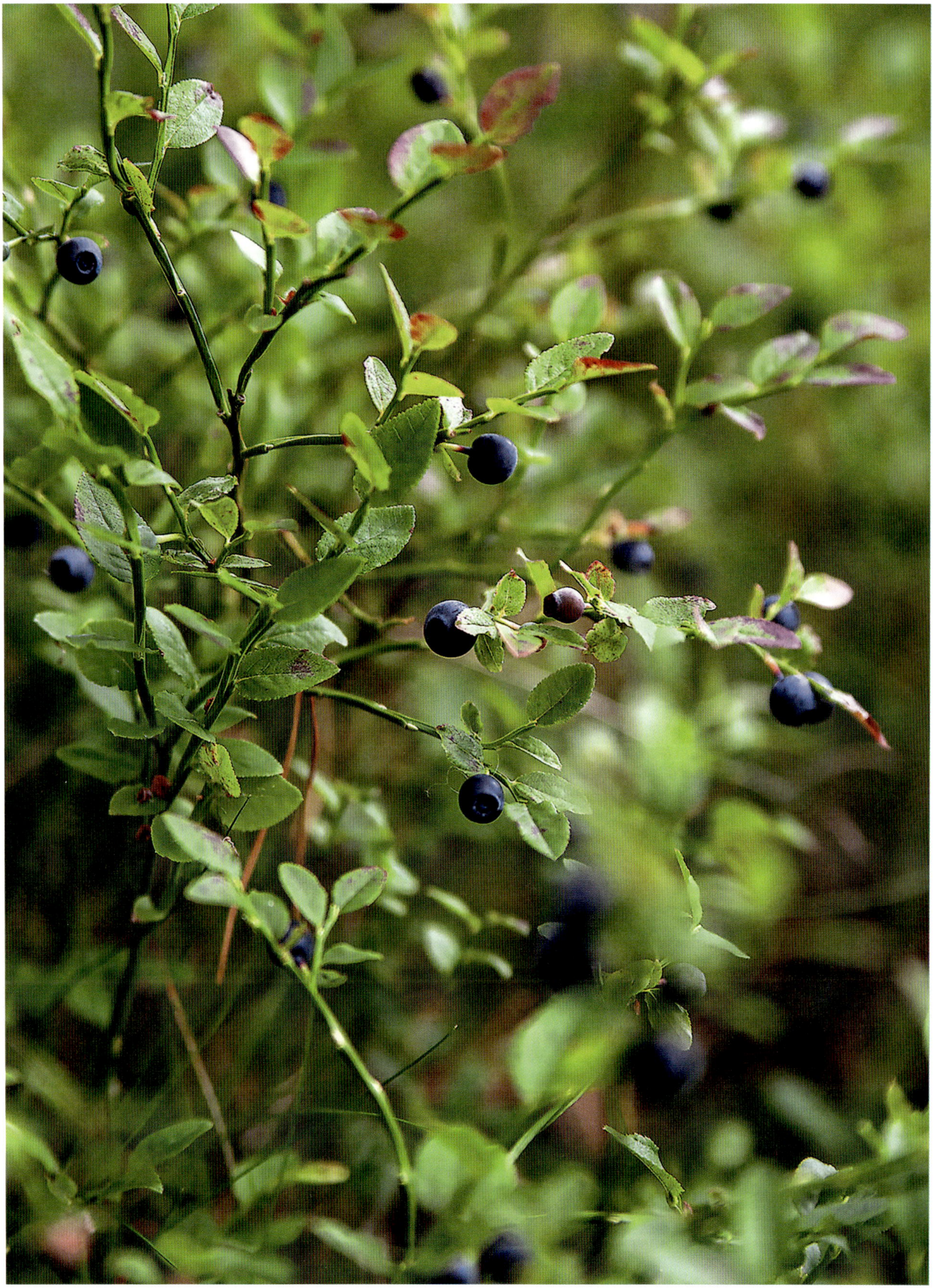

HEIDELBEERE

Die Beeren meiner Kindheit! Köstlich frisch vom Strauch genascht, im Kompott zu Omas Hefeklößen, im Kuchen – und gesund sind sie auch.

Hefeklöß und Heidelbeeren – dieses Gericht ruft bei mir sofort die wärmsten Kindheitserinnerungen wach. Wenn meine Geschwister, Cousinen, Cousins und ich uns bei unserer Oma Erna etwas zu essen wünschen durften, dann gab es nie eine Diskussion. Denn wir wollten eigentlich immer das Gleiche: Hefeklöße und Heidelbeeren. Und da wir genau wussten, dass unsere Oma nur dann diese kulinarische Köstlichkeit auf den Tisch bringen konnte, wenn auch ausreichend viel Heidelbeerkompott im Haus war, saßen wir, ohne zu murren, oft stundenlang im Wald, um die kleinen Beeren zu pflücken. Eltern, Tanten, Onkel kamen auch gerne mit. Genascht wurde dabei natürlich auch ständig, heimlich – aber was heißt schon heimlich, wenn unsere blau gefärbten Münder uns verrieten. Es bedurfte schon einer großen Menge Disziplin, den Eimer und nicht den Mund zu füllen.

Wer pflückt schneller?

Ein regelrechter Wettkampf herrschte zwischen uns: Wer war am eifrigsten bei der Ernte im Wald? Wer sammelte die meisten Heidelbeeren? Als das elfte und jüngste Enkelkind meiner Oma schaffte ich es nie auf die vorderen Ränge. Meine Tante Erika war hingegen meistens die Heidelbeer-Pflück-Königin unserer Familie. So schnell und effizient wie sie war niemand sonst. Wir fragten uns immer, wie sie das wohl machte? Während ich gerade mal mein kleines Mini-Eimerchen voll hatte, präsentierte sie voller Stolz zwei große 10-Liter-Eimer, randvoll gefüllt.

Heidelbeere

Vaccinium myrtillus

Erkennungsmerkmale:
bis 50 cm hohe Kleinsträucher
Beeren: im reifen Zustand dunkelblau durchgefärbt
Blätter: hellgrün, hart und ledrig, spitzeiförmig, Ränder fein gesägt
Stängel: auch im Winter grün
Standort:
halbschattige bis sonnige Waldlichtungen, Moore, Gebirgshänge
Verwendung:
frisch oder getrocknet, eingekocht als Marmelade oder Saft
Sammelzeit:
Juli–August

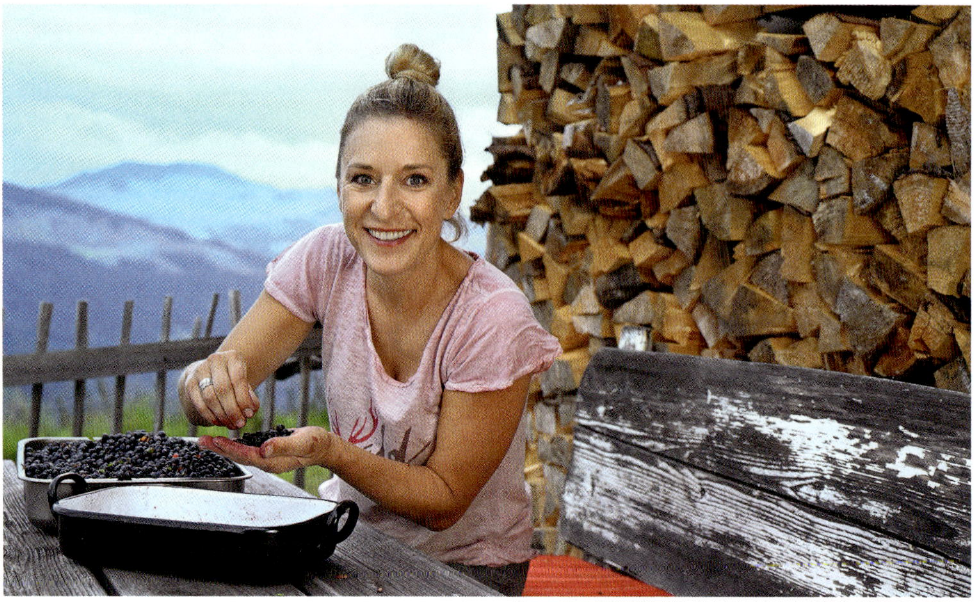

Mit Heidelbeeren bin ich groß geworden – das gemeinsame Pflücken liebe ich bis heute.

Tipp

So wirkt die Heidelbeere

3 Heilwirkungen:
antientzündlich
antibakteriell
augenstärkend

3 Anwendungsgebiete:
frische Beeren: Verstopfung
getrocknete Beeren: Durchfall
Blätter: Harnwegsinfektionen

3 Inhaltsstoffe:
Gerbstoffe
Vitamine C, A und E
Flavonoide

Hatten wir genug gesammelt, liefen wir glücklich nach Hause, um unsere Beute bei der Großmutter abzuliefern. Und wir freuten uns auf alles, was damit nun hergestellt wurde: Marmelade und Kuchen, Saft und natürlich das Heidelbeerkompott, das wir ja als Beigabe zu den Hefeklößen unbedingt brauchten.

Auf der Alm und im Wald

In Mooren und Wäldern auf sauren Böden wächst die Heidelbeere am liebsten – aber nicht nur: Auf Almen und in mittleren Lagen des Gebirges, gemeinsam mit Preiselbeeren und Alpenrosen, findet man häufig große Heidelbeerbestände, und dort sind die Beeren besonders süß und saftig.
Frisch genossen wirken die Beeren leicht abführend. Wenn man sie trocknet, hat man jederzeit ein sanftes und natürliches Erste-Hilfe-Mittel gegen Durchfall zur Hand.

Achtung!

Man kann die Heidelbeere mit der Rauschbeere *(Vaccinium uliginosum)* verwechseln. Diese hat holzige, braune Zweige, die Blätter sind blaugrau bis grün und bereift, die Beeren sind innen weiß und nicht färbend. Sie ist, wie der Name schon sagt, »berauschend« und kann beim Verzehr größerer Mengen Halluzinationen, Kopfschmerzen und Erbrechen hervorrufen. Sie wächst vorwiegen in den Alpen und anderen Gebirgen.
Die im Supermarkt angebotenen Kulturheidelbeeren, außen blau und innen grün, enthalten nicht annähernd so viele gesunde Inhaltsstoffe wie die wild wachsenden, die durchgefärbt sind. Denn die wertvollen Flavonoide sind die dunklen Farbstoffe in den Beeren.

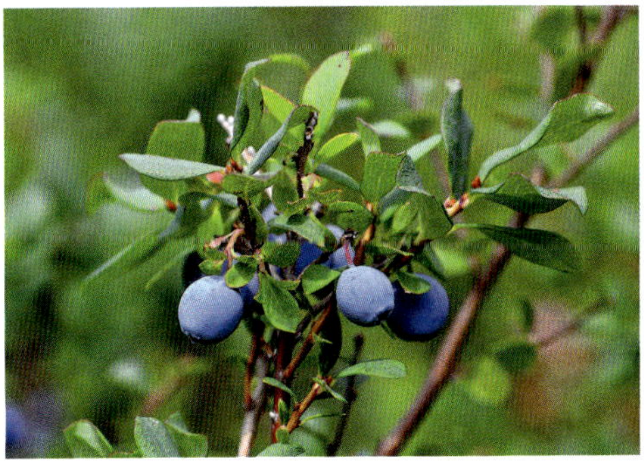

Die Rauschbeere ähnelt der Heidelbeere. Sie kann in größeren Mengen Beschwerden verursachen.

Heilanwendung

Getrocknete Heidelbeeren

Heidelbeeren verlesen, nur wenn nötig waschen.

Im Backofen:
Die Beeren auf einem mit Backpapier ausgelegten Backblech verteilen und im Backofen bei 50 °C (Umluft) 8–10 Stunden trocknen. Dabei einen Holzlöffel in die Backofentür klemmen, damit die Feuchtigkeit entweichen kann. Nach 8 Stunden eine Beere anschneiden. Ist diese innen trocken, kann man die Beeren aus dem Ofen nehmen.

Im Dörrautomaten:
Die Beeren auf das Dörrgitter des Dörrautomaten legen und diesen auf 60 °C einstellen. Die Heidelbeeren 12–14 Stunden trocknen lassen. Nach 12 Stunden eine Beere anschneiden. Wenn diese ganz trocken ist, ist der Dörrvorgang beendet.

Anwendung:
Gegen (leichten) Durchfall und Verdauungsbeschwerden: Erwachsene: 2 EL getrocknete Heidelbeeren über den Tag hinweg kauen. Oder als Tee: Beeren mit 250 ml Wasser aufkochen, 5 Minuten kochen lassen, zugedeckt 10 Minuten ziehen lassen und Beeren samt Tee zu sich nehmen. Kinder: 1 EL getrocknete Heidelbeeren pro Tag. Säuglingen kann man den Tee (lauwarm!) im Fläschchen geben.

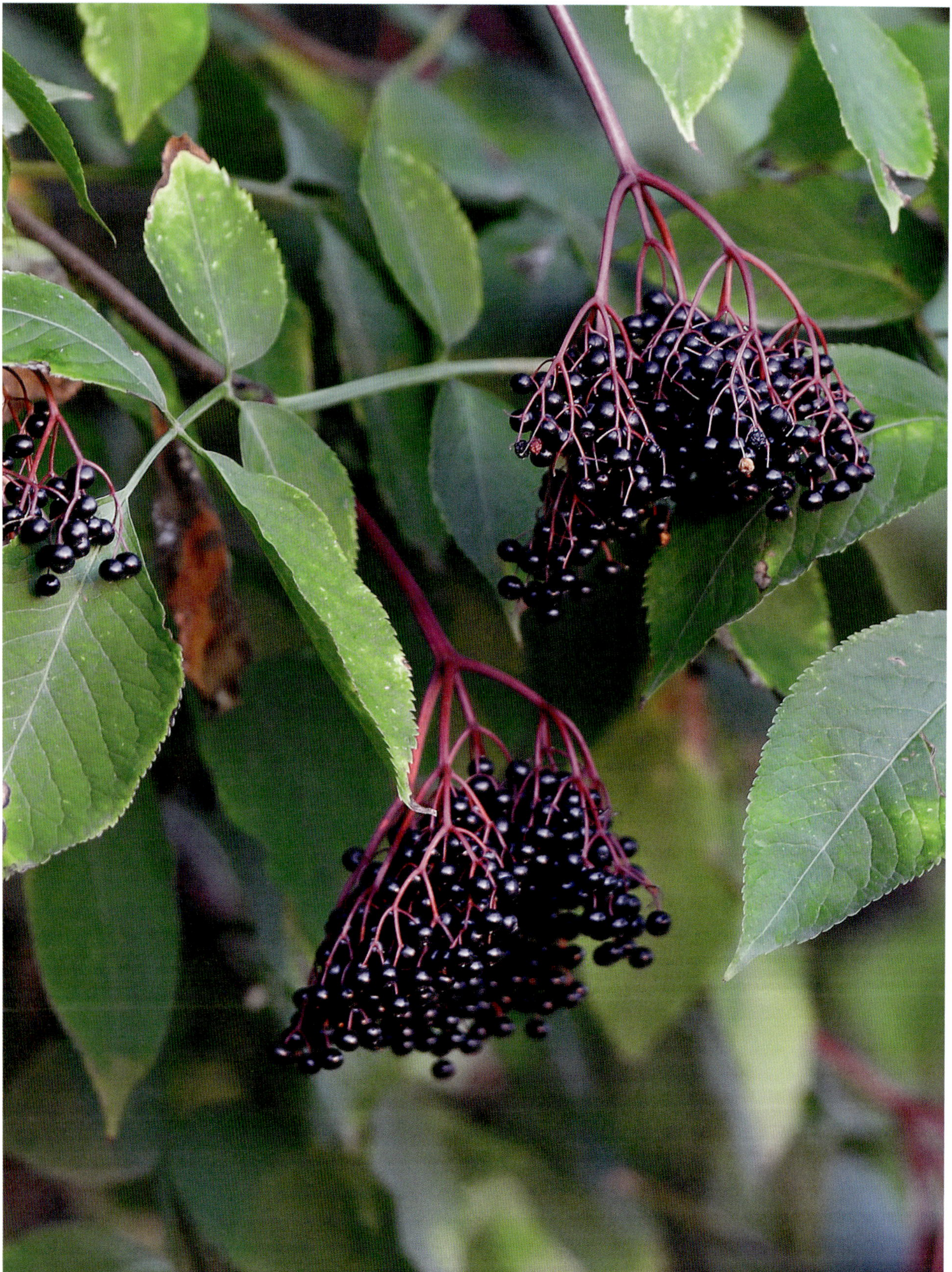

HOLUNDER

Schon die heidnische Göttin Holda war sich sicher: Der Holunder ist ein Zauberkraut, das heilt und schützt – und mir wahnsinnig gut schmeckt!

»Vor der Hollerstaude zieht man den Hut!«, sagt mein alter Kräuterfreund Fritz Irlacher immer. Mit »Holler« meint er den Holunder, so heißt der nämlich bei uns in Bayern. Warum man vor der Hollerstaude den Hut ziehen sollte, erklärt Fritz gerne auf einer seiner Kräuterwanderungen durch das Achental im Chiemgau. Er war viele Jahre Bürgermeister der Gemeinde Schleching und hat dort für die Natur und deren Schutz und Erhalt jede Menge bewirkt. Ganz wichtig ist ihm, den Menschen die Schönheit der Natur näherzubringen. So ließ er beispielsweise einen Kräuterweg anlegen, an dem unzählige Wildkräuter wachsen.

Holler heißt der Holunder nicht überall. Andernorts spricht man vom Elderbaum und vom Fliederbaum. Doch überall wurde er als verehrenswerte Heil- und Zauberpflanze betrachtet. Um kaum eine Pflanze ranken sich so viele Sagen und Mythen wie um den Holunderstrauch. Man sagt, dass er von der germanischen Göttin Holda zu ihrem Lieblingsbaum auserkoren wurde und dass er Haus, Hof, Mensch und Tier beschütze. Früher war es sogar verboten, einen Holunderbusch zu fällen, denn das hätte den Hof und seine Bewohner in großes Unglück gestürzt. Als Frau Holle taucht die Göttin im Märchen wieder auf. Auch sie bestraft die Bösen und belohnt die Guten. Manche sagen, sie wohne tief unter dem Hollerbaum.

Schwarzer Holunder

Sambucus nigra

Erkennungsmerkmale:
3–7 m hoch
Blätter: 5- bis 7-zählig, unpaarig gefiedert, länglich zugespitzt
Blüten: weiße, stark duftende Dolden mit hellgelbem Blütenstaub
Beeren: in Dolden hängend
Standort:
Waldränder, Gärten, an Schuppen und Hausmauern
Verwendung:
Blüten: frisch oder getrocknet als Tee, für Desserts
Beeren: Saft, Sirup, Likör (nicht roh!)
Sammelzeit:
Blüten: Mai–Anfang Juli
Beeren: August–September

Vielleicht auch deshalb gehörte es sich früher in Bayern, den Busch um Verzeihung zu bitten, wenn man Hand an ihn legen und ihn beschneiden musste. Unter den Zweigen des Holunders soll man angeblich vor Schlangenbissen und Mückenstichen geschützt sein.

In der Nähe der Menschen

Man findet den Holunder an Waldrändern und in Gärten. Oft wächst er an Scheunen, an Stall- oder Hausmauern – er scheint die Nähe der Menschen zu suchen. Man erkennt ihn an den weißen Blütendolden im Frühsommer und im Herbst an den schwarzen Beeren.
Als ich klein war, durfte ich mit meiner Mutter immer im Herbst an unserem Holunderbusch die Beeren ernten. Meine Mutter hat mir früh beigebracht, dass man die schwarzen Beeren keinesfalls roh naschen darf, denn ungekocht sind sie giftig. Das musste Lanny schmerzlich am eigenen Leib erfahren, denn er hat die Beeren als Kind mal roh gegessen und bekam fürchterliches Bauchweh. »Selbst der schlimmste Kater meines Lebens war nichts gegen das, was ich nach dem Holunderbeerverzehr erleiden musste«, erinnert er sich.

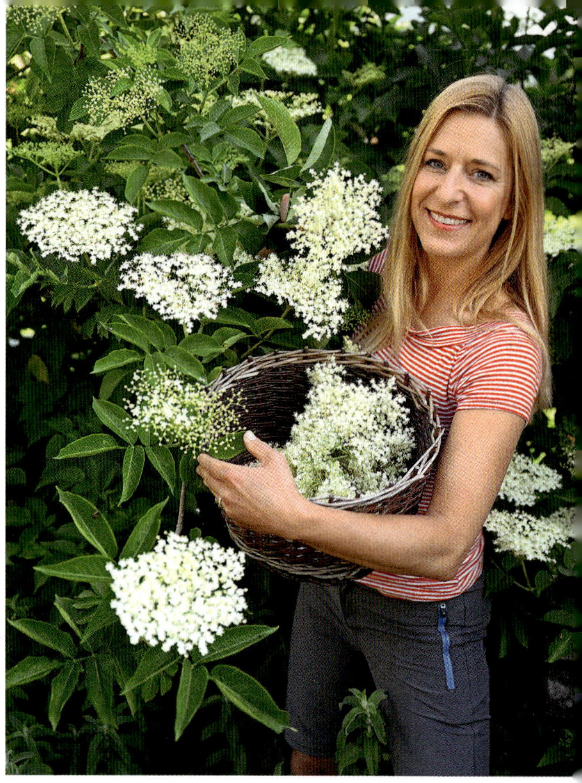

Holunderblüten ernte ich in großen Mengen: für Sirup, Holunderküchlein und für Tee.

Tipp

So wirkt der Holunder

3 Heilwirkungen:
entzündungshemmend
schweißtreibend
schleimlösend

3 Anwendungsgebiete:
Erkältungskrankheiten
Fieber
Rheuma

3 Inhaltsstoffe:
ätherische Öle
Flavonoide
Gerbstoffe

Blüten und Beeren verwerten

Aus den Beeren kochte meine Mutter einen feinen Holundersaft, der dann bei Fieber und Erkältungskrankheiten zu einer schmackhaften Holunderbeerensuppe verarbeitet wurde. Ich habe die Suppe geliebt, und am meisten habe ich mich auf den Zwieback gefreut, den es dazu gab.

Achtung!

Roh sind die Beeren giftig, vor Verzehr mindestens 20 Minuten kochen.
Man kann den Schwarzen Holunder mit dem giftigen Zwergholunder, dem Attich, verwechseln. Die Unterschiede: Der Attich wird nicht so hoch (max. 2 m). Sein Geruch ist sehr unangenehm, die Blütendolden weiß bis rötlich, seine Beerendolden stehen aufrecht, während die des Schwarzen Holunders nach unten hängen.

Auch ich ziehe vor dem Holunder meinen Hut. Was man alles mit ihm anstellen kann, fasziniert mich immer wieder aufs Neue. Blüten und Beeren schmecken in vielen Gerichten köstlich, gleichzeitig setzt man ihn für innerliche und äußerliche Heilanwendungen ein. So ist der Holunder ein echter Vitamin-C-Booster (18 mg pro 100 g Beeren), er enthält ätherische Öle und Gerbstoffe. Besonders wertvoll für die Gesundheit sind die in den Beeren enthaltenen Farbstoffe, die Anthocyane. Neben den Beeren sollte man auch die Blüten pflücken und verwenden. Der Holunder blüht ab Mai bis Juni, bei uns in den Bergen sogar teilweise bis Ende Juli. Die Blüten kommen in meinen Kräutertee, oder ich backe sie zu »Hollerdatschn« heraus – das sind in Teig getunkte und frittierte Holunderblüten.
Die Beeren verarbeite ich wie früher meine Mama zu Saft, der pur oder als Zusatz beispielsweise in Glühwein ein wunderbares Getränk ist egal, ob heiß oder kalt.

Heilanwendung

Holundersaft gegen Erkältung

Holundersaft
(gekauft oder selbst gemacht, Seite 183)

Anwendung:
In der Erkältungszeit vorbeugend oder auch wenn die Erkältung schon da ist, täglich 1 Schnapsglas Holundersaft trinken.

Für ein wärmendes Getränk 1 Tasse Wasser oder Apfelsaft erhitzen und den Holundersaft dazugeben. Nach Belieben mit Honig süßen.

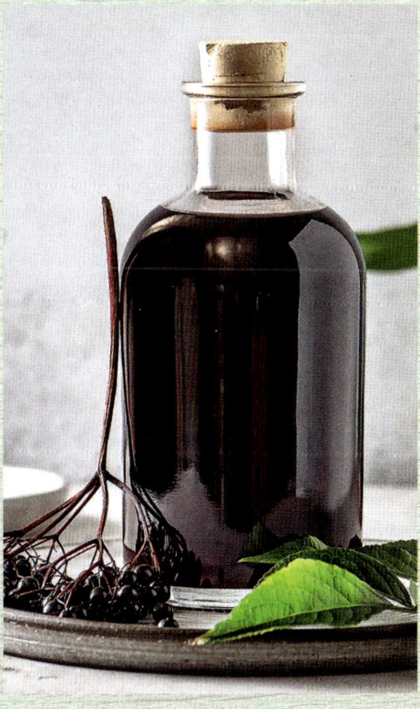

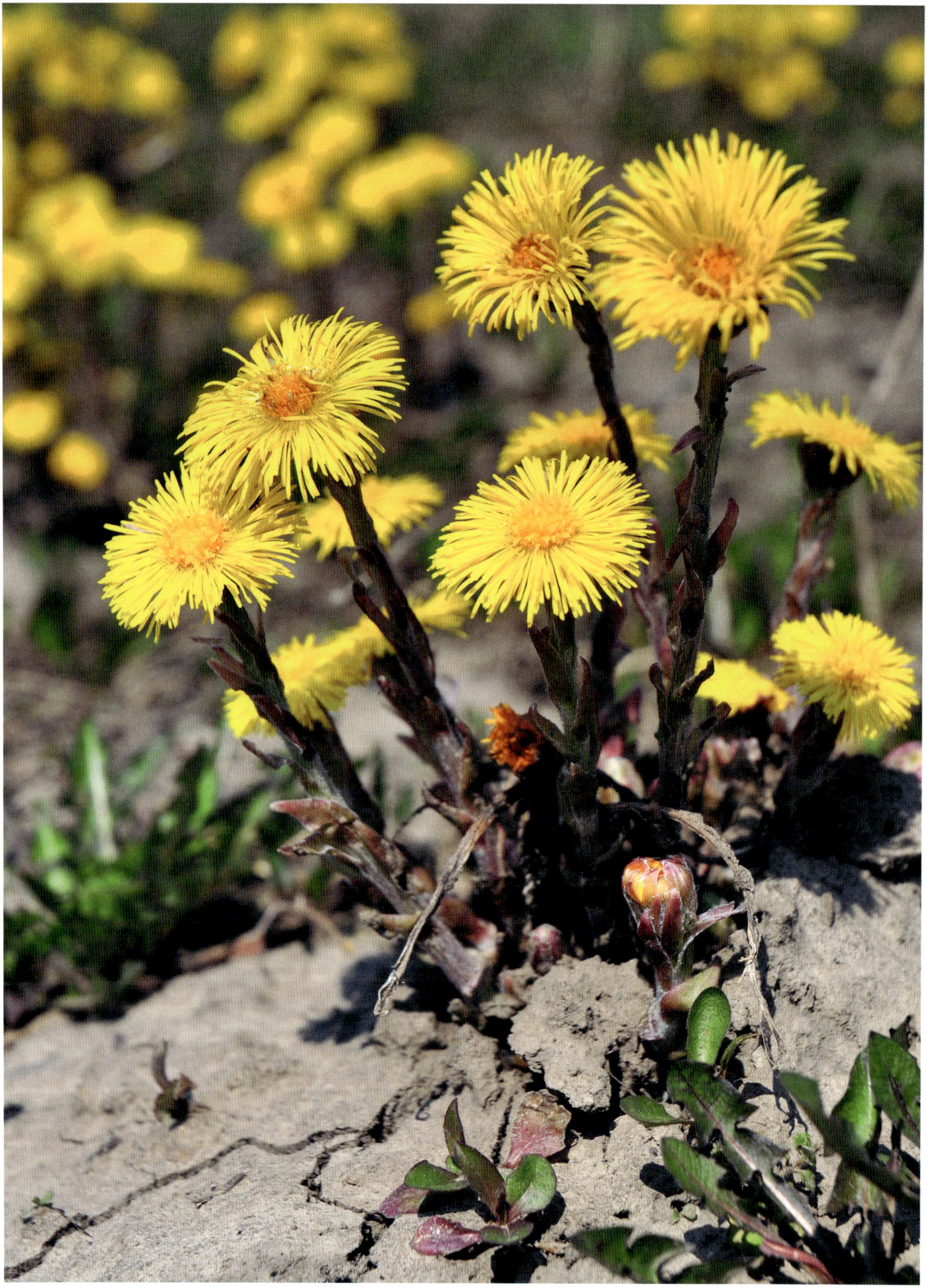

HUFLATTICH

Die gelben Sonnen der Huflattichblüten läuten für mich den Frühling ein! Seit meiner Kindheit verbinde ich den Tee daraus mit Omas Fürsorge.

Meine Großmutter Erna hatte immer ein großes Glas voll mit getrockneten Huflattichblüten daheim. Ich weiß noch ganz genau, wo das Glas stand und wie es aussah. Ganz rechts oben in ihrem Küchenschrank befand sich ein altes Instantkaffee-Schraubglas. Das Etikett hatte sie fein säuberlich abgelöst, sodass die Blüten herrlich gelb durch das Glas leuchteten. Allein der Anblick der sonnigen Blüten war eine Freude. Sobald eines ihrer elf Enkelkinder auch nur das kleinste Anzeichen von Husten bekam, brühte Omi einen Huflattichtee auf.
Das ist wohl die älteste Heilanzeige für den Huflattich: Nicht umsonst lautet sein botanischer Name *Tussilago farfara*. Darin steckt das lateinische Wort »tussis« für Husten und »agere« für (weg)machen. Woher der lustige Namenszusatz »farfara« kommt, ist übrigens bis heute nicht eindeutig geklärt. Schon die alten Römer nannten den Huflattich so.

Huflattich im Steinbruch

Am wohlsten fühlt sich der Huflattich an trockenen und steinigen Standorten. Bis zu meinem 13. Lebensjahr wohnten wir in einem alten Haus in der Nähe von Oelsnitz im Vogtland. Nur ein paar Hundert Meter entfernt befand sich ein Steinbruch – ein Paradies für Huflattich. Yvonne, eine meiner Freundinnen aus dem Dorf, wohnte direkt am Steinbruch. Wenn ich sie im Frühjahr besuchen wollte, sagte meine Mutter oft:

Huflattich

Tussilago farfara

Erkennungsmerkmale:
Blüte: gelb, nach der Blüte »Schirmflieger« (wie beim Löwenzahn)
Blätter: 10–20 cm Durchmesser, herz- oder hufförmig, Rand grob ausgebuchtet und fein gezahnt, Unterseite weißfilzig
Standort:
trocken-warme Standorte, Dämme, Steinbrüche, Geröll, Schuttplätze, im Gebirge bis etwa 2300 m
Verwendung:
Blüten: Tee, Hustensaft
Blätter: als Tee
Sammelzeit:
Blüten: Februar–April
Blätter: Mai–Juni

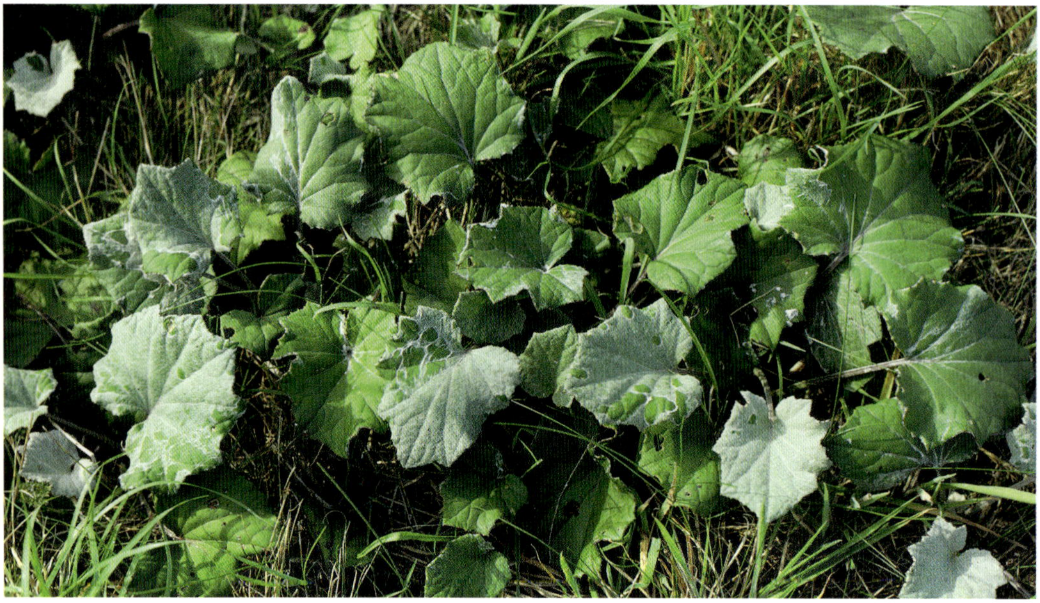

Huflattichblätter haben ihren Namen von ihrer Form, die dem Abdruck eines Pferdehufs ähnelt.

Tipp

So wirkt der Huflattich

3 Heilwirkungen:
antibakteriell
entzündungshemmend
schleimlösend

3 Anwendungsgebiete:
Reizhusten
Verdauungsprobleme
schlecht heilende Wunden

3 Inhaltsstoffe:
Schleimstoffe
ätherische Öle
Gerbstoffe

»Nimm gleich mal einen Beutel mit. Falls es Huflattichblüten gibt, kannst du ein paar mitbringen.« Also zogen wir in Richtung Steinbruch und sammelten zwischen Steinen und Hügeln munter drauflos, bis wir genug hatten – und in kürzester Zeit war unser Jahresvorrat für den Hustentee gesichert!

Erst die Blüten, dann die Blätter

Auch heute noch sind Huflattichblüten die erste Zutat, die ich im Frühjahr für meinen Tee und den 21-Kräuter-Likör sammle. Oft spitzen die gelben Blüten schon aus dem letzten Schnee hervor. Im Februar, spätestens März stehen sie in voller Blüte. Für mich sind sie die frühen Zeichen des Neubeginns nach der kalten Jahreszeit.
Die markanten Blätter des Huflattichs haben ihm zu seinem deutschen Namen verholfen: Sie erinnern mit etwas Fantasie an einen

Hufabdruck. Erst wenn die Blüten schon verblüht sind, erscheinen die bis zu handtellergroßen Blätter, etwa im Mai und Juni. Auch sie kann man sammeln und für den Hustentee verwenden, sie aber auch auf Schwellungen und schlecht heilende Wunden auflegen. Früher hat man sie über Nacht auf »offene Beine« gebunden.

Alles in Maßen!

In den letzten Jahrzehnten ist der Huflattich in Verruf geraten, denn man hat herausgefunden, dass er giftige Pyrrolizidinalkaloide enthält, die in hoher Dosis die Leber schädigen können. Neueste Untersuchungen ergaben jedoch, dass sich die geringen Mengen im Tee nicht negativ auf die Leber auswirken. Hier gilt wieder einmal die Devise: Alles in Maßen genießen! Wer auf Nummer sicher gehen will, kann in der Apotheke Präparate und Trockenware aus Huflattich kaufen, der durch Züchtung kaum mehr Alkaloide enthält.

Achtung!

Große Ähnlichkeit mit den Huflattichblättern haben die Blätter der Pestwurz *(Petasides hybridus)*, die jedoch im Allgemeinen größer sind und dickere Stiele haben. Sie sind ebenfalls genießbar und wurden als Heilkraut eingesetzt. Huflattich sollte aufgrund der enthaltenen Pyrrolizidinalkaloide nur in geringen Mengen konsumiert werden.

Heilanwendung

Huflattich-Fußbad

- 30 Huflattichblätter

- Die Blätter waschen, grob schneiden, in eine große Schüssel oder eine Fußbadewanne geben und mit 1 l kochendem Wasser überbrühen. 10 Minuten zugedeckt ziehen lassen.

- So viel kaltes Wasser auffüllen, dass die Temperatur angenehm ist. Die Füße 20 Minuten darin baden.

Anwendung:
Hilft bei geschwollenen Füßen. Bei schlecht heilenden Wunden, etwa auch bei Ulcus cruris (»offene Beine«), kann man ein Leinenläppchen mit dem Sud tränken und als Umschlag auflegen.

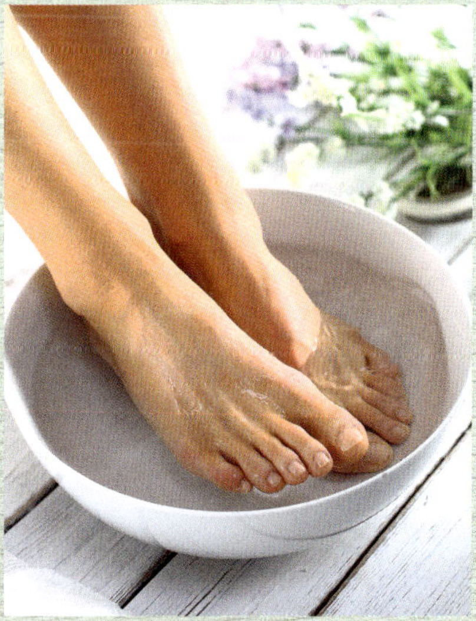

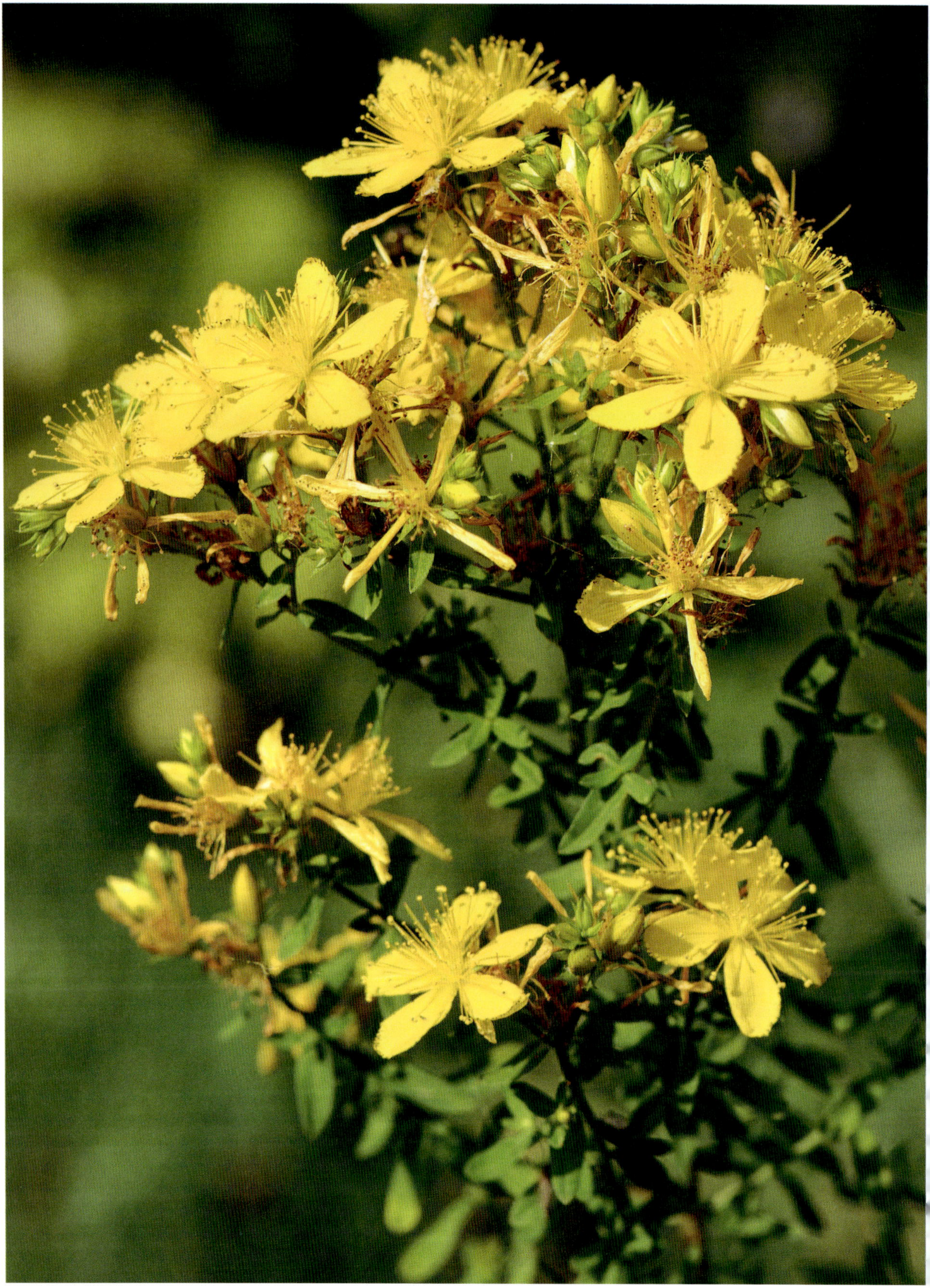

JOHANNISKRAUT

Beruhigend und wundheilend ist das Johanniskraut, und sein blutroter Saft hat die menschliche Fantasie seit jeher beflügelt. Kein Wunder, dass sich viel Zauberglaube um das Kräutlein rankt.

Schon die Heilkundigen der Antike, allen voran Dioskurides, Plinius, Galen, preisen das Johanniskraut als wichtige Heilpflanze. Im 16. Jahrhundert bezeichnete Paracelsus es gar als »bestes Wundheilmittel«. Ungebrochen ist seither die Tradition der Anwendung von Johanniskraut, ja, sie hat sogar zugenommen, nachdem auch moderne Untersuchungsmethoden die Wirksamkeit der Kräuterarznei nachgewiesen haben. Maria Treben schreibt, dass man das Johanniskraut früher »Christi Wunderkraut« nannte. Der rote Saft, der aus der Blüte austritt, wenn man sie zwischen den Fingern zerreibt, sei als »Blut Christi« bezeichnet worden. Das geht auf die Sage zurück, dass die Pflanze unter dem Kreuz Christi blühte und Christi Blut auf sie getropft sei. Sein Lieblingsjünger Johannes habe die Pflanze gesammelt, um sie allen Gläubigen zum Heil zu bewahren.

Heilkräftiges Rotöl

Tatsächlich enthalten Blüten und Blätter des Johanniskrauts rötliches Öl, das heilsame Rotöl, und zwar in den Öldrüsen, die man als Tüpfel auf den Blütenblättern sehen kann, wenn man sie gegen das Licht hält. »Tüpfeljohanniskraut« oder »Tüpfelhartheu« heißt die Pflanze deshalb auch. »Hartheu« deshalb, weil ihre Stängel auch in trockenem Zustand so hart sind, dass die Tiere sie im Heu verschmähen. Wer das Johanniskraut zu Heilzwecken verwendet, zupft deshalb auch nur Blüten und Blätter ab.

Weil das Kraut um den Johannistag, das ist der 24. Juni, herum blüht, hat man es nach dem Heiligen benannt. Die Kräuterkundige

Johanniskraut

Hypericum perforatum

Erkennungsmerkmale:
20 100 cm hoch
Blüten: ca. 1 cm Durchmesser, goldgelb, 5 Blütenblätter, beim Zerreiben tritt roter Saft aus
Stängel: hart, mehrfach verzweigt
Standort:
Wegränder, Wiesen, Waldlichtungen
Verwendung:
Tee, Ölansatz, Fertigpräparate
Sammelzeit:
Ganzes Kraut in der Blütezeit:
Juni–August

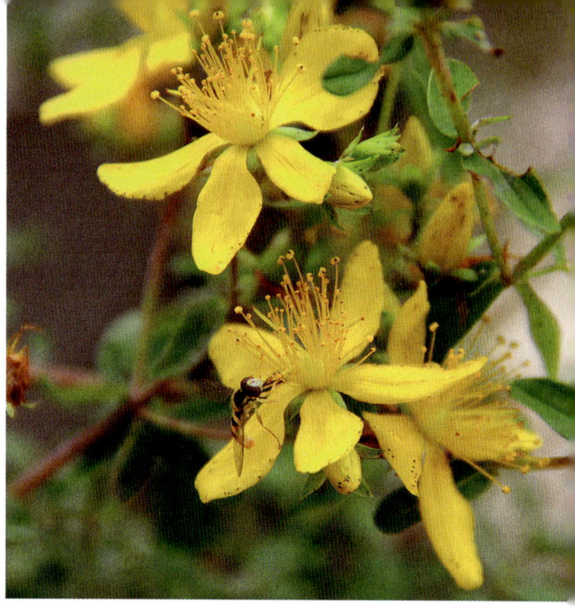

In den dunklen Punkten auf den Blütenblättern des Johanniskrauts befindet sich das wertvolle Rotöl.

Eva Aschenbrenner besteht darauf, dass man das Johanniskraut auch erst ab Johanni ernten soll, und nur sechs Wochen lang. Am Johannistag vor Sonnenaufgang gesammelt, sei das Johanniskraut mit echter Zauberkraft aufgeladen, hieß es früher. Noch Mitte des 20. Jahrhunderts hat man in Berchtesgaden einen Kranz aus Margeriten, Johanniskraut und Klee unter das Kopfkissen gelegt als Heilmittel gegen allerlei Krankheiten, berichtet der Volkskundler Rudolf Kriss. Am Johannisabend wurde ein Sträußchen der drei Kräuter »in die Ringschrauben der Fensterstöcke gesteckt, um der Gefahr des Blitzschlages vorzubeugen«. Diese blitzabwehrende Wirkung ist auch Inhalt der bekannten Sage, dass, als einige Feldarbeiter während eines heftigen Gewitters in Panik gerieten, eine Stimme aus den Wolken dröhnte: »Ist denn keine einzige Frau, die da weiß von Hartenau?« Als dann Johanniskraut gesammelt wurde, legte sich der Sturm.

Der Kräuterpfarrer Hermann Wagner widmete in seinem Buch »Gegen jede Krankheit ist ein Kraut gewachsen« dem Johanniskraut sogar ein Verslein:

»Johanniskraut am Waldesrand,
dich pflücket gern der Frauen Hand.
Du heilest nicht nur alle Wunden,
du lässt auch ihren Leib gesunden.«

Gute Laune – guter Schlaf

Johanniskrautextrakt ist auch in vielen Medikamenten enthalten, denn es stärkt die Psyche und wirkt stimmungsaufhellend. Der Tee, den man aus Johanniskraut bereitet, ist schmackhaft und ein wahrer Gute-Laune-Tee. Wenn ich mal einen kleinen Blues habe, dann bringt er mich schnell wieder in Schwung. Gleichzeitig hat dieses Kraut beruhigende Wirkung. Meine Mutter schick-

Tipp

So wirkt das Johanniskraut

3 Heilwirkungen:
beruhigend
krampflösend
schmerzstillend

3 Anwendungsgebiete:
depressive Verstimmungen
Schlaflosigkeit
Wundheilung

3 Inhaltsstoffe:
Flavonoide
Bitterstoffe
ätherische Öle

Achtung!

Man könnte das Johanniskraut mit dem etwa gleichzeitig blühenden Gilbweiderich *(Lysimachia vulgaris)* verwechseln. Dessen Blüten verfärben sich aber nicht rot beim Zerreiben. Die Pflanze ist nicht giftig, weshalb eine Verwechslung nicht gefährlich wäre.
Johanniskraut steigert die Lichtempfindlichkeit, daher nach der Verwendung des Rotöls von Solariumbesuchen und Sonnenbädern absehen, da die Sonnenbrandgefahr erhöht sein könnte.

te mich, damals im Vogtland, so manches Mal los, um die gelb blühende Pflanze zu sammeln, wenn sie Schlafprobleme hatte. Sie schwor auf den Johanniskrauttee als natürliche Einschlafhilfe.
Neben diesen innerlichen Heilanwendungen verwendet man das Johanniskraut auch sehr erfolgreich äußerlich. So wirkt das Rotöl, einfach auf die Haut aufgetragen, beispielsweise bei Sonnenbrand, Muskelschmerzen, Nackenverspannungen, kleineren Verbrennungen und Insektenstichen.
Bitte aber unbedingt die möglichen Nebenwirkungen beachten: Johanniskraut wirkt photosensibilisierend, das heißt, es erhöht die Empfindlichkeit der Haut und damit die Gefahr für Sonnenbrand.
Das Johanniskraut ist in meiner Kräuterhexenküche eine wichtige Zutat für den Kräutertee und natürlich auch den 21-Kräuter-Likör.

Heilanwendung

Rotöl

•

frische Johanniskrautblüten
Olivenöl

•

Die Blüten in ein Schraubglas füllen und mit Olivenöl aufgießen, bis die Blüten bedeckt sind. Das Glas locker verschließen und an einem sonnigen Ort 6–8 Wochen stehen lassen. Das Öl verfärbt sich rot. Abseihen und in dunklen Glasfläschchen aufbewahren.

Anwendung:
Zum Einreiben bei trockener Haut, leichten Verbrennungen, oberflächlichen Wunden, Muskel- und Nervenschmerzen, Prellungen, Verstauchungen, Blutergüssen

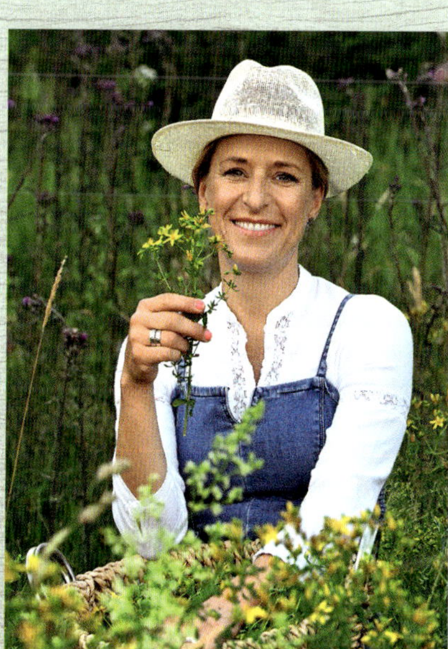

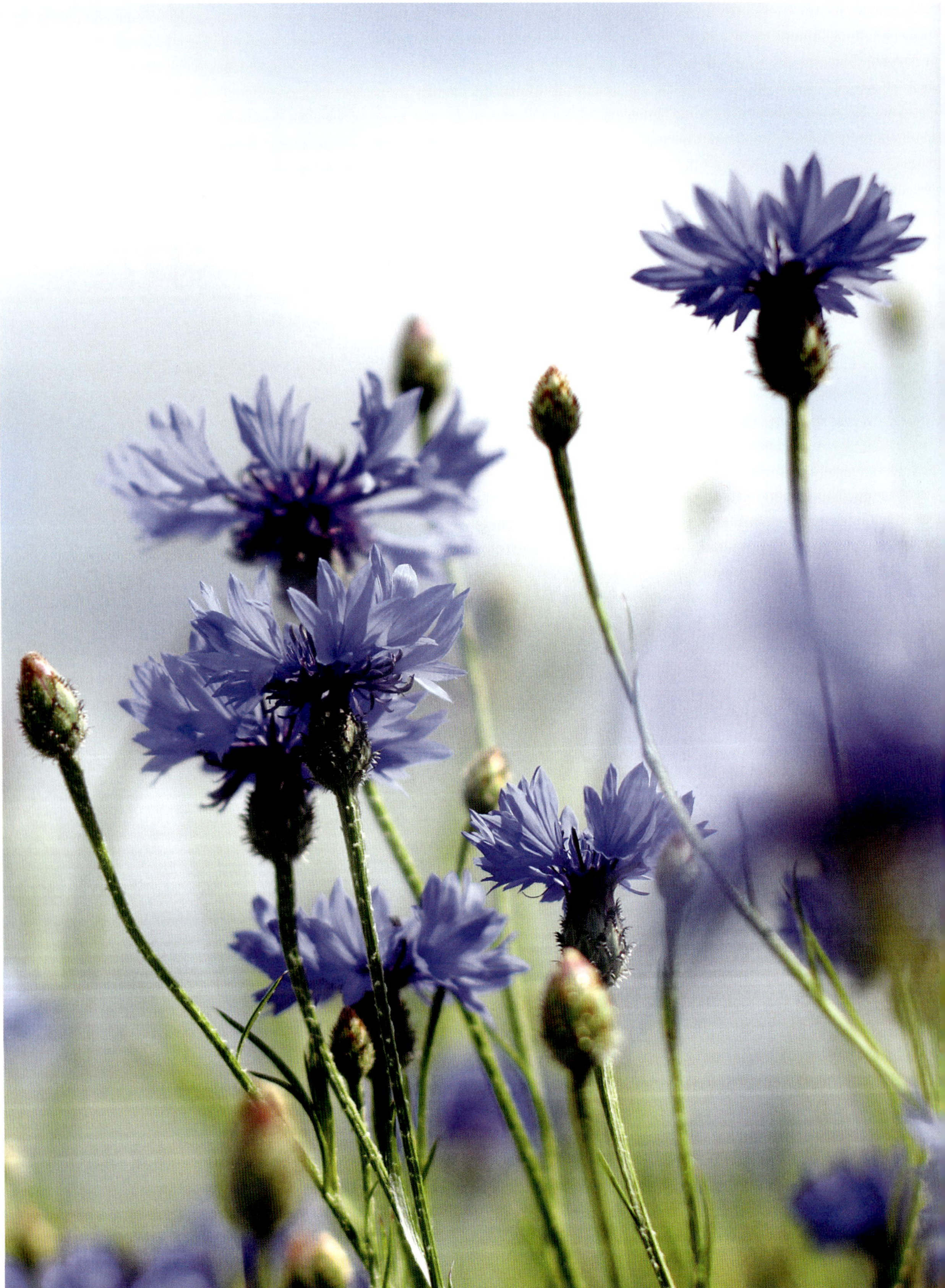

KORNBLUME

Die Kornblume gehört seit jeher zu meinen absoluten Lieblingsblumen. Als Kind fand ich sie einfach nur wunderschön, inzwischen weiß ich, dass sie auch Heilkräfte besitzt.

Sie ist nicht nur meine, sondern war auch die Lieblingsblume meiner Großmutter. Oma Erna spielte, wie schon öfters erwähnt, eine ganz zentrale Rolle in unserer Familie. Als Kind besuchte ich sie so oft wie möglich, wohnte sie doch nicht weit entfernt von uns. In einem kleinen Ort mit dem zauberhaften Namen Fuchspöhl lebte sie, einem abgelegenen Weiler in der Nähe von Oelsnitz im Vogtland. In einem der fünf Häuser, umrandet von Wiesen und vor allem Wäldern, wohnten meine Großeltern, seitdem sie in Ruhestand gegangen waren. Leider verstarb mein Opa bereits 1988. Erna blieb allein in dem Haus, fand sich aber recht schnell in ihrem Witwendasein zurecht. So etwas wie Langeweile kannte sie nicht, meine Oma hatte immer jede Menge zu tun. Der Rhythmus der Natur und der Jahreszeiten gab den Takt ihres Lebens vor. Es mussten ja all die Pilze und Beeren aus dem Wald geholt, Kräuter von den Wiesen gesammelt und der Garten bewirtschaftet und abgeerntet werden. Außerdem sammelte sie das ganze Jahr über Holz für den Winter. Die Natur und die Naturmedizin hielten meine Großmutter fit.

Blumenstrauß für Oma Erna

Häufig legte ich die drei Kilometer von unserem Haus bis nach Fuchspöhl zu Fuß zurück, dabei trug ich mein rotes Kopftuch und war ausgestattet mit einem Körbchen. Das hatte meine Mutter mit selbst gebackenem Kuchen und anderen kleinen Leckereien gefüllt. Bevor ich so ausgerüstet loszog, sagte sie noch, ich solle unterwegs ein paar Blümchen für meine Oma pflücken, weil sie sich über einen Blumenstrauß von der Wiese immer freue. Ich muss ausgesehen haben

Kornblume

Centaurea cyanus

Erkennungsmerkmale:
40–70 cm hoch
Blüten: strahlend intensiv königsblau, 20–25 mm groß, wie ein Körbchen
Standort:
Getreidefelder, Wegränder
Verwendung:
frisch oder getrocknet als Tee
Salben
Hautpflege
Sammelzeit:
Mai–Juli

Tipp

So wirkt die Kornblume

3 Heilwirkungen:
blutreinigend
entzündungshemmend
schleimlösend

3 Anwendungsgebiete:
Hautunreinheiten
Augen- und Bindehautentzündung
Husten

3 Inhaltsstoffe:
Bitterstoffe
Salizylsäure
Gerbstoffe

wie das Rotkäppchen aus dem Märchen, und so fühlte ich mich auch. Während ich allein durch den Wald ging, kam mir zwar manchmal tatsächlich der Gedanke an den bösen Wolf, aber ängstlich war ich nicht.
Kaum war ich zur Türe hineingegangen, griff meine Großmutter als Erstes zum Telefon, um in Oelsnitz Bescheid zu geben, dass ich wohlbehalten angekommen sei. Meine Oma gehörte – ebenso wie wir - zu den wenigen DDR-Bürgern, die damals schon einen Telefonanschluss hatten. In Fuchspöhl war ihr Haus sogar der einzige Haushalt mit Telefon.
Am allermeisten freute sich Oma, wenn ich ihr einen Strauß Kornblumen von unterwegs mitgebracht hatte.
Damals war die Kornblume einfach nur schön für mich, wenn sie so wunderbar aus den Getreidefeldern leuchtete – in einem Blau, das ich sonst kaum fand in der Natur.

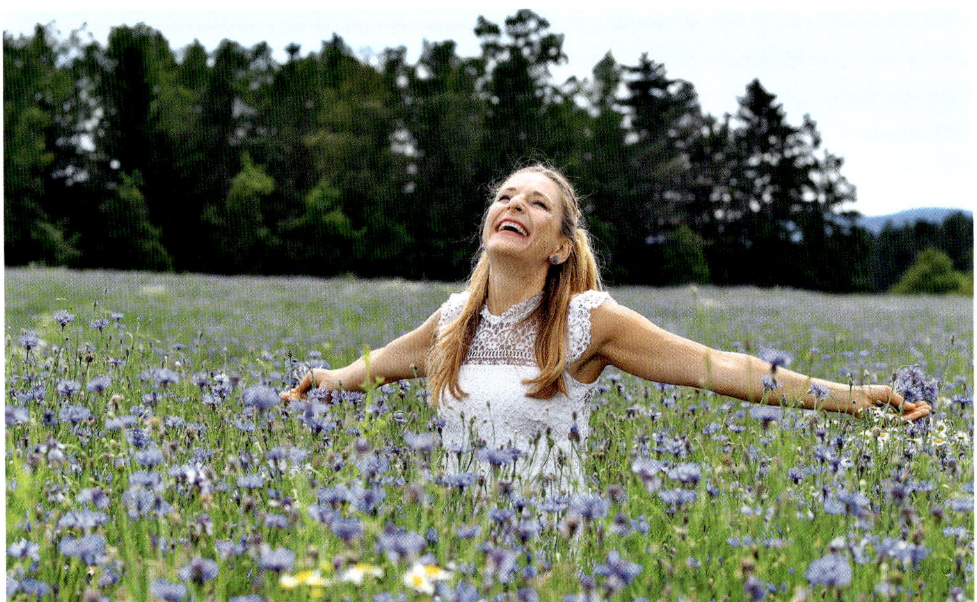

Kornblumen waren die Lieblingsblumen meiner Oma Erna, oft brachte ich ihr einen Strauß davon mit.

Achtung!

Die Verwechslung mit anderen blauen Blumen, die gleichzeitig blühen, ist nicht dramatisch, denn keine davon ist giftig – im Gegenteil: Alle genannten gelten auch als Heilpflanzen und könnten genauso in die Teemischung wandern. Infrage kommen die Wegwarte, die hellblau blüht, oder die Verwandten der Kornblume, die Wiesenflockenblume und die Bergflockenblume. Die Wiesenflockenblume blüht allerdings eher lila als blau, und die kornblumenblau blühende Bergflockenblume kommt nicht in Getreidefeldern vor.

Auch meine sonst so kräuterkundige Oma kannte die Kornblume nicht als Heilpflanze. Erst vor wenigen Jahren habe ich von ihrer Heilwirkung erfahren und seither pflücke ich die Blüten für meine Kräuterteemischung. Die blauen Blüten sehen darin besonders schön aus, da sie auch in getrocknetem Zustand ihre Farbe behalten. Außerdem gelten sie als blutreinigend, entzündungshemmend und schleimlösend.
Die Blüten der Kornblume lassen sich recht eindeutig identifizieren. Vor allem, weil sie an und in Getreidefeldern gut zu erkennen sind. Dennoch gibt es andere blaue Blüten, mit denen man sie verwechseln könnte, jedoch sind diese Blüten meistens etwas blasser – allen voran die Wegwarte.

Heilanwendung

Kornblumen-Gesichtswasser

je 20 Gänseblümchen- und Kornblumenblüten und 20 Sauerampferblätter

Die Blüten und Blätter, wenn nötig, waschen und mit 100 ml Wasser zum Kochen bringen. Vom Herd ziehen und zugedeckt 1 Stunde ziehen lassen. Den Ansatz abseihen und den Sud in ein steriles Fläschchen füllen. Am besten im Kühlschrank aufbewahren, das Gesichtswasser ist nur begrenzt haltbar.

Anwendung:
Täglich morgens und abends einen Wattepad mit dem Gesichtswasser tränken und die Gesichtshaut damit reinigen.
Hilft gegen Pickel und Unreinheiten.

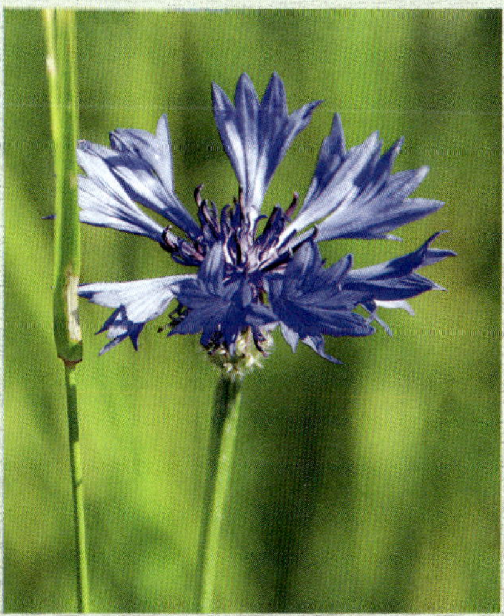

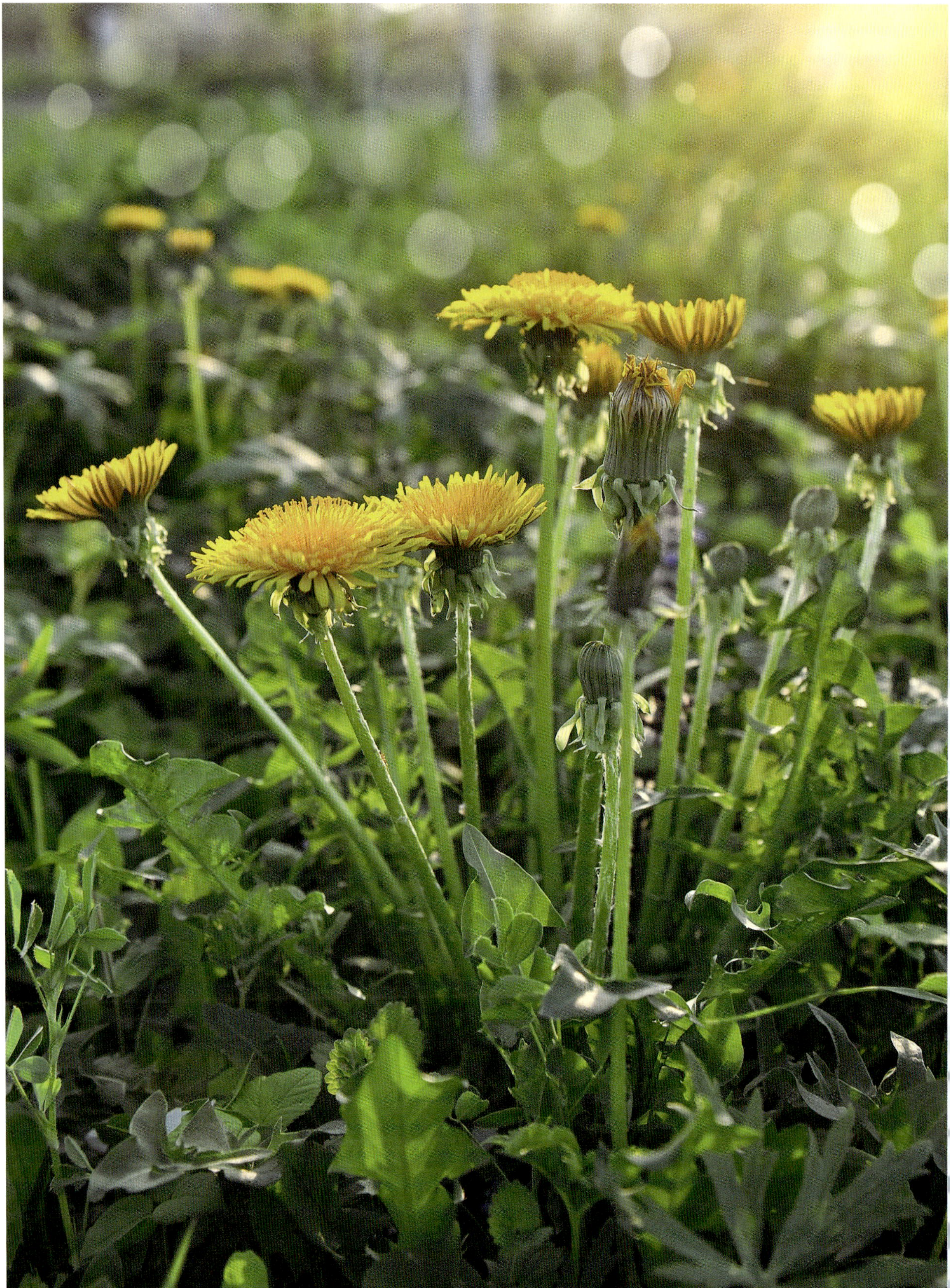

LÖWENZAHN

Am Löwenzahn liebten wir als Kinder die Blüten, auch in ihrer verblühten Form – keine Pusteblume war vor uns sicher. Erst viel später lernte ich seine vielfältigen Heilwirkungen kennen.

Immer zu Streichen aufgelegt, fanden wir es in meiner Kindheit lustig, den blühenden Löwenzahn samt Stängel zu pflücken und mit dem Daumen die Blüte einem anderen Kind ins Gesicht zu schnipsen. Das »Opfer« hatte dann oft gelben Blütenstaub im Gesicht. Und wir Übeltäter wurden zu Hause geschimpft, weil der Milchsaft aus den Löwenzahnstängeln hartnäckige Flecken auf unserer Kleidung hinterließ. Einmal habe ich mir sogar meine schöne hellrosa Jacke, die mir unsere West-Bekannten Tante Lilo und Onkel Werner aus Salzgitter per Westpaket schickten, mit Löwenzahnmilch verschmutzt. Ich war untröstlich und gab meine Lieblingsjacke schon verloren. Aber Mama bekam es mit viel Geduld und einem guten Fleckenmittel wieder heraus.

Frühjahrskur mit Löwenzahnstängeln

Diese »Milch« aus den Stängeln, erklärten uns manche, sei giftig. Andere wussten, dass man mit dem Saft Warzen betupfen müsse, dann würden sie nach einer Weile verschwinden.
Während eines Kräutervortrages im Kindergarten erfuhren wir, dass es mit der Giftigkeit nicht ganz stimmen konnte. Der kräuterkundige Großvater eines Kindergartenkindes erzählte uns nämlich, dass er in jedem

Löwenzahn

Taraxacum officinale

Erkennungsmerkmale:
bis 40 cm hoch
Blätter: an grundständiger Blattrosette, deutliche Mittelrippe, tief gezähnt, unbehaart
Blüte: gelb, April–Juli, 3–5 cm groß
Stängel: hohl, mit milchigem Saft
Standort:
Wiesen, Wegränder, Gärten
Verwendung:
Wurzel: Tinktur, Sud
Blätter: Salat, gedünstet als Gemüse
Blüte: Sirup, Tee
Stängel: Rohverzehr
Sammelzeit:
Blüte: April–Juni
Blätter: fast ganzjährig
Wurzel: Frühling oder Herbst

Frühjahr eine Kur macht, bei der er jeden Tag drei Stängel von Löwenzahnblüten isst. Wir waren begeistert und mussten es sofort ausprobieren. Nachdem der Geschmack jedoch so bitter war, dass wir nicht mal einen einzigen Stängel hinunterbekamen, ließen wir die Sache mit der Frühjahrskur lieber bleiben.
Doch auch Maria Treben empfiehlt eine solche Kur für die Leber und zur Blutreinigung: 14 Tage lang, schreibt sie, solle man fünf bis zehn Stängel täglich roh essen. Das wirke auch zuckersenkend und sei deshalb für Diabetiker sehr zu empfehlen.
Inzwischen kenne ich einige Menschen, die die Löwenzahnstängelkur im Frühjahr jedes Jahr durchführen. Allerdings sollte man einen robusten Magen haben dafür – am besten zunächst vorsichtig mit ein, zwei Stängeln beginnen und die Dosis dann steigern, wenn der Magen nicht zwickt.

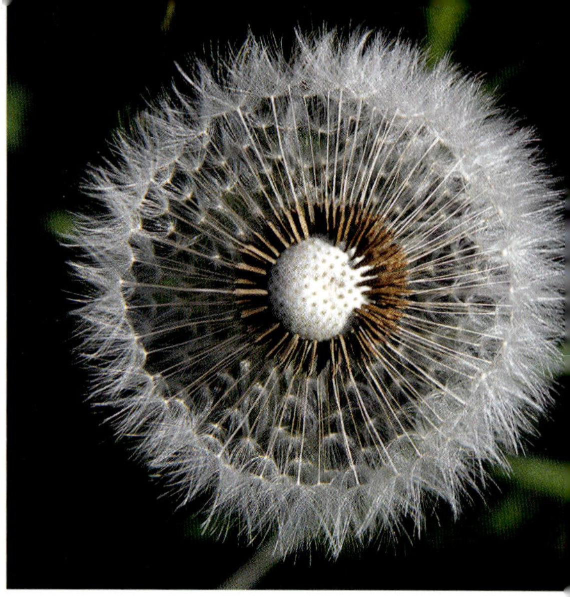

An den Schirmchen der Pusteblume hängen die Samen, die wir als Kinder durch Pusten verbreitet haben.

Tipp

So wirkt der Löwenzahn

3 Heilwirkungen:
blutreinigend
harntreibend
abführend

3 Anwendungsgebiete:
Leber- und Gallenleiden
Erkältungskrankheiten
Blähungen

3 Inhaltsstoffe:
Bitterstoffe
Flavonoide
Kalium

Löwenzahn zur Osterjause

Zu Ostern wird in Lannys Familie in Österreich traditionell die Kärntner Osterjause zelebriert. Eine Jause, muss man dazusagen, ist eigentlich eine Brotzeit oder Zwischenmahlzeit. Die Osterjause jedoch gleicht eher einem üppigen Festmahl, das sich hauptsächlich aus den Speisen zusammensetzt, die traditionell bei der Speisenweihe in der Kirche während der Osternachtsfeier geweiht und dann zu Hause verzehrt werden. Dazu gehört in jedem Fall der Kärntner Osterreindling, ein süßes Hefegebäck, das in einem »Reindl«, einer Backform, zubereitet wird. Der Osterreindling wird jedoch, recht untypisch für süßes Backwerk, mit Herzhaftem gegessen: Dazu gibt es Rinderzunge, Schinken, Käse, Kren – also Meerrettich –, Eiersalat und hart gekochte und gefärbte Ostereier. Bei Familie Lanner gehört unbedingt auch ein »Röhrlsalat« dazu. Das ist ein Kartoffelsalat mit frischen Löwenzahnblättern. Herrlich!

Vitamine und gesunde Bitterstoffe

Löwenzahn enthält etwa achtmal so viel Vitamin C und doppelt so viel Kalium und Magnesium wie Kopfsalat. Er ist gut gegen Erkältungskrankheiten und hilft durch seine Bitterstoffe bei Gallen- und Leberproblemen. Aus den Blüten lässt sich ein wohlschmeckender, gesunder Brotaufstrich zubereiten, indem man die Blüten ohne die grünen Teile in Wasser aufkocht und zugedeckt 24 Stunden ziehen lässt. Den abgeseihten Sud dann mit Zucker und Zitronensaft auf die Hälfte einkochen und in Gläser füllen. Sogar die Löwenzahnwurzeln sind vielfältig verwendbar: Maria Treben empfiehlt einen Wurzelaufguss für die Schönheit. Eva Aschenbrenner rät, bei Gelenkproblemen einen Schnaps aus der Wurzel anzusetzen und davon täglich 1 Teelöffel verdünnt in Wasser einzunehmen. Und aus der gerösteten Wurzel hat man in Notzeiten einen schmackhaften Kaffeeersatz hergestellt.

Achtung!

Löwenzahn kann mit einigen anderen gelb blühenden Pflanzen verwechselt werden, etwa Wiesen-Pippau, Wiesenbocksbart, Herbst-Löwenzahn oder Ferkelkraut. Sie sind jedoch alle genießbar. Der Hauptunterschied: Löwenzahn besitzt pro Stängel nur eine Blüte.

Heilanwendung

Löwenzahnwurzeltee

1 EL frische oder 1 TL getrocknete Löwenzahnwurzeln

Die Wurzeln mit 250 ml Wasser kalt ansetzen und über Nacht ziehen lassen. Am nächsten Tag aufkochen und abseihen.

Anwendung:
Zur Stärkung der Lebertätigkeit, gegen Rheuma, zur Blutreinigung täglich morgens 1 Tasse trinken.

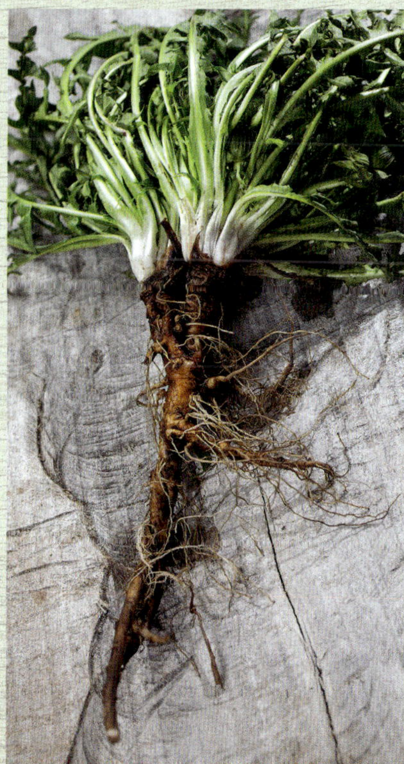

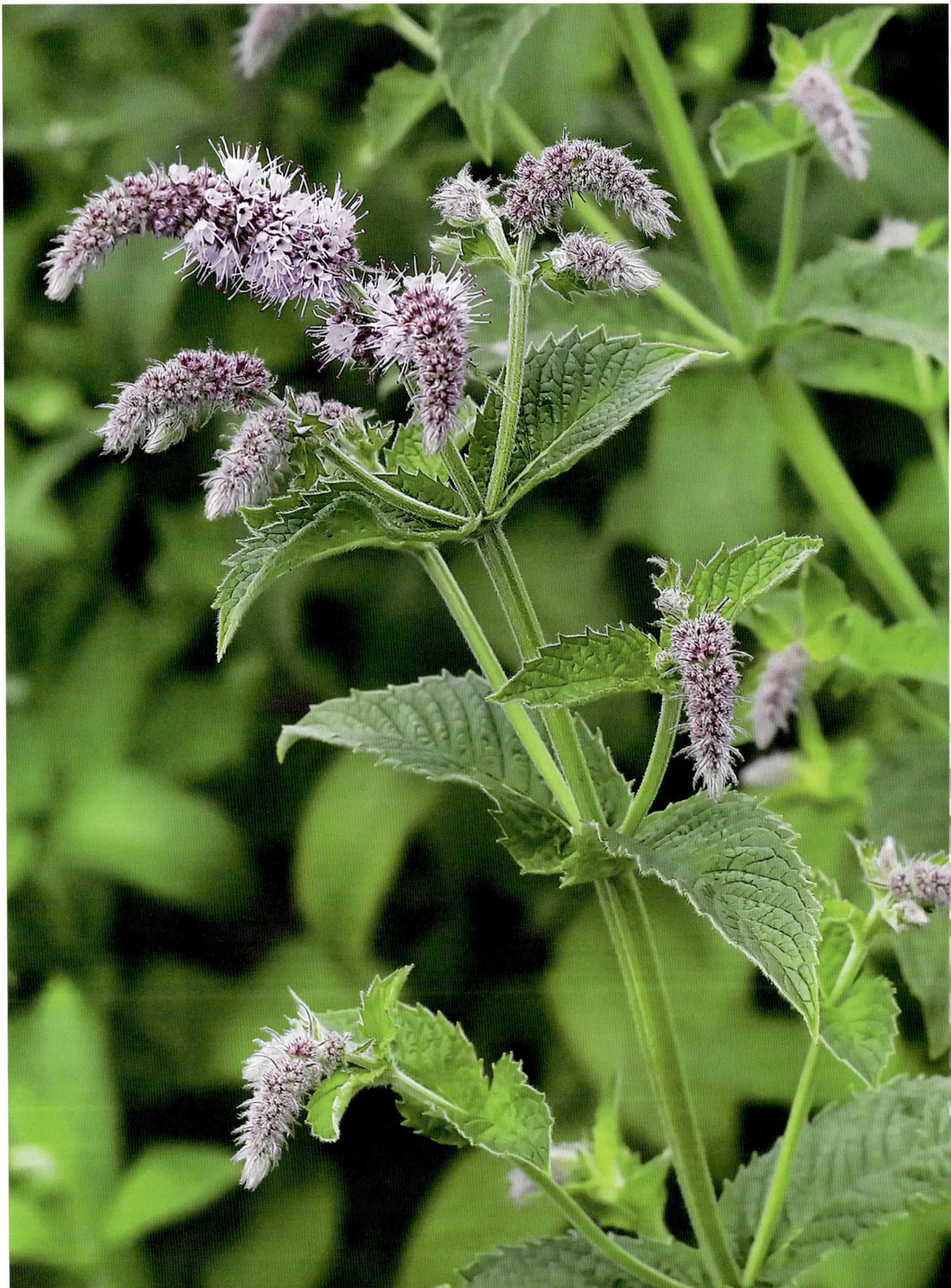

MINZE

Wir verwenden alle wilden Minzarten, die wir finden: Minze erfrischt durch ihr klares, reines Aroma, sie verhilft zu gutem Atem und gibt vielen Speisen einen feinen Kick.

Die Gattung der Minzen ist sehr artenreich, ihre unterschiedlichen Sorten sind oft schwer zu unterscheiden. Wild in der Natur, vor allem in nassen Senken und an Fluss- und Bachufern, wachsen in unserer Region die Rossminze *(Mentha longifolia,* Bild links) und auch die Wasserminze *(Mentha aquatica).* Ich habe selbst oft Probleme, die unterschiedlichen Minzarten auseinanderzuhalten. Da bin ich offenbar nicht die Einzige – schon der große Botaniker des frühen Mittelalters, Wahlafried Strabo, schrieb über die Minzen: »Wenn aber einer die Kräfte und Arten und Namen der Minze samt und sonders zu nennen vermöchte, so müsste er gleich auch wissen, wie viele Fische im Roten Meere wohl schwimmen ...« Jedoch erkennt man die Arten sofort an ihrem minzigen Geruch, und egal, um welche es sich genau handelt, fast alle sind zum Verzehr geeignet und ähneln sich im Geschmack. Lediglich die kleinere Poleiminze (Seite 101) gilt in höheren Dosen als giftig.

Zahlreiche Sorten

Wer sich nicht hundertprozentig sicher ist, sollte lieber gekaufte Minze verwenden. Auch hier gibt es ja ein großes Angebot unzähliger Sorten. In unserem Garten wächst eine Mojitominze, die sich hervorragend für Cocktails oder Hugo eignet. Wenn wir auf der Alm sind, dann wird der Hugo oder Mojito aber einfach mit der wilden Minze, die rund um die Alm herum in großen Mengen steht, gemacht. Im Tee geben die wilden Minzsorten ein herrliches, frisches Aroma, und auch in der Küche ist sie zu verwenden.

Minze

Mentha spec.

Erkennungsmerkmale:
Blätter: 4–9 cm lang, 1–2 cm breit, länglich oval, Rossminze behaart
Geruch: nach Minze
Blüte: Juli–September, rosarote Rispen
Standort:
sonnige bis halbschattige Wiesen
Verwendung:
getrocknet oder frisch als Tee und in Getränken
in der Küche als Würze
Sammelzeit:
Juni-September

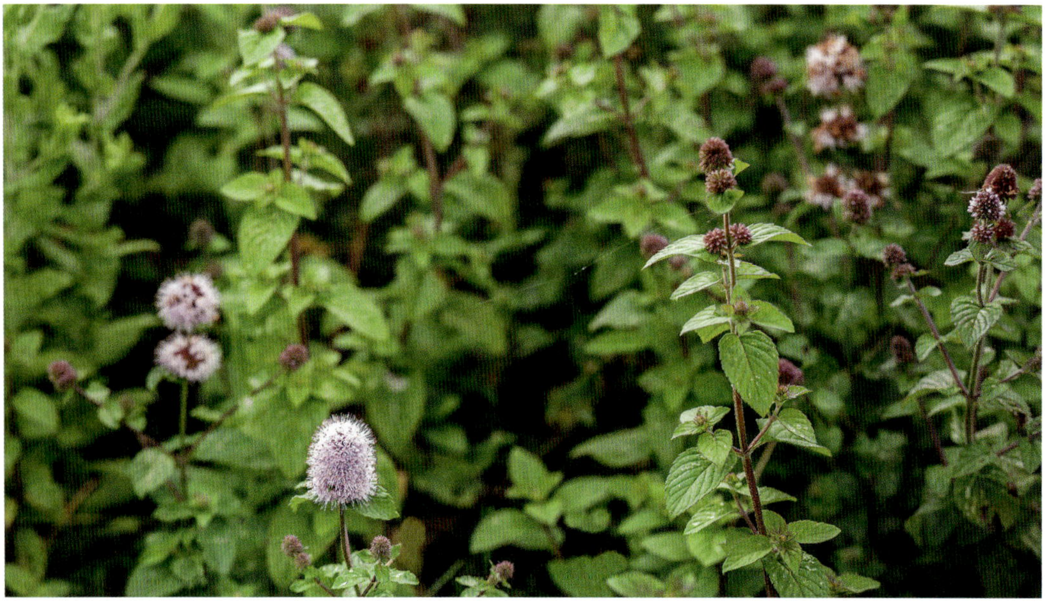

Die Wasserminze wächst, wie ihr Name schon sagt, gern wassernah in sumpfigem, schlammigem Boden.

Tipp

So wirkt die Minze

3 Heilwirkungen:
kühlend
schmerzlindernd
beruhigend

3 Anwendungsgebiete:
Insektenstiche
Kopfschmerzen
Mundgeruch

3 Inhaltsstoffe:
Flavonoide
ätherische Öle
Menthol

Minze für die Kasnudeln

Lanny verwendet inzwischen kaum mehr eine andere Minzart als die Rossminze auf der Alm für das Traditionsgericht aus seiner Heimat, die Kärntner Kasnudeln. Der leichte Minzgeschmack der Topfenfüllung ist ein wichtiger Bestandteil dieser wunderbaren Speise. In Kärnten nimmt man dafür die braune Minze, »Nudelminze« genannt. Wir verwenden auf der Alm gern wilde Minzen. Sie sind natürlich auch wunderbare Zutaten für meinen Kräutertee und meinen 21-Kräuter-Likör.
Die Minze hilft, vor allem wegen ihres Gehalts an Menthol, gegen Kopfschmerzen und Mundgeruch, außerdem kann man sie auch zur Kühlung bei Insektenstichen einsetzen. Ihre ätherischen Öle wirken krampflösend, weshalb Tee aus Minze auch gegen Magenkrämpfe, Gastritis und Blähungen helfen kann.

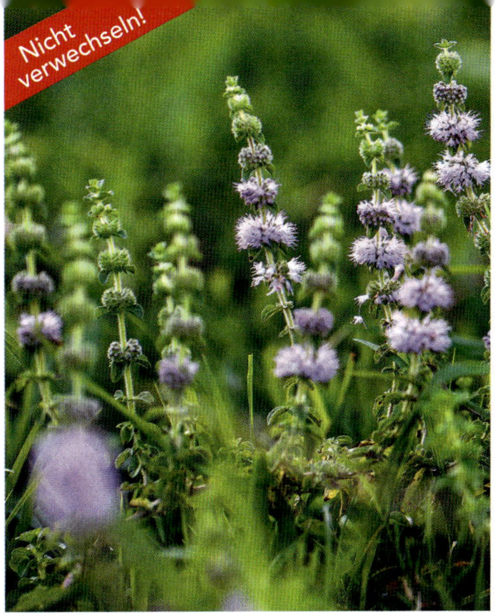

Von den wilden Minzen ist nur die Poleiminze giftig, die aber nur noch selten anzutreffen ist.

Achtung!

Wer einen empfindlichen Magen hat, kann durch den Verzehr großer Mengen von Minze Magenbeschwerden und Sodbrennen bekommen.
Kleinkindern, Säuglingen und Schwangeren wird von der Anwendung der Minze abgeraten. Auch bei schweren Leber- und Galleerkrankungen sollte man auf Minze verzichten.
Verwechseln kann man die genießbaren Minzarten lediglich mit der sehr seltenen und giftigen Poleiminze *(Mentha pulegium)*. Größere Vorkommen gibt es nur noch im Rhein- und im Donaugebiet. Erkennungsmerkmale der Poleiminze: Sie ist kleiner als andere Minzarten, die Staubblätter ragen über die Blüte hinaus.

Heilanwendung

Minz-Mundwasser

1 Handvoll Minzblätter
200 ml Alkohol (mind. 60 %)

Die Blätter leicht quetschen und mit dem Alkohol in ein Glas füllen. Locker verschließen und an einem dunklen Ort 3 Wochen ziehen lassen, dabei täglich vorsichtig schütteln.
Nach 3 Wochen abseihen und das Mundwasser in einer sterilen Flasche aufbewahren.

Anwendung:
Einige Tropfen des Mundwassers in Wasser geben und die Mischung zur Mundspülung und zum Gurgeln verwenden. Hilft gegen Mundgeruch.

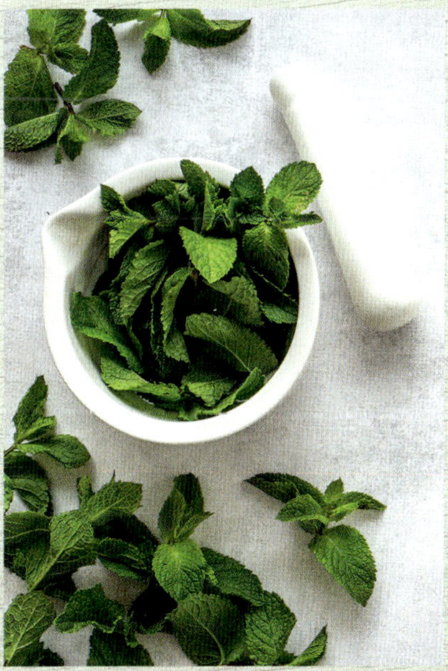

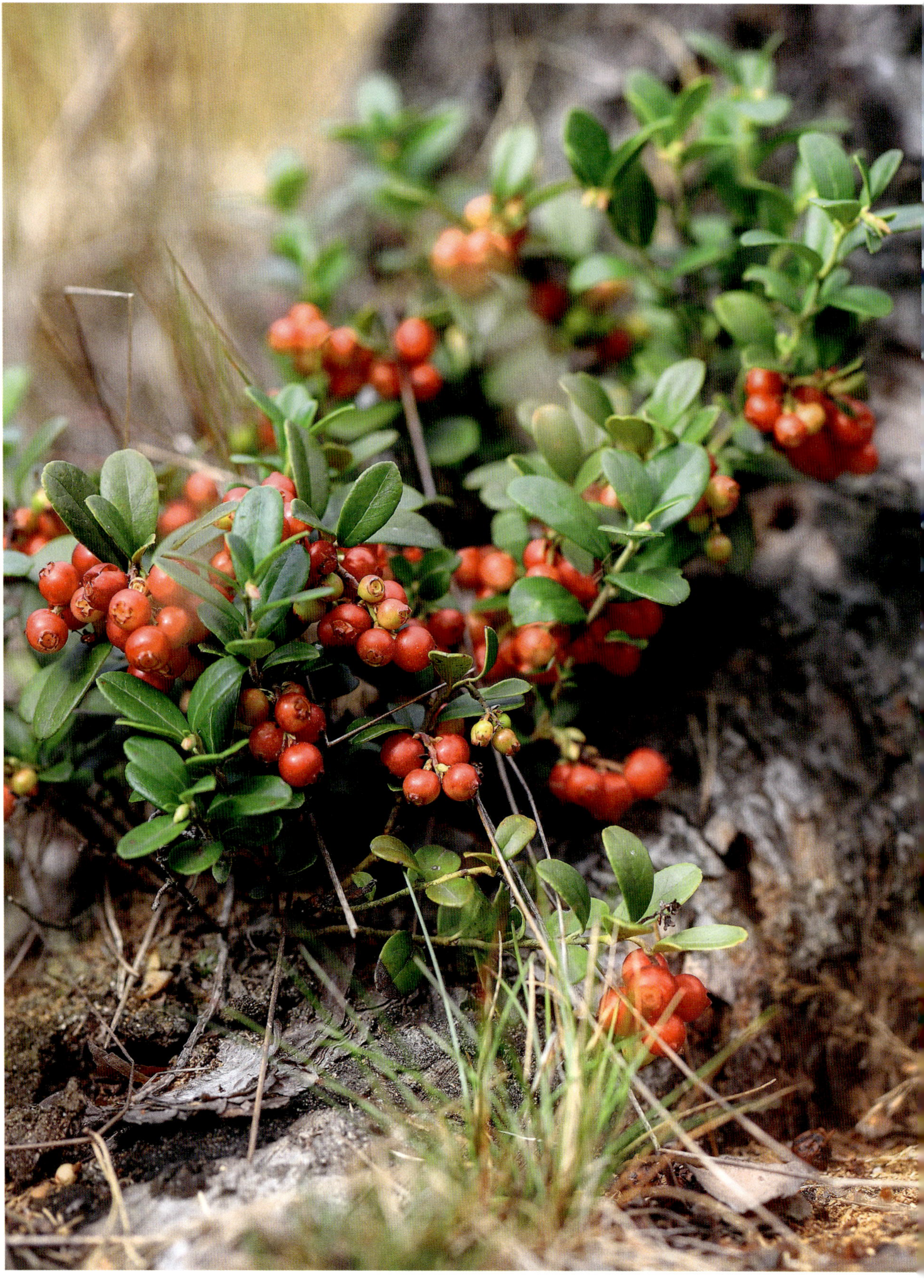

PREISELBEERE

Beerenstark gegen Halsweh! Preiselbeersaft ist wohltuend bei Hals-, Rachen- und Blasenentzündungen. Und eingekocht schmecken die Beeren köstlich zu herzhaften Gerichten.

Kaum ist die Erntezeit der Heidelbeeren vorbei, erscheinen zwischen und unter den Heidelbeerstauden leuchtend rote kleine Beeren – die herrlichen Preiselbeeren. Sie schmecken zwar roh eher säuerlich und herb, doch verarbeitet sind sie aus meiner Küche nicht wegzudenken. Ich konserviere sie als Marmelade, als Saft und getrocknet. Auch in meinem Chutney zum Grillen dürfen Preiselbeeren nicht fehlen. Preiselbeermarmelade schmeckt ganz wunderbar nicht nur zum Frühstück, sondern gerade auch zu herzhaften Gerichten, beispielsweise mit Käse oder zu Gebratenem. Und sie schmeckt nicht nur gut, sondern regt auch den Appetit an. Naturheilkundler empfehlen gerade bei Appetitlosigkeit älterer Menschen, kurmäßig drei bis vier Wochen lang vor jeder Mahlzeit einen Teelöffel Preiselbeermus zu essen – gut für Appetit und Verdauung.

Preiselbeere und Bärentraube – zum Verwechseln ähnlich

Preiselbeeren könnte man leicht mit der Bärentraube verwechseln. Auch sie wächst im Gebirge, hat rund-ovale, feste, glänzende Blätter und bringt kleine rote Beeren hervor. Sie ist aber wesentlich seltener als die Preiselbeerstaude und bei uns sogar vom Aussterben bedroht. Bärentraubenblätter kann man sogar in der Apotheke kaufen, als Trockenware oder auch in Fertigpräparaten, weil sie seit jeher als probates Mittel gegen Harnwegsinfekte gelten. Sie hemmen die

Preiselbeere

Vaccinium vitus-idaea

Erkennungsmerkmale:
10–30 cm hoch, kriechend oder aufrecht
Blüte: weiß, März–Mai
Blätter: ledrig, dunkelgrün, elliptisch
Beeren: rot, bis 10 mm
Standort:
halbschattige bis sonnige Hänge und Waldlichtungen, oft zwischen Heidelbeeren
Verwendung:
Beeren: Marmelade, Saft, Likör
Blätter: getrocknet als Tee
Sammelzeit:
Beeren: August–September
Blätter: Mai–August

Vermehrung der die Entzündung verursachenden Bakterien. Die Blätter der Preiselbeeren haben eine ähnliche Heilwirkung wie die Bärentraubenblätter. Man sammelt die Blätter im Frühling und im Sommer, trocknet sie und hat dann immer ein Erste-Hilfe-Mittel gegen Blasenentzündung zu Hause. Genauso wie bei der Bärentraube sollte man die Einnahme von Preiselbeerblättertee aber nicht übertreiben: Maximal eine Woche lang, heißt es, sollte man täglich den Tee trinken, bei empfindlichem Magen auch kürzer.
Oder man stellt aus den Beeren Saft her, der nicht nur fein schmeckt, sondern ebenfalls ein inzwischen anerkanntes Mittel gegen Blasenentzündung ist. Vermutlich beruht diese Wirkung auf dem hohen Gehalt an Anthocyanen in den Beeren, das sind die roten Farbstoffe, die verhindern, dass sich die krank machenden Bakterien in den Schleimhäuten einnisten können. Preiselbeeren enthalten außerdem sehr viel Vitamin C.

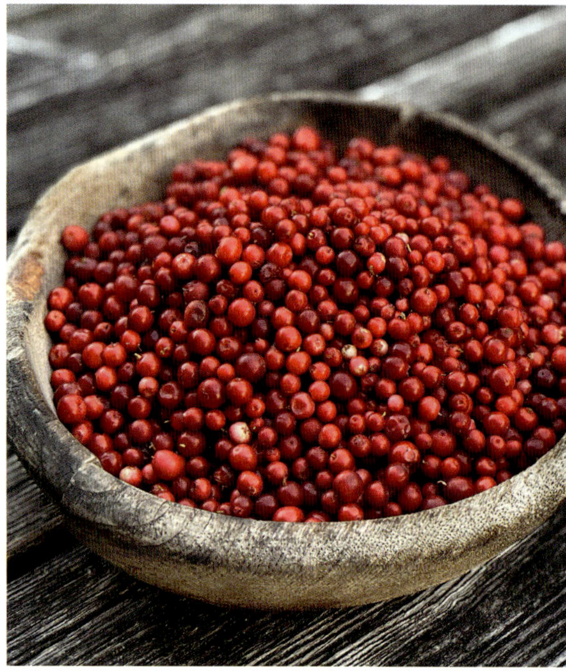

In manchen Jahren kann man in Wäldern und auf Almen große Mengen Preiselbeeren sammeln.

Tipp

So wirkt die Preiselbeere

3 Heilwirkungen:
antibakteriell
entzündungshemmend
harntreibend

3 Anwendungsgebiete:
Blasenentzündung
Durchfall
Erkältung

3 Inhaltsstoffe:
Vitamin C und E
Gerbstoffe
Eisen und Zink

Wirksam gegen Erkältung

Letztens verspürte ich während einer Wanderung in den Bergen ein unangenehmes Kratzen im Hals. »Hoffentlich bekomme ich jetzt keine Erkältung«, war mein erster Gedanke. Und der nächste: Jetzt brauche ich Vitamin C!
Weil ich am Wegrand immer wieder Preiselbeersträucher mit reifen, roten Beeren entdeckt, naschte ich so viele davon, wie ich kriegen konnte. Wieder zu Hause war ich

nicht nur fast satt: Am Abend war das Halskratzen wie weggeblasen und kam auch nicht zurück. Nicht nur die vielen Vitamine waren dafür verantwortlich, sondern vermutlich auch die Gerbstoffe, die in großer Menge in den kleinen Beeren enthalten sind.

Achtung!

Die Preiselbeere kann man mit der Bärentraube *(Arctostaphylos uva-ursi)* verwechseln. Dies ist jedoch kein Grund zur Sorge, denn die Bärentraube ist ein medizinisch anerkanntes Heilkraut und wird gegen die gleichen Beschwerden eingesetzt wie die Preiselbeere. Jedoch ist die Bärentraube geschützt und darf nicht gepflückt werden.

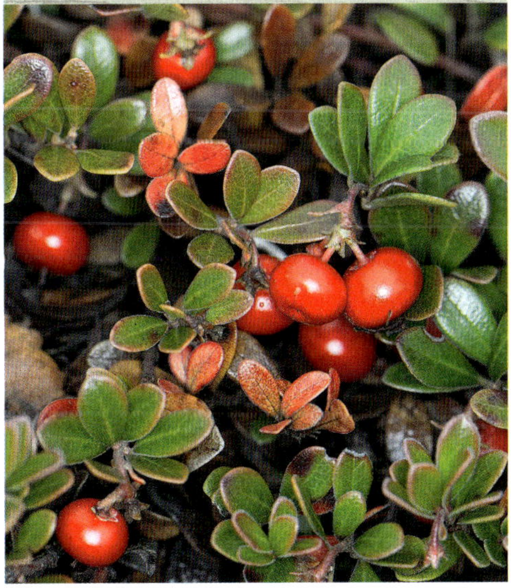

Die Bärentraube sieht der Preiselbeere sehr ähnlich. Sie ist aber nicht giftig.

Heilanwendung

Preiselbeersaft

1 kg Preiselbeeren
1 EL Zucker
1 EL Zitronensaft

Die Beeren verlesen, waschen und mit 350 ml Wasser in einen Topf geben und zerstampfen.

Aufkochen lassen und – sobald die Beeren aufplatzen – mit dem Kartoffelstampfer zerdrücken. Die Hitze reduzieren und die Beeren etwa 10 Minuten leise kochen lassen.

In ein mit einem Passiertuch oder Küchentuch ausgelegtes großes Sieb gießen und mehrere Stunden lang gut abtropfen lassen.

Den gewonnenen Saft mit Zucker und Zitronensaft erneut aufkochen lassen und in sterilisierte Flaschen abfüllen.

Anwendung:
Vorbeugend gegen Blasenentzündung oder bei leichten Beschwerden etwa 30–50 ml täglich zu den Mahlzeiten trinken. Schwere Blasenentzündungen müssen vom Arzt behandelt werden!

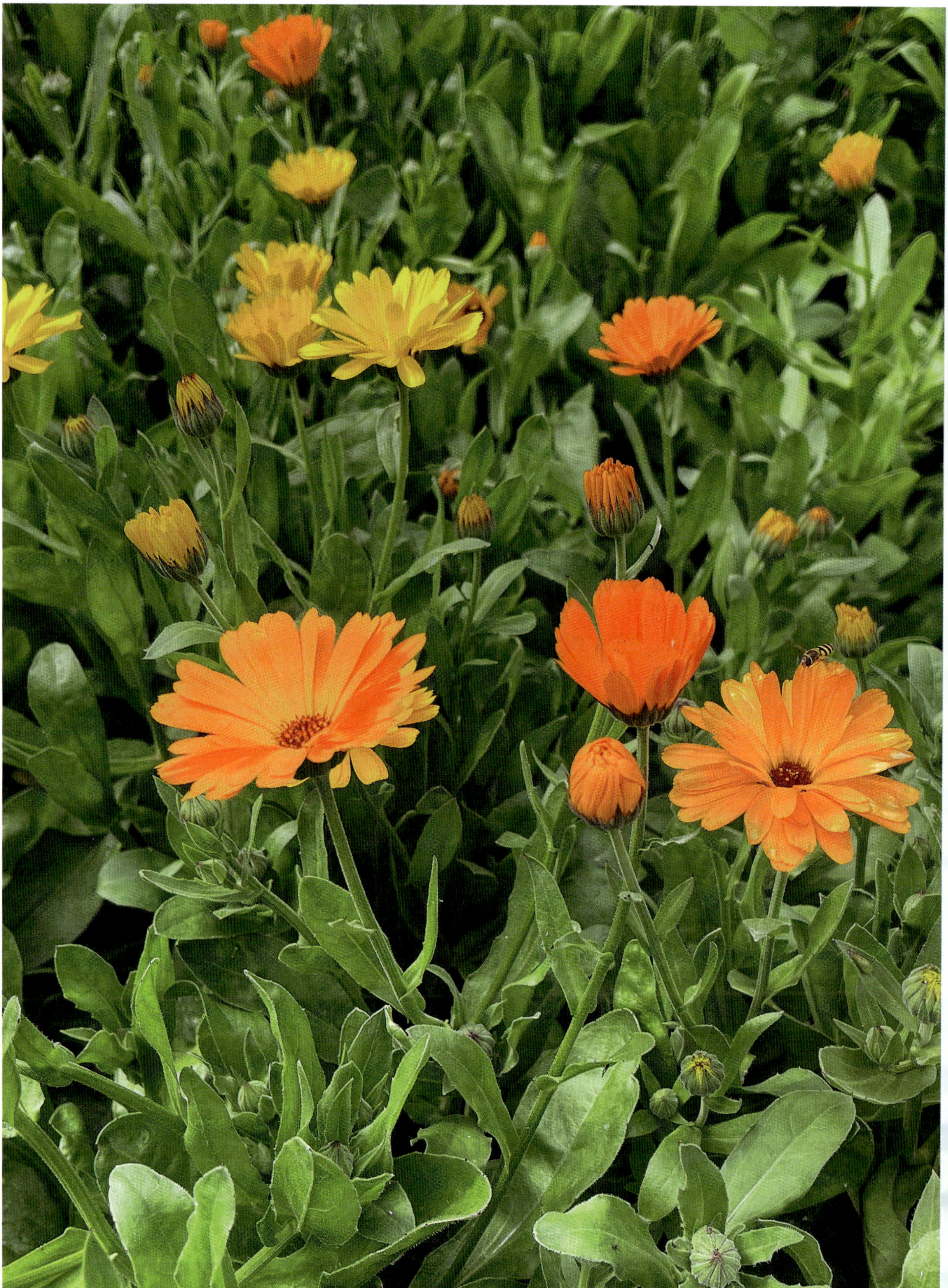

RINGELBLUME

Sonnige Wetterprophetin und zuverlässige Heilerin für unsere Haut: bei Wunden und kleinen Verletzungen aller Art.

Meine Großmutter Erna kämpfte nicht nur mit ihren schlimmen Krampfadern, sondern sie litt in deren Folge auch immer wieder an offenen Wunden an den Beinen, welche sie mit einer selbst hergestellten Ringelblumensalbe behandelte. Ein Glas mit dieser Salbe musste also im Badezimmer meiner Oma immer griffbereit sein. Die Ringelblumen zur Herstellung der Salbe baute sie natürlich selbst im Garten an.
Die kleinblütige Ackerringelblume *(Calendula arvensis)* ist die wild wachsende Schwester der kultivierten Ringelblume, sie ist jedoch vom Aussterben bedroht und darf deshalb nicht gepflückt werden.

Beliebte Bauerngartenblume

Es ist aber überhaupt nicht schwierig, die Ringelblume im Garten anzubauen. Sie ist wirklich ein dankbares Pflänzlein und nicht sehr frostempfindlich, sodass man bereits im März, sobald der Boden aufgetaut ist, die Samen ausbringen kann. Man braucht nur wenige davon im Blumenbeet auszusäen – am besten mit ein wenig Abstand. Sie keimen zuverlässig, wachsen schnell und bringen immer wieder neue Blüten hervor, bis es im späten Herbst richtig friert.
Nach dem Verblühen kann man die Samen ganz einfach selbst gewinnen. Dann entstehen nämlich auf dem Blütenboden die Früchte, die erst grün, dann bräunlich werden und zu einem halbkreisförmigen Kringel zusammenschrumpfen – daher der Name.

Ringelblume

Calendula officinalis

Erkennungsmerkmale:
20–60 cm hoch
Blüte: Juni–Oktober, 2–5 cm groß, gelb bis orange
Blätter: saftig hellgrün, leicht klebrig
Stängel: aufrecht, behaart, verzweigt
Standort:
sonnige Gärten, verwildert: Feldränder, Schutthalden
Verwendung:
Blüten: frisch als Salatdekoration, zum Färben von Butter, getrocknet als Tee, angesetzt im Schnaps als Tinktur, Ringelblumensalbe
Sammelzeit:
Sommer

Die Samen erntet man, trocknet sie einige Tage lang und bewahrt sie gut verschlossen bis zum nächsten Frühjahr auf.
Die Ringelblume hat noch eine ganz besondere Eigenschaft. Ihr eilt nämlich der Ruf als »Wetterprophetin« voraus: Sind am Morgen nach sieben Uhr die Blüten noch nicht geöffnet, zieht an diesem Tag Regen auf. Die Ringelblume reagiert auf die steigende Luftfeuchtigkeit und schützt ihre empfindlichen Blüten, indem sie die grünen Kelchblätter eng um die gelben oder orangefarbenen Blütenblätter schließt.
Sie ist im Garten nicht nur dekorativ, sondern auch nützlich: Die Ringelblume wehrt im Gemüsebeet Fadenwürmer ab und sollte deshalb auch zwischen die Gemüsereihen gesät werden. Besonders gut verträgt sie sich mit Kartoffeln und Tomaten. Und bei der

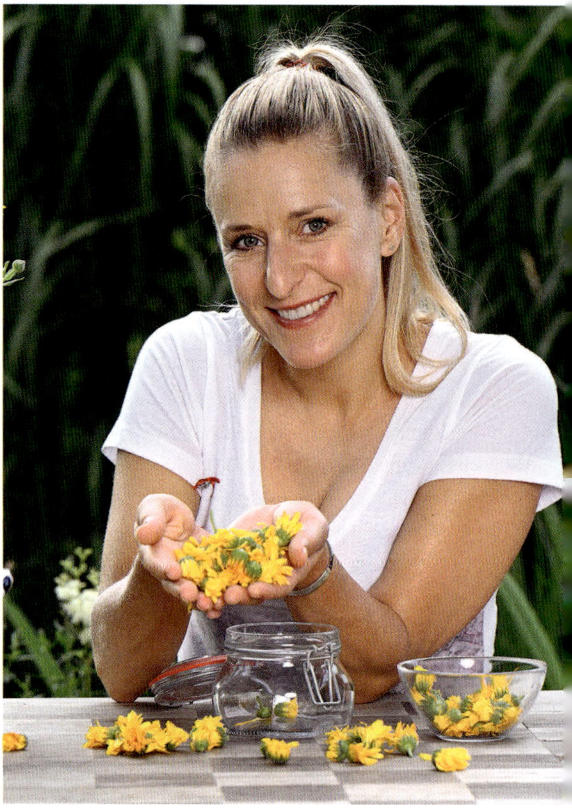

Schon meine Oma Erna hat immer Ringelblumen im Garten angebaut und Salbe daraus gemacht.

Gemüseernte kann man dann auch gleich ein paar Ringelblumen mitpflücken und den Teller mit ihnen garnieren. Die Blüten können natürlich mitgegessen werden, sie sind nicht nur sehr dekorativ, sondern schmecken auch gut.

Tipp

So wirkt die Ringelblume

3 Heilwirkungen:
pilztötend
entzündungshemmend
abschwellend

3 Anwendungsgebiete:
Wunden
Krampfadern
Hautpilz

3 Inhaltsstoffe:
ätherische Öle
Bitterstoffe
Schleimstoffe

Allheilmittel Ringelblumensalbe

Wissenschaftlich belegt ist die Wirkung der Ringelblume bei schlecht heilenden Wunden ebenso wie bei Verbrennungen, bei Ekzemen und vielen weiteren Erkrankungen.
Bereits im 12. Jahrhundert zeigte sich Hilde-

gard von Bingen von der Heilwirkung der Ringelblume sehr begeistert. Sie bereitete schon eine Heilsalbe aus Schmalz und Ringelblumenblüten. Auch Pfarrer Kneipp, Eva Aschenbrenner und Maria Treben schwärmen von ihr.
Auch ich stelle nach dem Vorbild meiner Großmutter jedes Jahr im Sommer eine Ringelblumensalbe her. Jedoch verwende ich dazu Kokosfett (aus biologischem und fairem Anbau) anstatt Schweinefett, wie es meine Oma tat. Ringelblumensalbe hilft mir bei trockener Haut, Sonnenbrand, schlecht heilenden Wunden, Ausschlägen und Quetschungen. Wir verwenden sie auch gerne für unsere Hunde, beispielsweise im Winter, wenn die Haut ihrer Pfoten in der Kälte rissig wird.

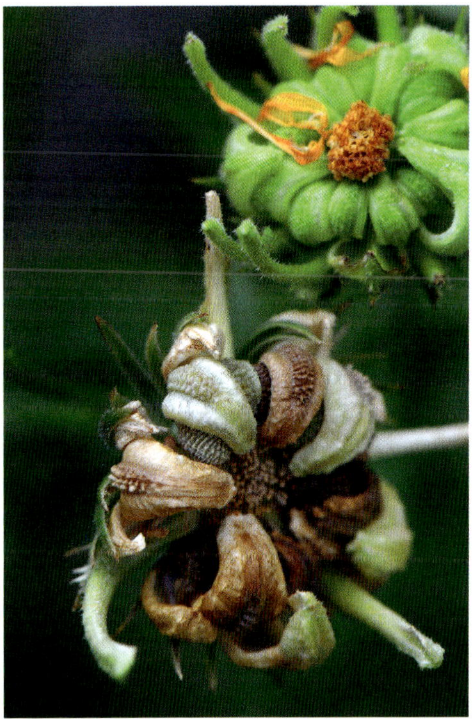

Ihren lustigen Namen hat die Blume von den ringelförmigen Samen.

Heilanwendung

Ringelblumensalbe

25 Ringelblumenblüten
250 g Bio-Kokosfett

Die Blüten gut ausschütteln, um Schmutz und Insekten zu entfernen.

Die Blütenblätter von den Stielen zupfen und in eine Schüssel füllen. Alle grünen Teile sollten entfernt werden.

Das Kokosfett erhitzen, aber nicht zum Kochen bringen. Das heiße Fett über die Blüten gießen und abgedeckt 3 Tage ziehen lassen.

Den Inhalt im Wasserbad wieder erwärmen und durch ein Sieb gießen. Gut ausdrücken. Die Salbe in ein sterilisiertes Schraubglas füllen und im Kühlschrank lagern.

Anwendung:
Als Wundsalbe, besonders auch für schlecht heilende Wunden geeignet.

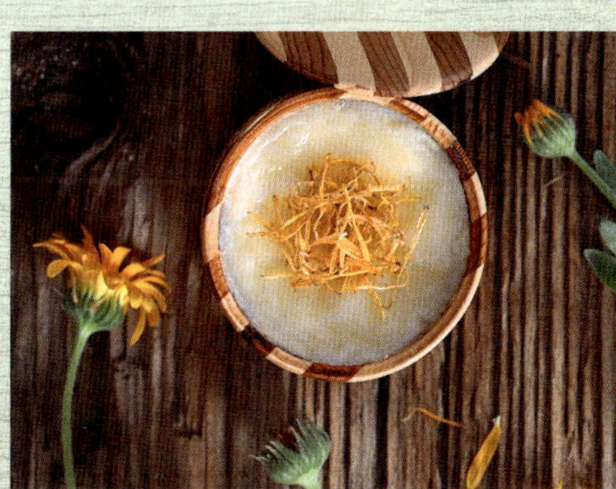

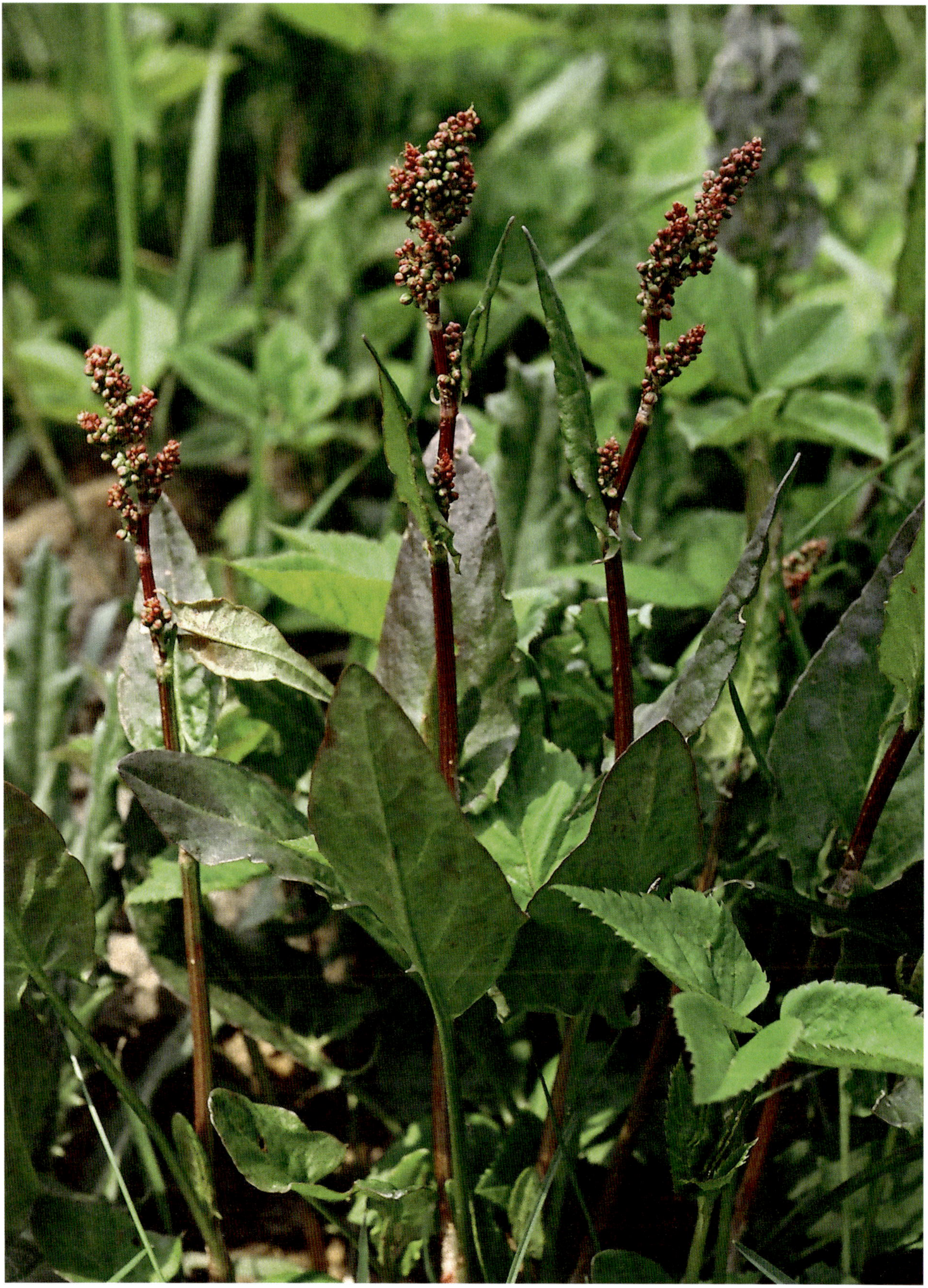

SAUERAMPFER

Sauer macht lustig – der Sauerampfer kann noch mehr: Er macht fit und verbessert die Haut. Aber auch dieses Gesundkraut sollte man nur in Maßen genießen.

»Ach, Vater, wir brauchen etwas zu essen, unser Kind hat Hunger!« »Ja, Mutter, ich gehe gleich Sauerampfer holen!« So oder so ähnlich muss es sich angehört haben, hätte man meine Freundin und mich bei einem unserer »Mutter-Vater-Kind-Spiele« belauscht. Meistens durfte ich die Mutter sein, und meine Freundin Nicole musste – weil sie kurze Haare hatte – als Vater herhalten. Genauso gern spielte ich aber mit den Jungs aus der Nachbarschaft, die waren eher für Räuber und Gendarm zu haben, für riskante Fahrrad-Wettrennen oder Verfolgungsjagden, die auch mal im Matsch enden konnten.

Sauer macht Spaß

Für Mutter-Vater-Kind brauchten wir aber unbedingt Sauerampfer. Das war eines der ersten Kräuter, die ich als Kind kennenlernte und das ich vor allen Dingen sicher erkannte und deshalb mit großer Vorliebe pflückte und naschte. Ich mochte nämlich alles, was sauer schmeckt. Und das sind die Blätter des Sauerampfers nun wirklich.
Wir aßen den Sauerampfer aber nur in Maßen, weil er halt so sauer war. Und das ist, wie ich heute weiß, sozusagen ein natürlicher Schutz. Sauerampfer enthält nämlich reichlich Oxalsäure, und diese ist in größeren Mengen giftig und kann bei Überdosierung zu Durchfällen und zu Nierenschäden führen. Aber das ist kein Grund, den Sauerampfer zu meiden: Er enthält auch viele Vitamine, vor allem reichlich Vitamin C. Solange man nicht täglich über einen längeren

Sauerampfer

Rumex acetosa

Erkennungsmerkmale:
bis 80 cm hoch
Blätter: länglich, pfeilförmig, fleischig
Blüten: unscheinbar, rötlich-grün, längliche lockere Rispe
Stängel: aufrecht, oft rot überlaufen
Standort:
feuchte Wiesen und Weiden
Verwendung:
frisch im Salat, als Suppe, in Kräutersaucen und Kräuterbutter
Konservierung nicht möglich, da das Aroma verloren geht
Sammelzeit:
April–November

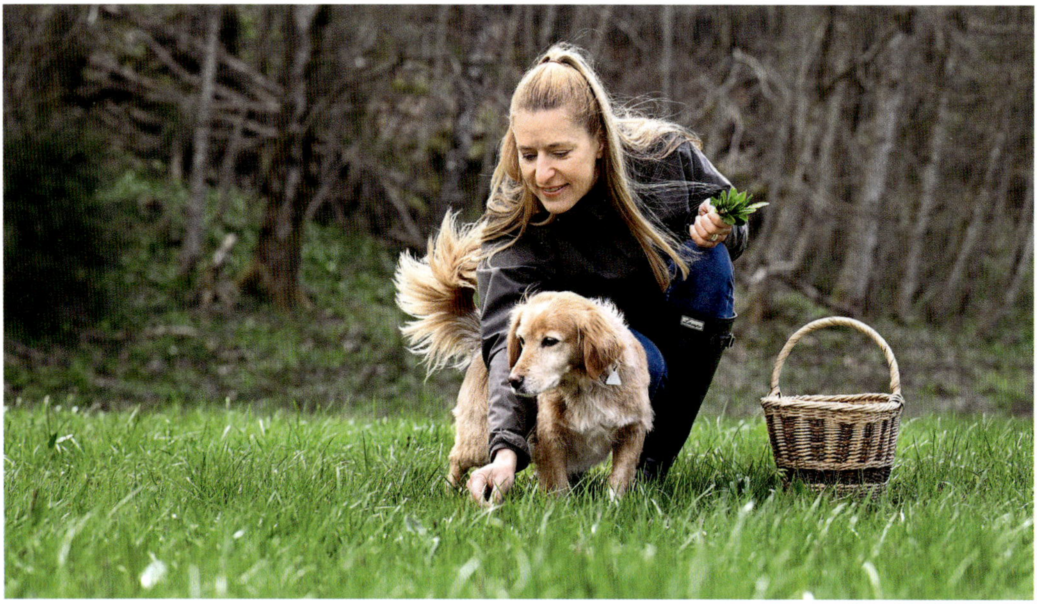

Schon früh im Jahr zeigen sich die ersten jungen, vitaminreichen Sauerampferblätter. Keri hilft mir beim Sammeln.

Tipp

So wirkt der Sauerampfer

3 Heilwirkungen:
blutbildend, blutreinigend
harntreibend
leicht abführend

3 Anwendungsgebiete:
Blutarmut
Pickel
Verdauungsprobleme

3 Inhaltsstoffe:
Vitamin C
Eisen
Gerbstoffe

Zeitraum viel Sauerampfer zu sich nimmt, ist er harmlos – das Gleiche gilt für die ebenfalls viel Oxalsäure enthaltenden Gemüsesorten Rhabarber, Spinat und Mangold. Noch unbedenklicher ist er, wenn man ihn nicht roh isst, zum Beispiel als Sauerampfersuppe. Durch das Abkochen wird die Oxalsäure schon mal reduziert, und wenn man das Kochwasser wegschüttet, sind auch die im Sud gelösten Oxalat-Salze entfernt.
Gibt man dann noch einen Schuss Sahne in die Suppe, kann man den Sauerampfer ganz entspannt genießen, denn das Kalzium in Milchprodukten bindet Oxalsäure.
Der ebenfalls sehr hohe Eisengehalt des Sauerampfers nützt uns aber leider wenig, denn die Oxalsäure bindet das Eisen, sodass es der Körper nicht aufnehmen kann.
Äußerlich kann man den Sauerampfer als Gesichtswasser gegen Pickel und Hautunreinheiten verwenden (siehe Seite 93).

Achtung!

Der Sauerampfer wird gern mit dem Stumpfblättrigen Ampfer *(Rumex obtusifolius)* verwechselt (Bild unten). Dieser wächst häufig auf überdüngten Wiesen und wird von den Bauern heftig bekämpft: Er wird vom Vieh verschmäht. Wenn er mangels Alternativen doch gefressen wird, kann er Beschwerden verursachen. In Notzeiten wurde er allerdings auch von Menschen gegessen. Unterschied zum Sauerampfer: Seine Blätter sind viel größer, nicht pfeilförmig, sie schmecken nicht sauer.

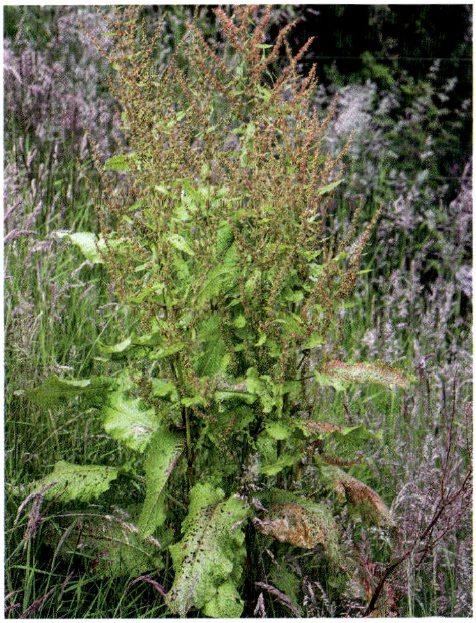

Der Stumpfblättrige Ampfer wird oft mit Sauerampfer verwechselt.

Heilanwendung

Frühjahrskur mit Sauerampfer

Frische junge Sauerampferblätter

Im Frühling täglich 2–3 junge Sauerampferblätter essen. Ältere Sauerampferblätter nicht mehr roh essen, sie enthalten mehr Oxalsäure.

Anwendung:
Die Vitamin-C-reichen Blätter wirken vitalisierend und blutreinigend. Die Kur maximal 2 Wochen lang durchführen.

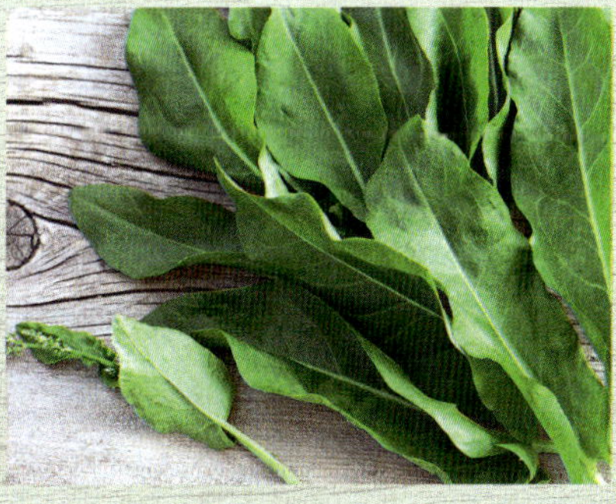

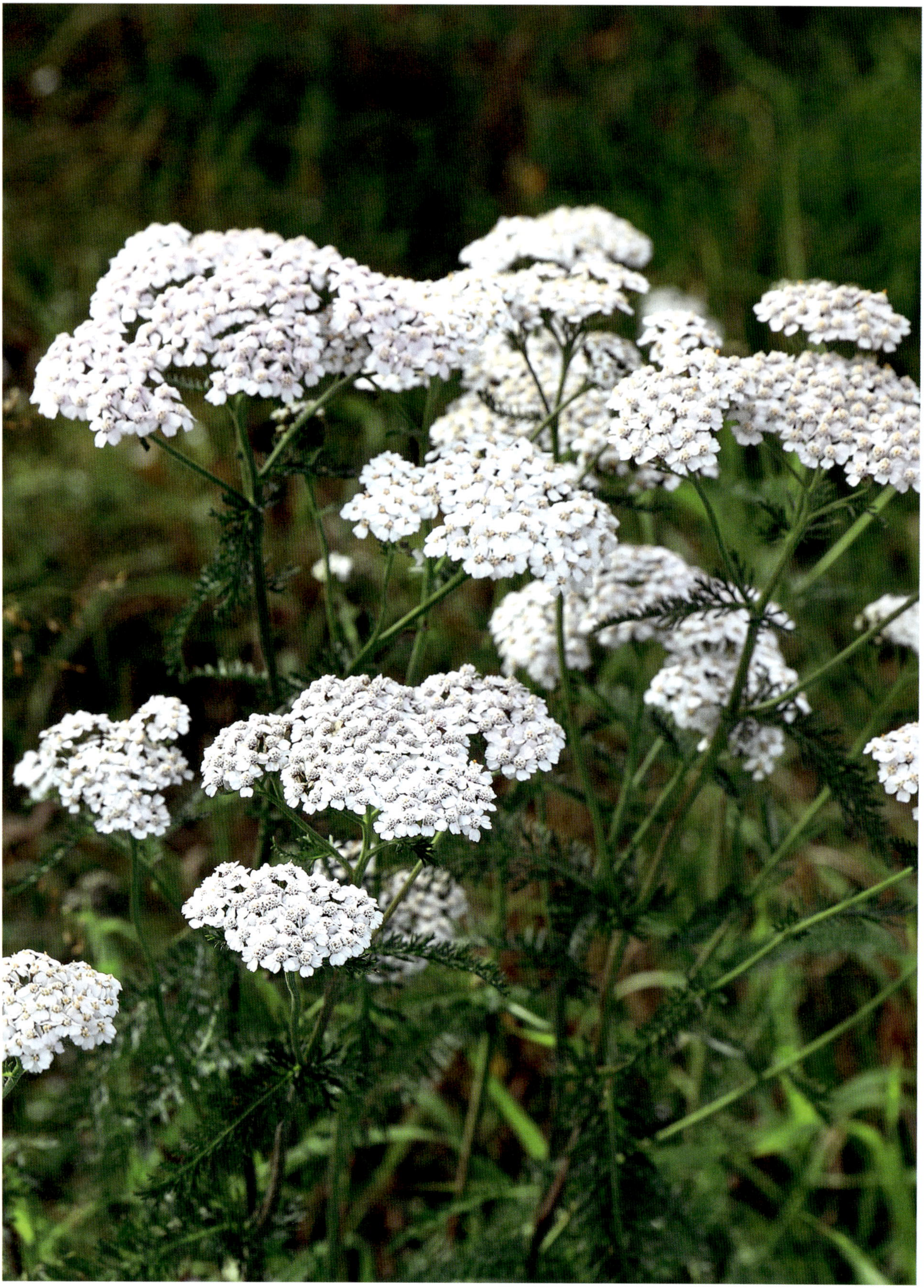

SCHAFGARBE

Aromatisch, würzig, herb – so schmeckt die Schafgarbe im heilsamen Tee. Vor allem als Frauenheilkraut ist die verbreitete Pflanze bekannt.

Maria Treben beschreibt die Schafgarbe als »Heilkraut für Frauen«, und Eva Aschenbrenner bezeichnet sie als »Wunderheiler« und »Bauchwehkraut«. »Ich kann die Schafgarbe den Frauen nicht genug empfehlen« schreibt Maria Treben und zitiert den berühmten Pfarrer Kneipp, der gesagt haben soll: »Viel Unheil bliebe den Frauen erspart, würden sie ab und zu einmal zu Schafgarbe greifen!« Ob es um unregelmäßige oder schmerzhafte Monatsblutung bei jungen Mädchen und Frauen geht oder um Unruhe und Hitzewallungen in den Wechseljahren: Die Schafgarbe hilft, am besten als Tee und zusätzlich als Sitzbad.

Das Kraut des Achilles

Früher galt die Schafgarbe als Allheilkraut – schon der legendäre Held der Antike, Achilles, soll sie zur Heilung seiner Wunden eingesetzt haben. Von ihm hat sie auch ihren botanischen Namen. Aber nicht nur als Wundheilkraut, auch gegen Migräne, Verdauungsbeschwerden, Gelenk- und andere Entzündungen wird die Schafgarbe eingesetzt. Wohltuend ist Schafgarbentee auch einfach bei einem unwohlen Gefühl im Magen.
Die vielen Heilwirkungen der Schafgarbe sind nur ein Grund, warum man diese Pflanze unbedingt kennen sollte. Sie hat noch dazu ein sehr besonderes Aroma, das man auch in der Küche einsetzen kann.
Als Tee bereichert sie meine Kräutermischung, doch schmeckt auch reiner Schafgarbentee fein, denn das Kräutlein enthält besonders viele ätherische Öle, die ihr den

Schafgarbe

Achillea millefolium

Erkennungsmerkmale:
bis 80 cm hoch
Blüten: weiß bis rosa, würzig duftend
Blätter: länglich, fein gefiedert, dunkelgrün
Standort:
Wiesen, Wegränder, Weiden, eher trockene Standorte
Verwendung:
Salat, als Würze in der Küche, Tee, Likör
Sammelzeit:
Blüten: Juni–August
Blätter: März–Juni

einzigartigen Geschmack verleihen.
Meine Mutter hat mich als Kind oft abends losgeschickt, um Kräuter für den Tee zu sammeln. Als sechsköpfige Familie leisteten wir uns keine Limonaden, es gab immer reichlich Tee aus selbst gesammelten Kräutern. Und für die Schafgarbe musste ich nicht weit laufen – in unserem Garten im Vogtland blüht noch heute die Schafgarbe direkt vor unserer Terrasse.
Inzwischen pflückt mir mein Vater immer ein Säckchen voll Schafgarbe aus der Heimat für meinen Kräutertee – auch wenn es im Chiemgau reichlich Schafgarbe gibt. Aber die vogtländische Ernte meines Vaters ist immer etwas Besonderes für mich. Die kommt dann in meine bayerische Teemischung. Schafgarbe lässt sich nämlich sehr gut trocknen, am

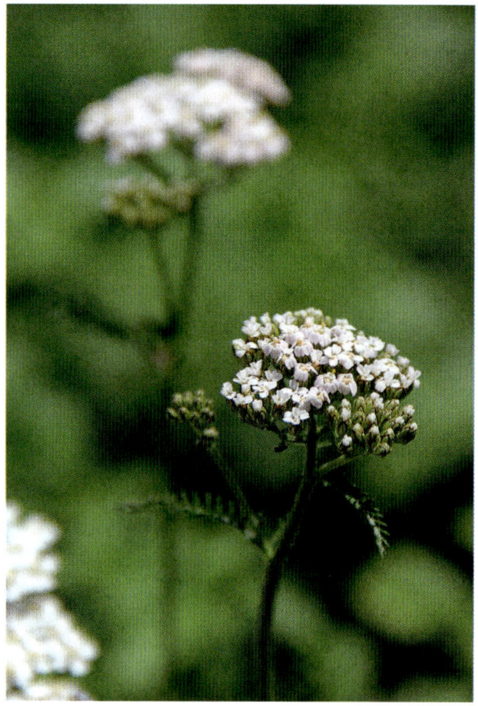

Schafgarbenkraut und -blüten helfen unter anderem bei Frauenleiden.

Tipp

So wirkt die Schafgarbe

3 Heilwirkungen:
blutstillend
krampflösend
antibiotisch

3 Anwendungsgebiete:
Frauenkrankheiten
Wechseljahrsbeschwerden
Blähungen und Verdauungsbeschwerden

3 Inhaltsstoffe:
ätherische Öle
Bitterstoffe
Gerbstoffe

besten die ganzen Stängel in lockeren Büscheln aufgehängt im luftigen Schatten. Manchmal zupfe ich auch nur die Blüten ab und lege sie zum Trocknen aus.

Federgleiche Fiederblättchen

Bereits ab März schieben sich die dunkelgrünen, länglichen Schafgarbenblätter aus dem Boden, fein gefiedert wie kleine Federn. Der zweite Teil ihres lateinischen Namens, »millefolium«, heißt nicht umsonst »tausendblättrig«. Später, im frühen Sommer, entwickelt die Pflanze kerzengerade, aufrechte Stängel, an deren Spitze ab etwa Juni die weißen oder rosafarbenen Blütenkörbchen thronen. Sie verströmen einen herrlich würzigen Duft und laden förmlich ein, sie zu

pflücken. Viele kleine, einzelne Blüten bilden optisch einen gemeinsamen Blütenstand, eine sogenannte Trugdolde. Diese duften nicht nur aromatisch, sondern schmecken auch herrlich würzig und herb.
Sammeln sollte man sie idealerweise erst, wenn die Sonne im Sommer den morgendlichen Tau getrocknet hat. Um die Mittagszeit oder am frühen Nachmittag ist die Konzentration der wertvollen ätherischen Öle in den Blüten am höchsten.

Auch auf dem Teller ein Genuss

Die Schafgarbe ist in diesem Buch in einigen meiner Rezepte wiederzufinden. Ich verwende bereits im Frühjahr die zarten Blätter im Wildkräutersalat. Später im Jahr wandern dann die hübschen Blüten in meine Küche, die ebenfalls nicht nur sehr dekorativ sind, sondern auch eine feine Würze in Salat und andere Speisen bringen.

Achtung!

Verwechseln kann man die Schafgarbe allenfalls mit zarten, weißen Doldenblütlern. Gefährlich wäre hier besonders der giftige gefleckte Schierling! Dieser ist ausgewachsen aber deutlich größer als die Schafgarbe. Eindeutig unterscheiden lassen sich die Pflanzen an den Blättern, aber auch am Geruch.
Die Schafgarbe ist für Menschen, die auf Korbblütler allergisch reagieren, nicht zuträglich.

Heilanwendung

Schafgarbentee

1 gehäufter TL getrocknete oder frische Schafgarbe (Blätter und Blüten)

Die Schafgarbe mit 250 ml kochendem Wasser übergießen, zugedeckt 10 Minuten ziehen lassen, abseihen und schluckweise trinken.

Anwendung:
Bei Magen-Darm-Verstimmung, unklaren Magenschmerzen, leicht krampflösend, entzündungshemmend. Als Magentee auch gemischt mit Melisse und/oder Kamille.
Schafgarbentee hilft auch bei Unterleibskrämpfen/-schmerzen während/vor der Periode.

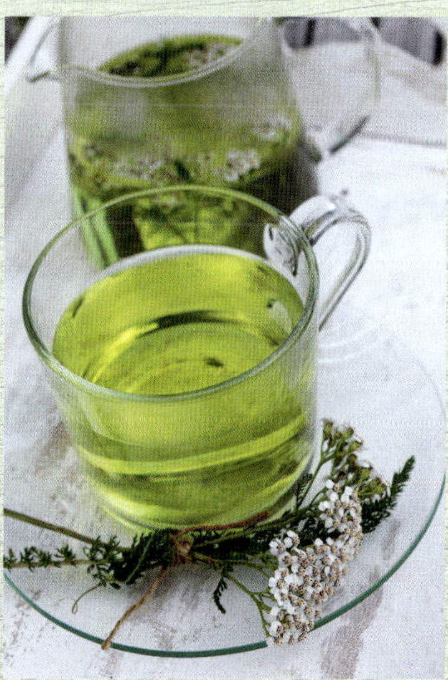

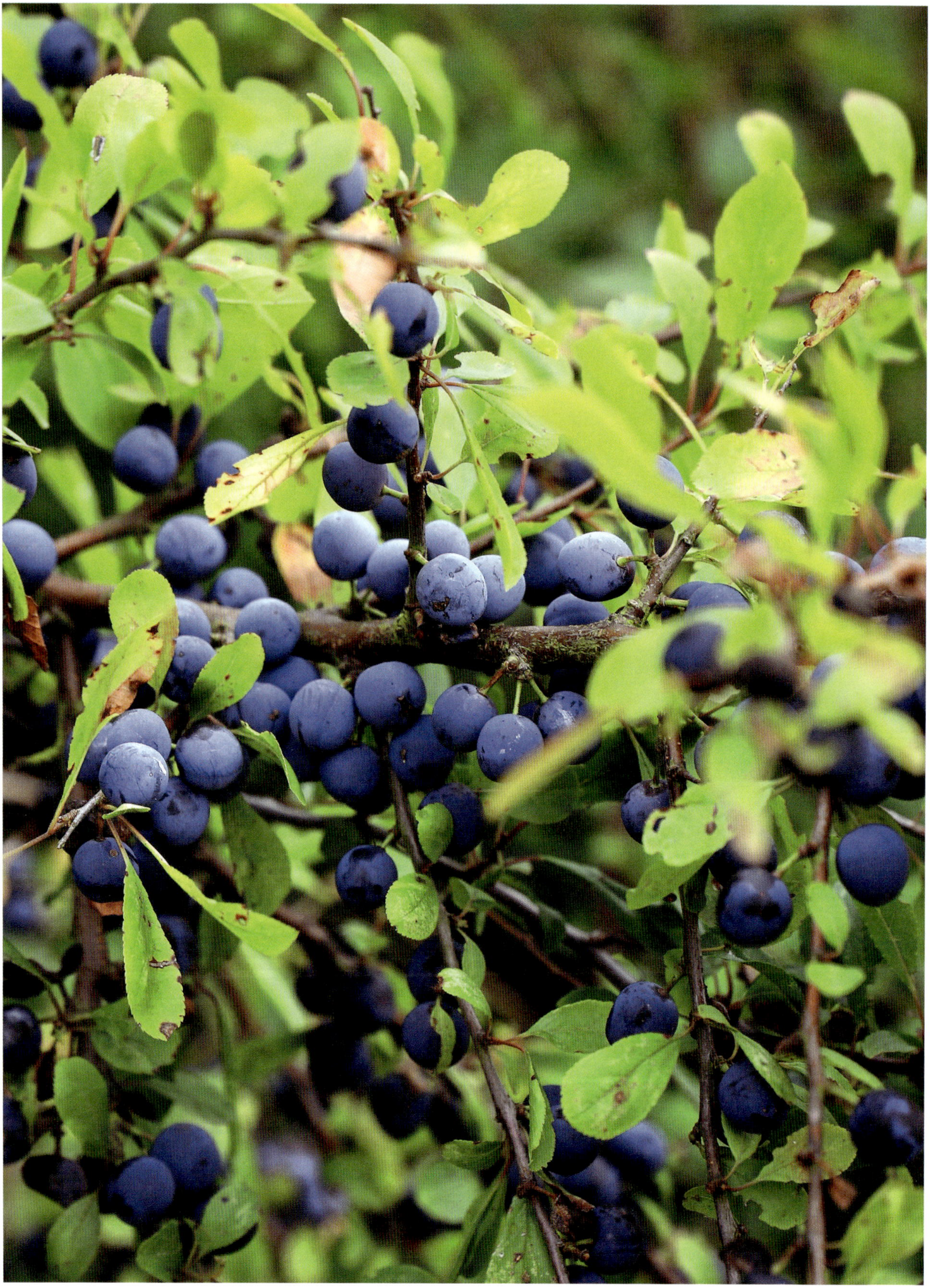

SCHLEHE

Wenn es im frühen Jahr weiß leuchtet vom Waldrand, dann blüht die Schlehe. Im Herbst ernten wir die blauen, beerenähnlichen Früchte.

Im Frühjahr gehört die Schlehe zu den ersten Sträuchern, die ihre Blüten öffnen – um schneller zu sein als die Konkurrenten, wenn es um die frühen Bestäuber geht. Vor den Blättern schieben sich an den noch winterkahlen Zweigen zunächst kugelige Knospen hervor, die dann in strahlendem Weiß erblühen und aus Hecken und von Waldrändern weithin leuchten. Die Blüten sollte man für einen heilsamen Tee ernten, der leicht abführend wirkt.
Im Herbst haben sich die Blüten in Früchte verwandelt, die blau bereift dicht an dicht direkt an den Zweigen sitzen. Die Schlehenfrüchte erinnern vom Aussehen und von ihrer Größe her an blaue Trauben, jedoch ist die Frucht der Schlehe die Urform der heutigen Pflaume.

Gegen Hexen und alles Böse

Früher galt die Schlehe – wohl ihrer langen, spitzen Dornen wegen – als magische Pflanze. Ihre Dornen haben ihr zum botanischen Namen verholfen: *Prunus* heißt Pflaume oder Pflaumengewächs, und *spinosa* bedeutet »dornig, stachelig«.
In der Mythologie spielte sie eine große Rolle, da sie vor Hexen, Blitzen und dunklen Mächten schützen sollte. Daher wurde sie, wie auch Weißdorn und Holunder, oft in die Nähe von Haus und Hof gepflanzt.

Schlehe

Prunus spinosa

Erkennungsmerkmale:
bis 3 m hoch
Rinde: schwarz
Blüten: weiß
Blätter: oval, bis 5 cm lang, am Rand leicht gezackt
Dornen: kräftige, spitze Dornen, bis 2 cm lang
Früchte: haselnussgroß, erinnern an Beeren oder Trauben, im Frühherbst grün, dann tiefblau
Standort:
Sonne, Halbschatten
Wegränder, Waldränder
Verwendung:
Blüten: Tee
Blätter: getrocknet als Küchengewürz
Beeren: Likör, Saft
Sammelzeit:
Blüten: März–Mai
Blätter: Mai
Früchte: Spätherbst, Winter

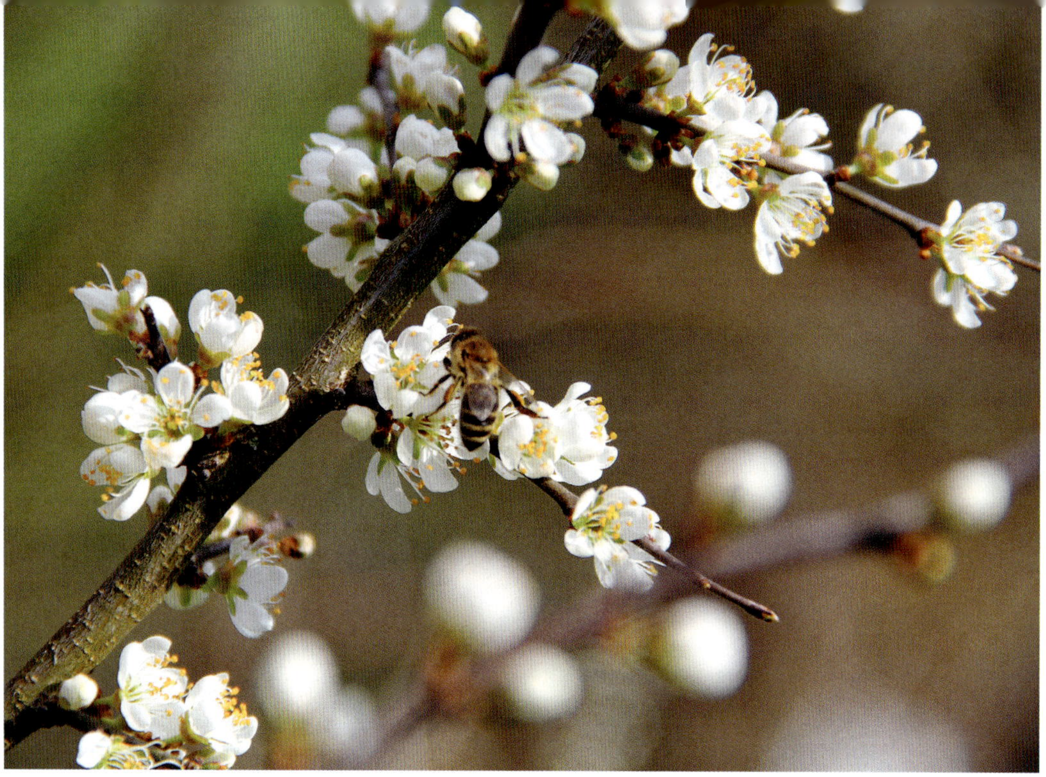

Die Schlehe gehört zu den ersten Frühblühern, oft schon im März, und ist dadurch eine wichtige Bienenweide.

Tipp

So wirkt die Schlehe

3 Heilwirkungen:
schleimlösend
krampflösend
entzündungshemmend

3 Anwendungsgebiete:
Erkältungen
Harnwegsinfektionen
Magenprobleme, Verdauungsstörungen

3 Inhaltsstoffe:
Gerbstoffe
Flavonoide
Vitamine A, B1, B2, B6

Sogar in den Harry-Potter-Filmen und -Büchern spielt die Schlehe eine tragende Rolle, denn die Zauberstäbe werden aus »Schwarzdorn-Holz« gemacht, das besonders hart ist und deshalb früher tatsächlich gern für Schnitzarbeiten verwendet wurde. Schwarzdorn heißt der Schlehenstrauch auch, weil seine Rinde sehr dunkelbraun, fast schwarz gefärbt ist.

Sylvias Schlehenlikör

Von meiner Freundin Sylvia bekomme ich jedes Jahr zu Weihnachten ein Paket mit selbst gemachten Köstlichkeiten. Unter anderem ist auch ein Fläschchen Schlehenlikör dabei. Sylvia ist auch so ein Naturmensch und ärgert sich oft, dass die Menschen den Gaben der Natur so wenig Beachtung schenken und oft genug Früchte am Baum vergammeln oder unterm Baum nicht aufgesammelt und verarbeitet werden, weil sich niemand mehr dafür interessiert.

Achtung!

Der Kern der Schlehenfrucht enthält Blausäure. Wenn man zu viel davon verzehrt, kann es zu Vergiftungserscheinungen führen.

An Schlehen hingegen sind viele Lebewesen interessiert – vor allem die Beerenfresser unter den Vögeln. Sie sind jedoch so schlau, sich erst nach dem ersten Frost über die Früchtchen herzumachen, da diese durch die ersten Fröste süßer werden. Vorher geerntet, schmeckt man deutlich die herbe, zusammenziehende Wirkung der Gerbstoffe. Erst durch den Frost wird sie abgemildert. Wer den Vögeln zuvorkommen will und auch etwas vom Beerensegen abbekommen möchte, kann die Früchte vor dem Frost pflücken und sie mindestens eine Nacht lang in die Gefriertruhe legen. Dann kann man die Beeren sogar unverarbeitet verzehren, sollte jedoch darauf achten, den Kern unverletzt zu entfernen, denn er enthält Blausäure.

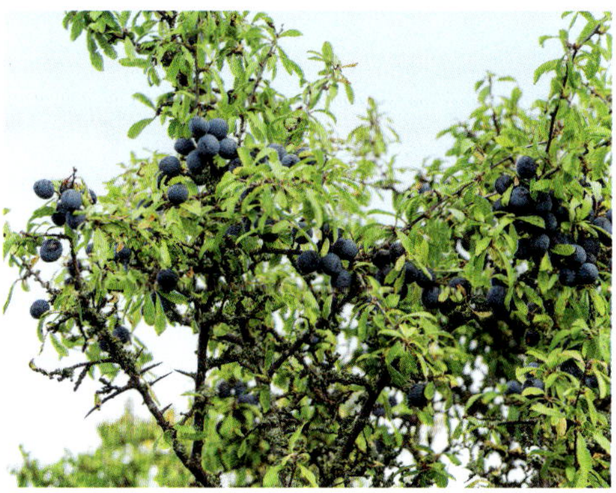

Die langen, dunklen Dornen haben der Schlehe zu ihrem Namen Schwarzdorn verholfen.

Heilanwendung

Schlehen-Oxymel

je 50 g Schlehenfrüchte, Hagebutten, frische Himbeertriebe
150 ml Apfelessig
450 g Honig

Schlehen und Hagebutten waschen, trocken tupfen und einfrieren.

Die Himbeertriebe ebenfalls waschen, trocken tupfen und in ein ausreichend großes steriles Glas füllen. Apfelessig und Honig unterrühren.

Am nächsten Tag die Früchte aus dem Gefrierfach holen und in das Glas geben. Die Früchte, sobald sie aufgetaut sind, mit einem Löffel etwas zerdrücken, sodass der Saft austreten kann. Dabei darauf achten, dass der Kern nicht verletzt wird.

Das Glas für 3–4 Wochen an einen kühlen, dunklen Ort stellen, täglich einmal schütteln oder umrühren.

Abseihen und in eine dunkle, sterile Flasche füllen. Im Kühlschrank hält sich das Oxymel bis zu einem Jahr.

Anwendung:
Täglich 2–3 TL davon auf nüchternen Magen eingenommen sind ein absoluter Immun-Booster.

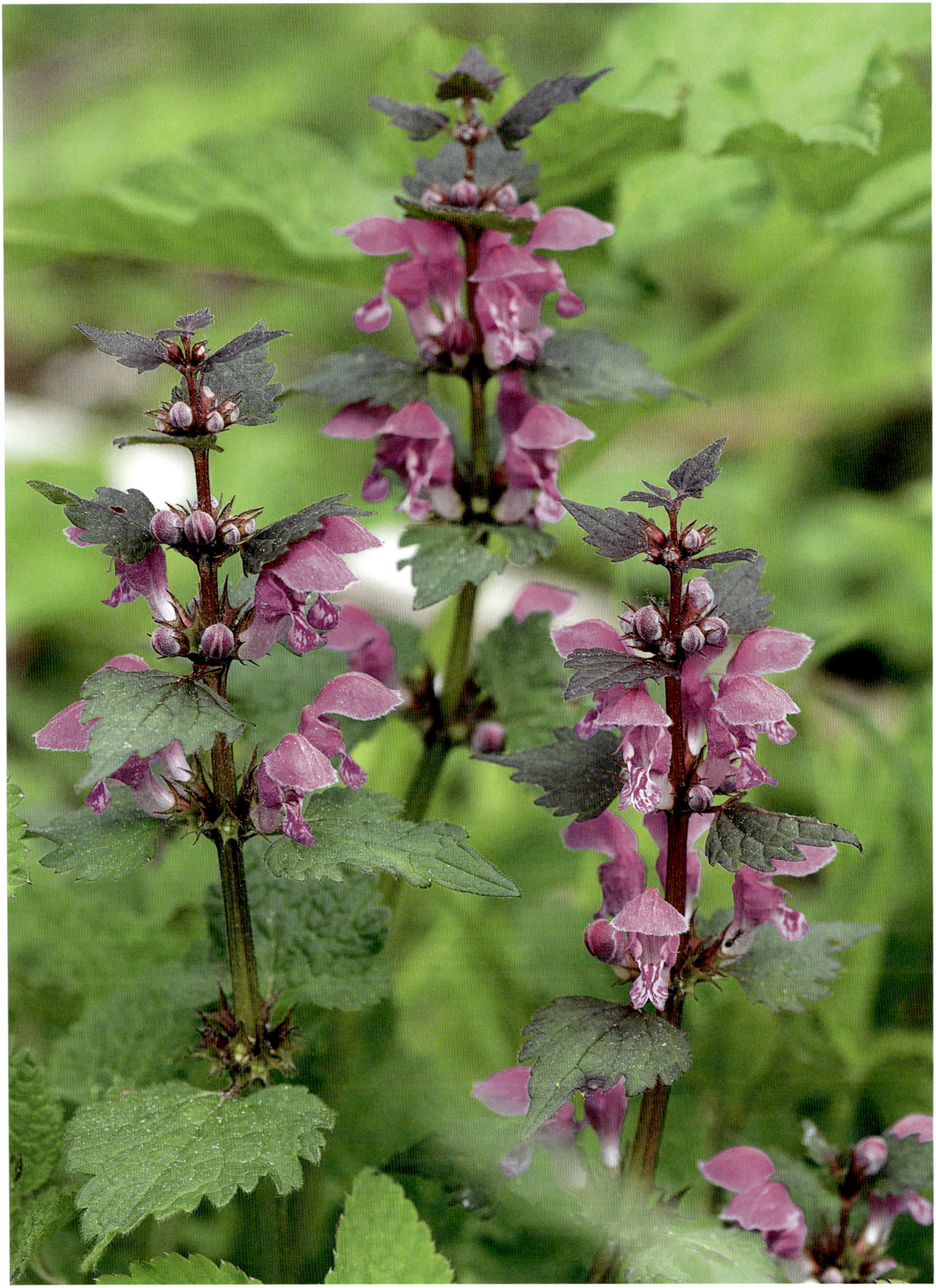

TAUBNESSEL

Die Blüten der Taubnessel sind ein kleiner süßer Snack, wenn man unterwegs ist in der Natur. Die Pflanze kann aber noch mehr: Sie wirkt bei Schlaflosigkeit und Bronchitis.

Solange es nicht stürmte, in Strömen goss oder hagelte, war ich als Kind eigentlich immer draußen. Es war gar nicht nötig, dass meine Mutter mich an die sprichwörtliche frische Luft schicken musste. Schlechtes Wetter gab es für uns Kinder nicht, zumindest musste es draußen schon sehr schlimm zugehen, dass man nicht rauswollte. Meine Freunde aus dem Dorf und ich liebten es, über die Wiesen und Felder zu stromern. Der Wald war sozusagen mein Kinderzimmer. Gemeinsam mit anderen Kindern aus dem Dorf erlebte ich jeden Tag neue Abenteuer. Das hört sich nach einer Kindheit wie in Bullerbü an, nach einer perfekten, einer glücklichen Kindheit – und das war sie auch. Dass ich in und mit der Natur aufwachsen konnte, dafür bin ich heute sehr dankbar. Ob ein Fahrradrennen über die Feldwege oder absurde Mutproben – irgendwas fiel uns damals immer ein. Wenn sich dann Hunger und Durst meldeten, liefen wir nicht gleich nach Hause. Den ersten Appetit konnten wir in der Natur stillen. Eine unserer Lieblingsnaschereien waren die Taubnesseln, die gab es schließlich fast überall an den Wald- und Wiesenrändern. Wir zupften die kleinen Blüten ab und saugten zunächst genüsslich an ihnen, dann verspeisten wir die kleinen Blüten. Sie haben einen leicht süßlichen Geschmack, und wir stellten uns vor, dass die Bienen und Hummeln, die ebenfalls gern Taubnesselblüten besuchten, den gleichen Genuss hatten wie wir. Guter Nebeneffekt: Auf diese Weise bekamen wir auch eine Portion Mineralien wie Kalium, Magnesium, Eisen und Zink.

Taubnessel

(Weiße, Gefleckte, Gelbe T.)

Lamium album, L. maculatum, L. galeobdolon

Erkennungsmerkmale:
20–50 cm hoch
Blätter: ähneln der Brennnessel, brennen jedoch nicht
Blüten: Lippenblüten weiß, violett bis purpurrot, gelb
Stängel: hohl
Standort:
halbschattig, Wald, unter Büschen und Bäumen
Verwendung:
Tee, Likör, Gemüse, Salat
Sammelzeit:
April–Juli

Nessel ohne Verbrennungsgefahr

Die Blätter der Taubnessel ähneln der der Brennnessel, doch sind die Pflanzen nicht miteinander verwandt.
Taubnesseln findet man in ganz unterschiedlichen Blütenfarben von Weiß bis Rosa, Violett, gefleckt und sogar Gelb. Maria Treben schreibt der Gelben Taubnessel, auch Goldnessel oder Zauberkraut genannt, in ihrem Heilkräuterbuch eine besondere Heilkraft zu. Sie hilft gegen verschiedenste Frauenkrankheiten, Blasenentzündung, Bronchitis und Schlaflosigkeit.
Besonders heilwirksam soll nach traditioneller Überlieferung die Weiße Taubnessel sein, man verwendet ihre Blätter und ihre Blüten. Essbar sind aber alle Taubnesselarten, gleich welcher Blütenfarbe. Taubnesselblätter enthalten zum Beispiel – wie die meisten Wildkräuter – wesentlich größere Mengen an Vitamin C als unsere Kultur-Blattsalate. Deshalb sollte man, wenn möglich, immer eine Handvoll Wildkräuter in die Salatschüssel mischen und sich so jeden Tag eine schöne Portion »wilde« Vitamine gönnen.
Ich verwende die Taubnessel nicht nur im Salat oder als Gemüse, sondern vor allem auch getrocknet in meiner Teemischung und im 21-Kräuter-Likör.

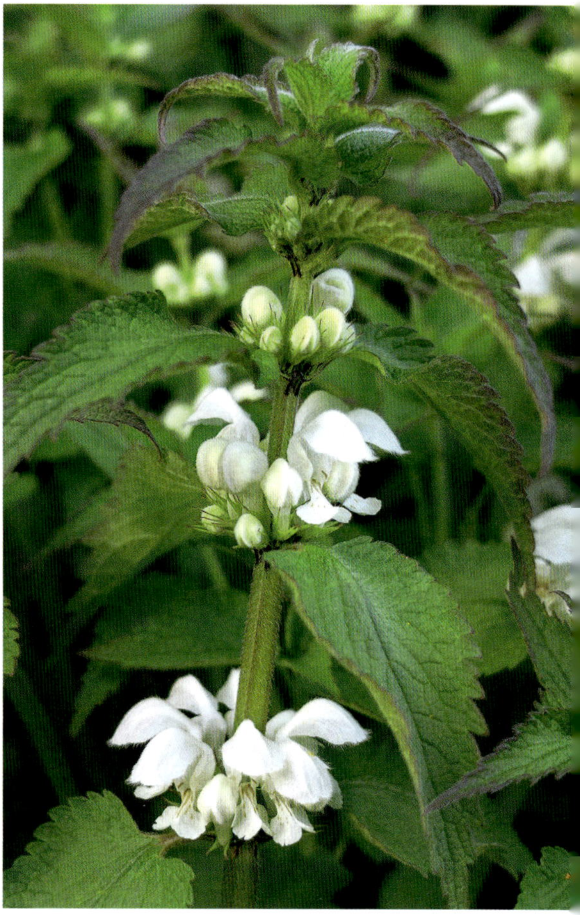

Taubnesseln gibt es mit rosaroten, lila, gefleckten, weißen und gelben Blüten. Alle Arten sind heilkräftig.

Tipp

So wirkt die Taubnessel

3 Heilwirkungen:
antibakteriell
harntreibend
schleimlösend

3 Anwendungsgebiete:
Bronchitis
Menstruationsbeschwerden
Schlaflosigkeit

3 Inhaltsstoffe:
ätherische Öle
Vitamine
Saponine

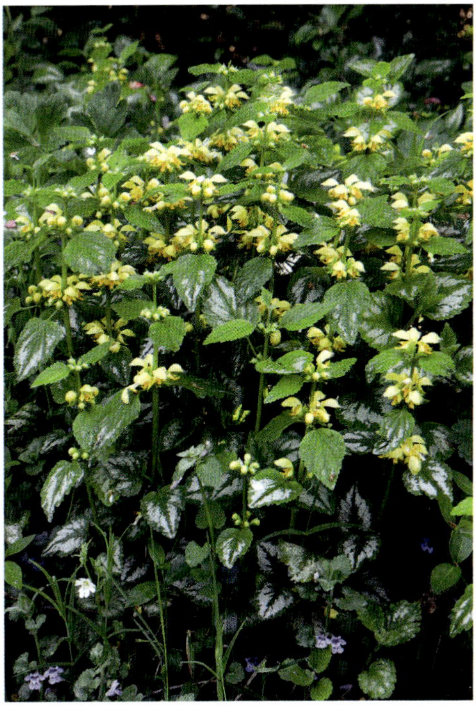

Die gelb blühende Taubnessel oder Goldnessel wird gern im Garten angebaut.

Achtung!

Es gibt verschiedene Taubnesselarten, die allesamt essbar und heilkräftig sind. Die Verwechslung mit der Brennnessel ist ebenfalls nicht problematisch, außer, dass man beim Sammeln von ihren feinen Brennhaaren gebrannt werden kann.
Aber auch die Taubnesseln sollte man nur in Maßen genießen! Die Tagesdosis von 2–3 Tassen Tee sollte nicht überschritten werden.

Heilanwendung

Taubnesseltee

Frische oder getrocknete Taubnesselblätter und -blüten

1 EL Taubnessel mit 250 ml heißem, aber nicht kochendem Wasser überbrühen. Zugedeckt 10 Minuten ziehen lassen, abseihen und schluckweise trinken.

Anwendung:
2–3 Tassen täglich wirken auswurffördernd bei Husten und Bronchitis, entzündungshemmend bei Hals- und Rachenentzündung, Magen- und Darmbeschwerden, Harnwegsinfekten, besonders auch bei immer wiederkehrenden Blasenentzündungen.

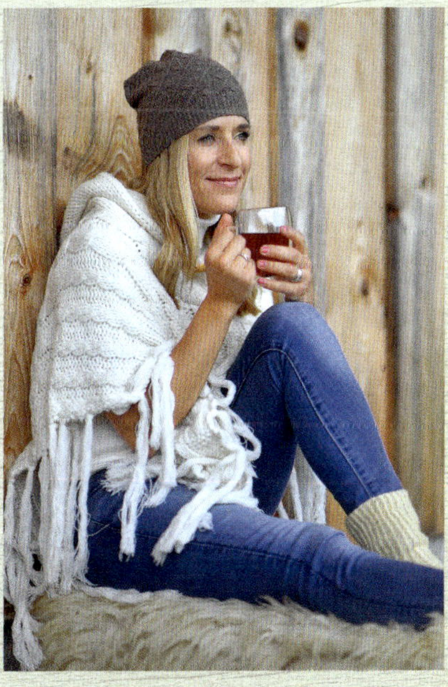

KRÄUTER SAMMELN UND KONSERVIEREN

Kräuter sammeln ist meine Leidenschaft von Kindesbeinen an. Mit bestimmten Pflanzen bin ich deshalb seit jeher vertraut. Unbekannte habe ich mir erst mal von Kennern zeigen lassen – das rate ich allen: Was man nicht kennt, bitte stehen lassen!

WO SAMMELN?

Ich sammle in Wäldern, auf Almen, an abgelegenen Wegen und auf Wiesen oder in Parks, nicht aber an Straßenrändern und immer weit genug entfernt von stark befahrenen Straßen. An Feldrändern sollte man sicher sein, dass keine giftigen Pflanzenschutzmittel eingesetzt wurden.

WANN SAMMELN?

Am besten an einem sonnigen Morgen sammeln oder am Vormittag, sobald die Sonne den Tau abgetrocknet hat. Zum Trocknen darf das Sammelgut nicht feucht sein, für Salat ernte ich auch bei Regen.

WIE SAMMELN?

Man verwendet beim Sammeln am besten einen Korb oder eine Stofftasche. Plastikbeutel sind nicht geeignet. Wichtig ist, dass man Pflanzen nicht achtlos ausreißt, am besten mit Messer oder Schere abschneiden. Nicht zu viel an einer Stelle sammeln, immer einige Pflanzen stehen lassen, damit sie sich an dem Platz vermehren können. Früchte sollen reif, Blüten schön aufgeblüht und Blätter jung und unverletzt sein.

FUCHSBANDWURM?

Eine Infektion mit dem Fuchsbandwurm kann zwar tatsächlich lebensgefährlich werden, doch ist es sehr unwahrscheinlich, sich durch Beeren oder Kräuter zu infizieren. »Bislang gibt es keine eindeutigen Hinweise darauf, dass das Sammeln und Essen von Beeren oder Pilzen die Infektionsgefahr erhöht«, so der Berufsverband Deutscher Internistinnen und Internisten.

WO AUFBEWAHREN?

Ich kaufe Gläser nicht extra, sondern sammle das ganze Jahr über geeignete Gefäße für Marmelade, Saucen, Liköre und was sonst noch alles abgefüllt werden muss. Bei Schraubgläsern achte ich darauf, dass der vorherige Inhalt keinen Geruch im Glas hinterlassen hat.

SO STERILISIERE ICH GLÄSER:

1. Die Gläser in heißem Wasser mit Spülmittel einweichen, dann gründlich auswaschen.
2. Mit klarem Wasser spülen und ins leere, saubere Spülbecken stellen.
3. Kochendes Wasser in die Gläser füllen. Die Deckel in einem kleinen Topf ebenfalls mit kochendem Wasser übergießen.

WIE KONSERVIEREN?

Trocknen:

Ich besitze ein Trockengestell, das ist natürlich ideal. Man kann aber auch einen Korb

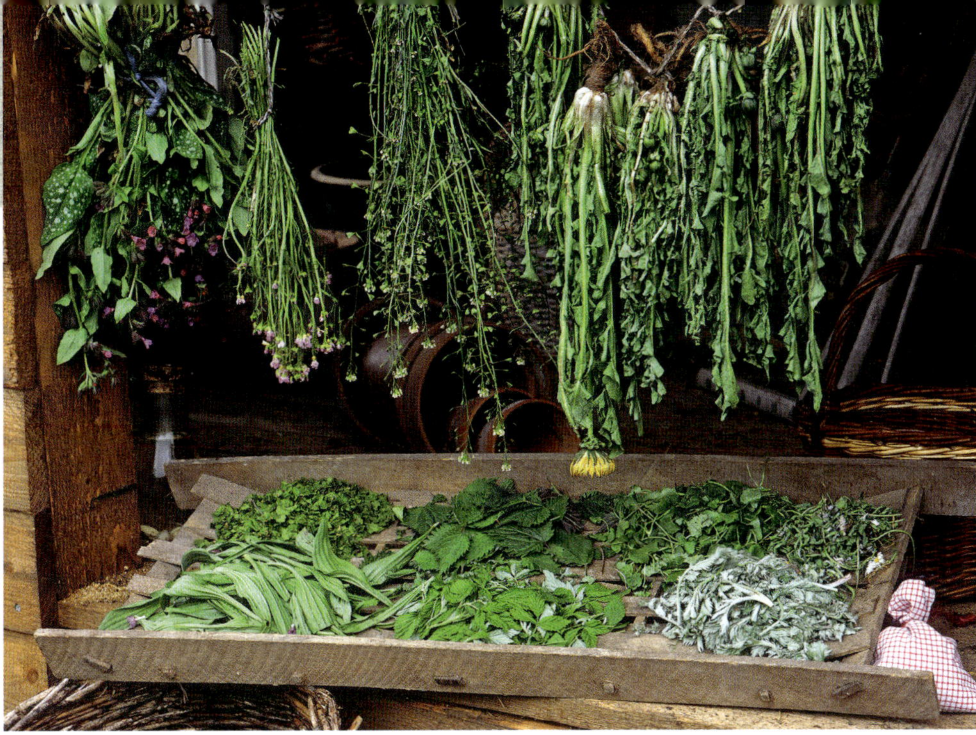

Kräuter sollten locker ausgebreitet und nicht zu dicht gebündelt im Schatten getrocknet werden.

oder ein Tablett (ausgelegt mit einem Baumwolltuch) verwenden oder die Kräuter zu einem Strauß binden und auf dem Dachboden oder an einem warmen, trockenen Ort aufhängen. Wichtig ist, dass sie genug Luft bekommen, damit sie nicht schimmeln. Kräuter nie in der prallen Sonne trocknen, sondern im luftigen Schatten. Aufbewahrt werden meine Kräuter in großen Metalldosen. Alternativ kann man auch Gläser oder Papier- und Stofftaschen verwenden.

Schnapsansatz:

Für einen Schnapsansatz legt man Kräuter, Blüten, Früchte und Wurzeln in mindestens 40 %igen Alkohol ein. Bitte keinen billigen »Fusel« verwenden, denn damit kann kein gutes Endprodukt herauskommen. Ich verwende am liebsten Grappa, man kann auch Korn, Wodka oder andere Schnäpse nehmen. Obstler und Gin haben einen starken Eigengeschmack und überdecken den Geschmack des Krautes. Man kann auch hochprozentigen Alkohol wie Weingeist (Ethanol) verwenden, er muss aber vor dem Verzehr verdünnt werden.

Einfrieren, Einlegen & Co.

Man kann Kräuter natürlich auch einfrieren. Das empfiehlt sich besonders bei den Kräutern, die beim Trocknen ihr Aroma weitgehend einbüßen, etwa Bärlauch, Giersch und Sauerampfer.

Das Einlegen in Essig oder Öl ist eine weitere Möglichkeit: Einfach Kräuterzweige in eine Flasche mit Essig oder Öl stecken und einige Wochen ausziehen lassen.

Pesto kann man aus fast allen Kräutern herstellen, etwa nach den Rezepten auf den Seiten 146 und 147. Pesto kann in kleinen Gläschen eingefroren werden.

Oxymel ist meine neueste Leidenschaft. Die Kräuter werden hier mit Essig und Honig ausgezogen (Seite 121). In dem Wort stecken die griechischen Bezeichnungen für Säure (oxy) und Honig (mel).

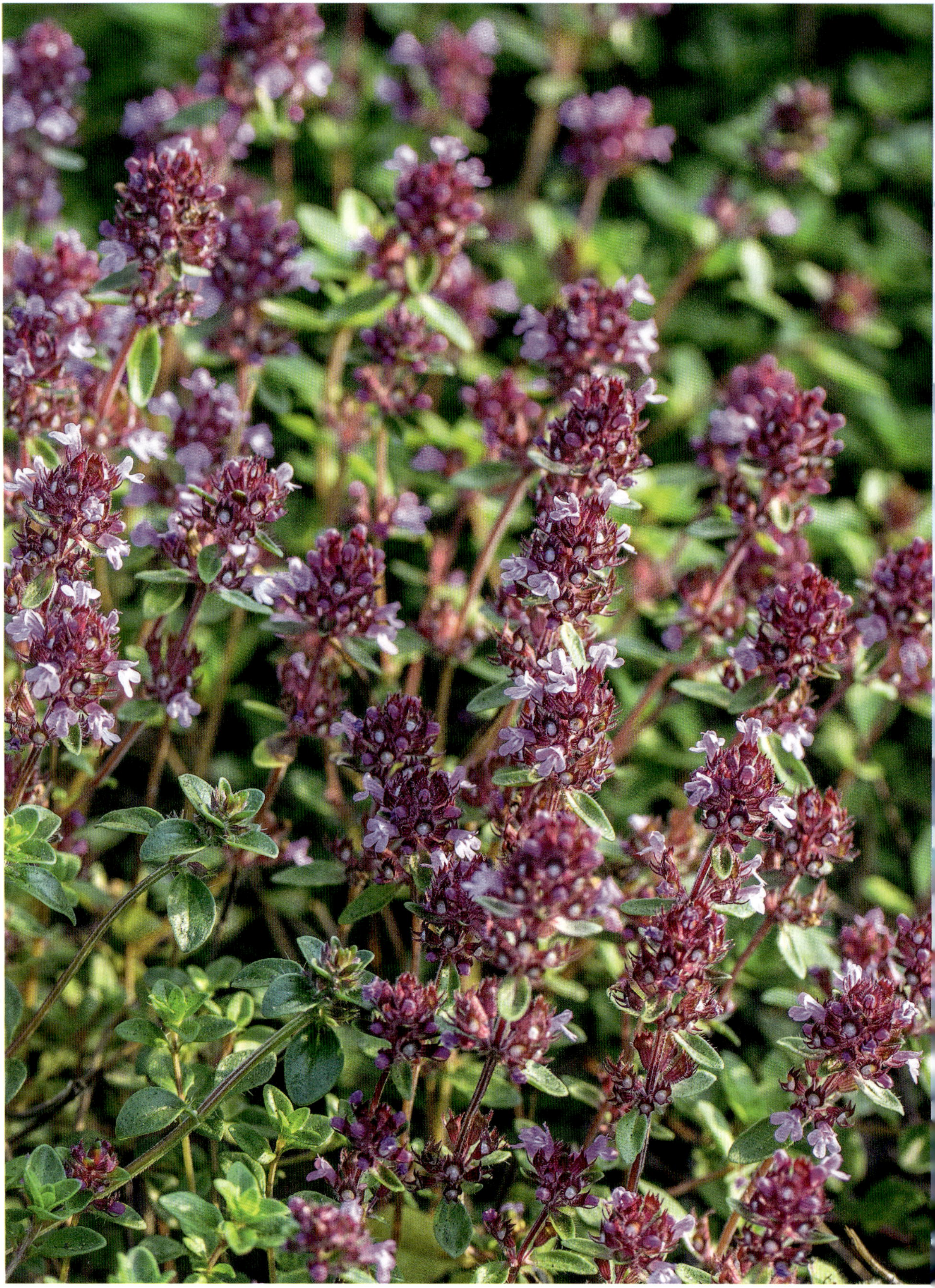

WILDER THYMIAN (QUENDEL)

Die feinen, hellvioletten Blütchen scheinen die Sommersonne auf den Bergen in würzigen Thymianduft umzusetzen. Der Quendel würzt viele Gerichte und ist ein altes Heilkraut.

Der Wilde Thymian, auch Quendel genannt, wächst auf sonnigen Wiesen, Hügeln, an Waldrändern und besonders gerne auch auf sonnigen Almen.
Rund um das alte Almhaus in Tirol, auf dem wir im Sommer so oft wie möglich Zeit verbringen, wachsen unzählige wilde Kräuter. Man braucht eigentlich nur einmal um das Haus herumzugehen, und schon hat man einen herrlichen Wildkräutersalat zusammen – oder einen Tee oder die Zutaten für eine Pfanne voller Wildgemüse.

Duftender Alm-Thymian

Und am Hang hinter dem Haus blühen wunderschön violett die kleinen, wilden Thymianpflänzchen. Ach, wie herrlich das duftet! Wenn wir – was wir gerne und oft tun – die Feuerstelle vor dem Haus anzünden, Lanny seinen selbst gebauten Dreifuß-Grill daraufstellt und wir einen unserer legendären Grillabende veranstalten, muss ich vorher unbedingt die richtigen Würzsaucen für das Grillgut zubereiten. Die würze ich natürlich mit vielen Wildkräutern, und der Wilde Thymian fehlt dabei nie.
Mühsam ist allerdings das Sammeln, da die Pflänzchen wirklich sehr klein sind. Aber es lohnt sich, denn er ist ein vorzügliches Gewürz mit intensivem Aroma, außerdem wächst er meist in großen Polstern.

Hervorragendes Hustenkraut

Er schmeckt nicht nur gut, er ist noch dazu gesund und voller Heilkräfte. Thymiantee wirkt entzündungshemmend, entkrampfend und schleimlösend bei Erkältung und Husten. Deshalb kommt er natürlich in meine Halstropfen mit hinein. Wegen seiner

Wilder Thymian

Thymus pulegioides

Erkennungsmerkmale:
10–15 cm hoch, kriechend
Blätter: immergrün
Blüten: violett-rosafarben
Duft: nach Thymian
Standort:
sonnige, warme, steinige Hänge, Waldränder, Wiesen
Verwendung:
frisch oder getrocknet als Würze oder Tee
Sammelzeit:
ganzes Kraut: Mai–September

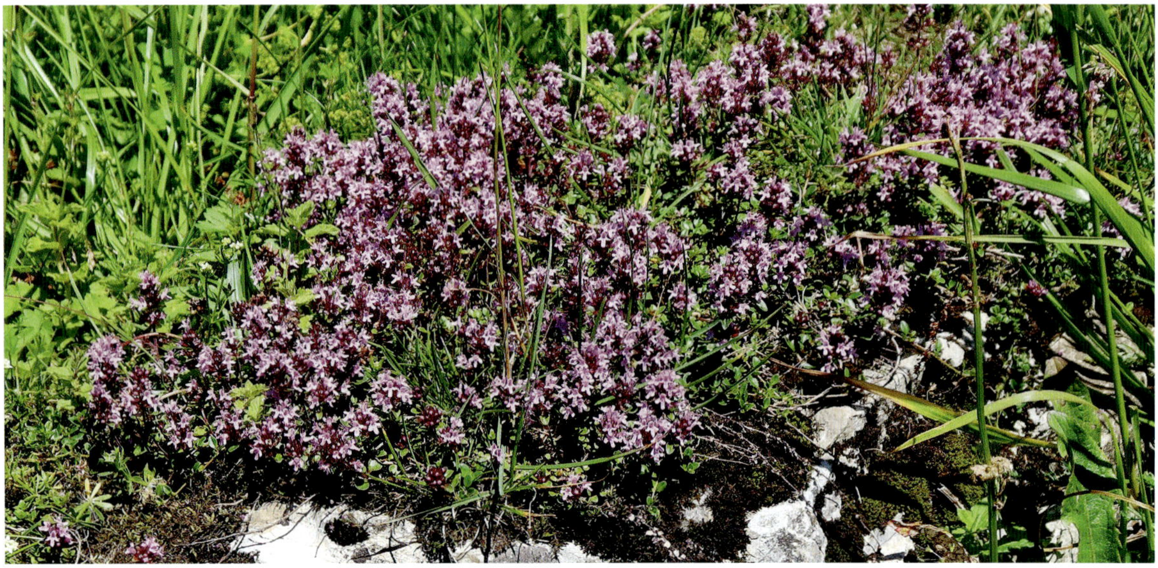

Der Wilde Thymian ist zwar anspruchslos und widerstandsfähig, aber er liebt die Sonne und warmen Fels.

Tipp

So wirkt der Quendel

3 Heilwirkungen:
krampflösend
schleimlösend
geburtserleichternd

3 Anwendungsgebiete:
Menstruations- und Wechseljahrs-beschwerden
Erkältungskrankheiten, Husten
Beschwerden des Verdauungstraktes

3 Inhaltsstoffe:
ätherische Öle
Bitterstoffe
Gerbstoffe

krampflösenden Wirkung kann man ihn auch bei Blähungen und Verdauungsbeschwerden einsetzen. Hilfreich ist er deshalb auch bei krampfartigen Beschwerden während der Menstruation und in den Wechseljahren. Er kann geburtserleichternd wirken, weshalb man ihn in der Schwangerschaft nur vorsichtig dosieren sollte.

Heil- und Küchenkraut

Der intensive Geruch nach Thymian macht die Pflanze leicht erkennbar: An ihrem bevorzugten Standort an sonnigen Hängen mit magerem, steinigem Boden bedeckt sie kriechend größere Flächen. Besonders gern schmiegt sich das sonnenhungrige Kräutlein an flache Felsbrocken auf den Almwiesen und genießt die Wärme, die der Stein speichert. Der frische, würzige, leicht süßliche Geschmack bereichert meinen Kräutertee und den 21-Kräuter-Likör und gleich mehre-

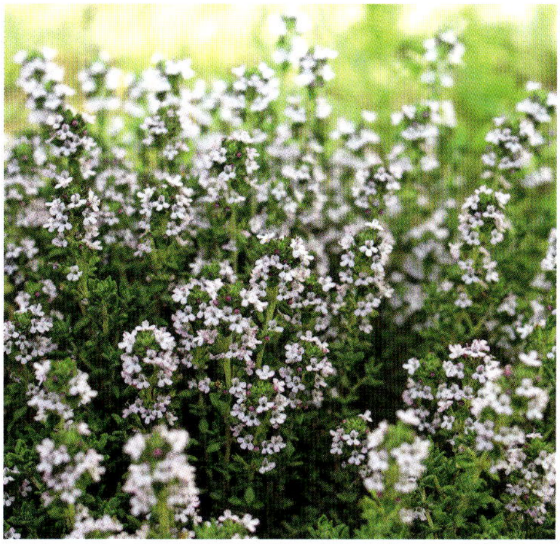

Der Gartenthymian enthält ebenso heilkräftige Wirkstoffe wie die Wildform.

re meiner Kräuterrezepte. Besonders aus der mediterranen Küche sind die Thymiane nicht wegzudenken.
Wer gerade nicht auf der Alm unterwegs ist und reichlich Wilden Thymian findet, kann den Gartenthymian sowohl als Heil- wie auch als Küchenkraut genauso wie die wild wachsende Form einsetzen. Auch der Gartenthymian *(Thymus vulgaris)* ist reich an ätherischen Ölen, besonders Thymol, das vor allem bei krampfartigem Husten und Reizhusten als wohltuend und entspannend empfunden wird.

Achtung!

Quendel sollte, ebenso wie der Gartenthymian, in größeren Mengen nicht in der Schwangerschaft verwendet werden.

Heilanwendung

Thymiantee

2 TL frisches oder 1 TL getrocknetes Thymiankraut

Den Thymian mit 250 ml kochendem Wasser überbrühen und zugedeckt 10 Minuten ziehen lassen. Abseihen und schluckweise trinken.

Anwendung:
Täglich 2–3 Tassen bei Husten, Halsentzündung, Bauchkrämpfen. Bei Erkältungskrankheiten auch den heilsamen Kräuterdampf einatmen. Nicht länger als 1–2 Wochen anwenden, dann eine Pause einlegen.

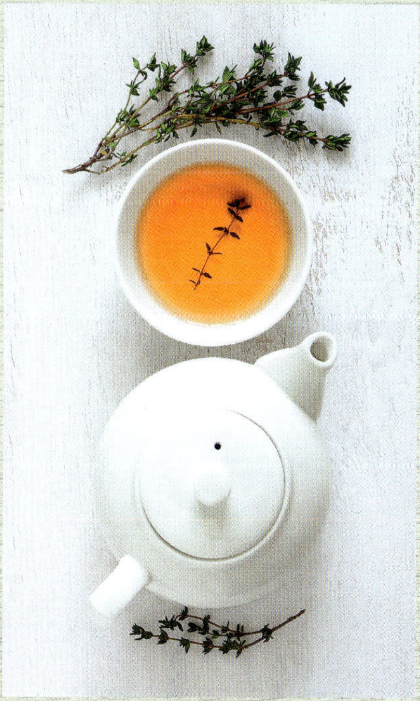

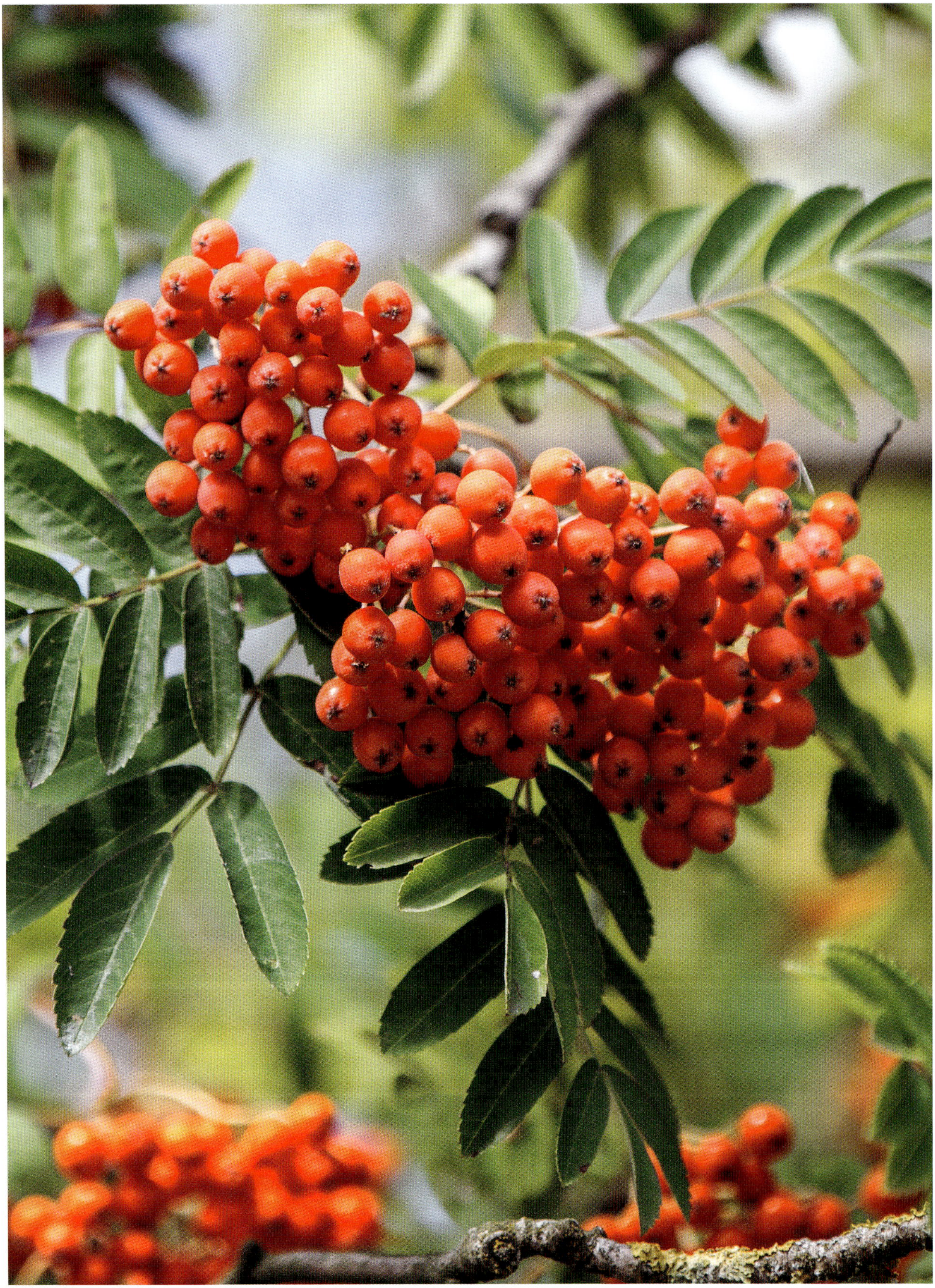

VOGELBEERE

Die Vogelbeere oder Eberesche mit den leuchtend roten Beeren ist der Stolz der Vogtländer. Doch nicht nur das: Ihre Beeren können Augenleiden lindern.

Die Vogelbeere darf auf der Liste meiner Lieblingskräuter bzw. Lieblingspflanzen keinesfalls fehlen. Denn der »Vogelbeerbaam«, wie wir Vogtländer und unsere geografischen Nachbarn, die Erzgebirger, ihn nennen, ist so etwas wie unser Nationalbaum.
Der Förster und Mundartdichter Max Schreyer hat ihm 1932 sogar ein Lied gewidmet, das zu einer Hymne geworden ist und weit über die Grenzen unserer Heimat hinaus bekannt wurde.

»Kann schännern Baam gibt's wie
en Vugelbeerbaam,
Vugelbeerbaam, Vugelbeerbaam

Es werd a sue leicht net en schännern
Baam gab´n,
schännern Baam gab´n, Eia ...«

(aus dem Lied »Vugelbeerbaam«
von Max Schreyer)

Ich selbst habe es, ohne übertreiben zu wollen, sicherlich schon hundertmal auf der Bühne gesungen – bereits als kleines Kind, als ich gemeinsam mit meinem Vater Mitglied der Folkloregruppe »Oelsnitzer Sperken« war. Mit den »Oelsnitzer Sperken« traten wir damals, das war noch vor der Wende, in vogtländischen Ferienheimen und auf kleinen Festen auf, sangen unsere schönen Heimatlieder und sagten Gedichte in Mundart auf. Da durfte der »Vugelbeerbaam« nicht fehlen. Das Publikum war jedes Mal begeistert, alle schunkelten mit, selbst diejenigen, die das Lied vorher gar nicht gekannt hatten. Spätestens beim zweiten

Vogelbeere, Eberesche

Sorbus aucuparia

Erkennungsmerkmale:
bis 15 m hoch
Blätter: hellgrün, wechselständig, gestielt, unpaarig gefiedert, an den Rändern scharf gesägt
Blüten: Mai–Juni, cremeweiße Dolden
Beeren: leuchtend rot
Standort:
Mischwälder, Waldränder, Gärten
Verwendung:
Marmelade, Likör, Schnaps, Mus
Sammelzeit:
Beeren: August–Oktober

Refrain »Eia, eia, mei Vugelbeerbaam« wurde miteingestimmt.
Übersetzt heißt der Text: »Keinen schöneren Baum gibt es als einen Vogelbeerbaum, es wird auch so leicht nicht einen schöneren Baum geben.«
Und das ist er wirklich: Ein wunderschöner Baum, vor allem, wenn im Herbst die herrlichen roten Beeren herangereift sind, die mich schon als Kind faszinierten. Verlockend war es, einfach mal eine in den Mund zu stecken, aber das trauten wir uns doch nicht, denn wir wurden von den Erwachsenen eindringlichst davor gewarnt!

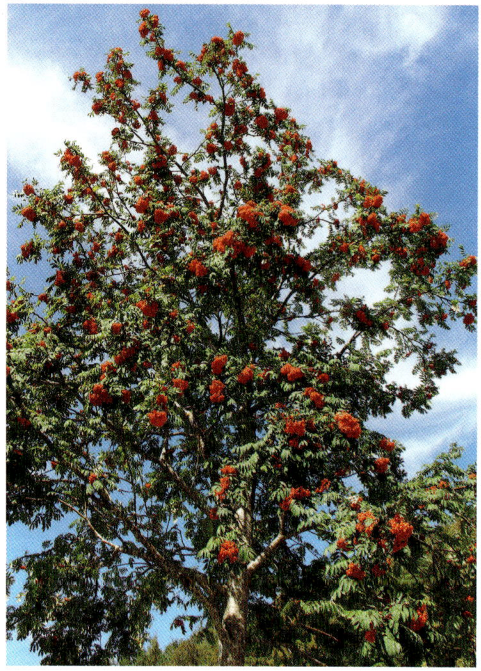

Die Eberesche bildet im Herbst einen reich gedeckten Tisch für die Vögel.

Nur gekocht zu verzehren

Dabei ist die Vogelbeere – entgegen viel verbreitetem Irrglauben – nicht nur ungiftig, sondern sie entfaltet bei richtiger Anwendung ihre vielfältigen Heilkräfte. Die Beeren enthalten tatsächlich Parasorbinsäure, die bei übermäßigem Verzehr zu Magenproblemen führen kann. Sie wird jedoch durch das Einfrieren und das Kochen der Beeren abgebaut. Roh sollte man also wirklich die Finger von den Früchten der Vogelbeere lassen. Gekocht oder eingefroren verarbeitet sind die Beeren hingegen sehr gesund, denn sie enthalten viel Vitamin C und einen Fruchtzucker, der besonders für Diabetiker gut verträglich ist. Außerdem soll die Vogelbeere gegen Rheuma und Nierenerkrankungen helfen, das Mus kann leichten Durchfall stoppen. Eva Aschenbrenner empfiehlt bei zu hohem Augeninnendruck einen Schnaps aus der Vogelbeere anzusetzen und täglich einzunehmen.

Tipp

So wirkt die Vogelbeere

3 Heilwirkungen:
augeninnendrucksenkend
harntreibend
leicht abführend

3 Anwendungsgebiete:
Durchfall
Rheuma und Gicht
Diabetes

3 Inhaltsstoffe:
Vitamin C
Sorbinsäure
Gerbstoffe

Eigentlich heißt der Baum ja Eberesche, weil aber die roten Beeren bei Vögeln so beliebt sind (was sich leider früher auch die Vogelfänger zunutzemachten), brachte das dem Strauch den landläufigen Namen »Vogelbeerbaum« ein. Deshalb sollte man, wenn die Früchte reif sind, auch schnell sein, sonst sind sie alle abgefressen.

Die Mährische Eberesche

Wer sich einen Ebereschenbaum in den Garten holen möchte, dem sei eine besondere Sorte empfohlen: die Mährische Eberesche *(Sorbus aucuparia* var. *edulis)*. Ihr lateinischer Namenszusatz »edulis« bedeutet »essbar« und weist schon darauf hin, dass ihre Früchte viel weniger Bitterstoffe enthalten als die ihrer wilden Verwandten. Sie schmecken sogar roh sehr angenehm. Ihr Gehalt an wertvollen sekundären Pflanzenstoffen und Vitaminen ist aber ebenfalls so hoch wie bei der Wildform.

Achtung!

Roh am besten gar nicht oder nur in sehr kleiner Menge verzehren! Vor dem Genuss am besten kochen oder einfrieren. Verwechslungsgefahr besteht allenfalls mit den Beeren des Feuerdorns. Allerdings trägt dieser spitze Dornen und einfache, dunkelgrüne Laubblätter, also nicht gefiedert, sodass bei genauem Hinsehen eigentlich keine Verwechslung möglich ist.

Heilanwendung

Vogelbeerschnaps nach Eva Aschenbrenner

frisch geerntete Vogelbeeren
Kornbranntwein (38–40 %)

Die Vogelbeeren verlesen, waschen, abtropfen lassen und über Nacht einfrieren. Am nächsten Tag in eine Flasche mit weitem Hals oder ein Einmachglas füllen und mit Schnaps auffüllen. Flasche oder Glas locker verschließen und 6 Wochen an einen sonnigen, warmen Platz stellen. Abseihen und in einer dunklen Flasche aufbewahren.

Anwendung:
Bei erhöhtem Augeninnendruck täglich 1 TL Vogelbeerschnaps einnehmen. So soll sich der Augeninnendruck allmählich senken.

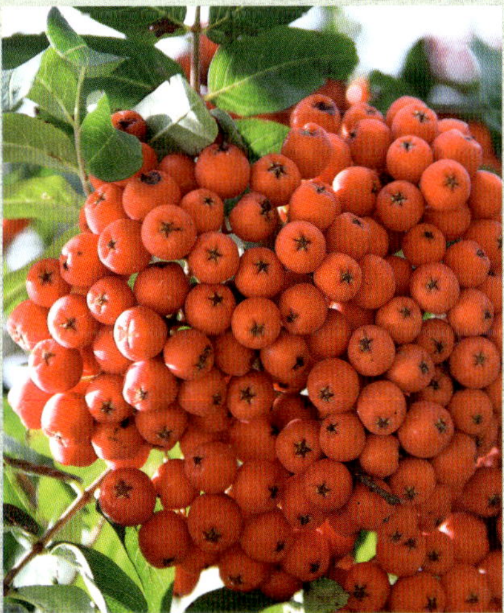

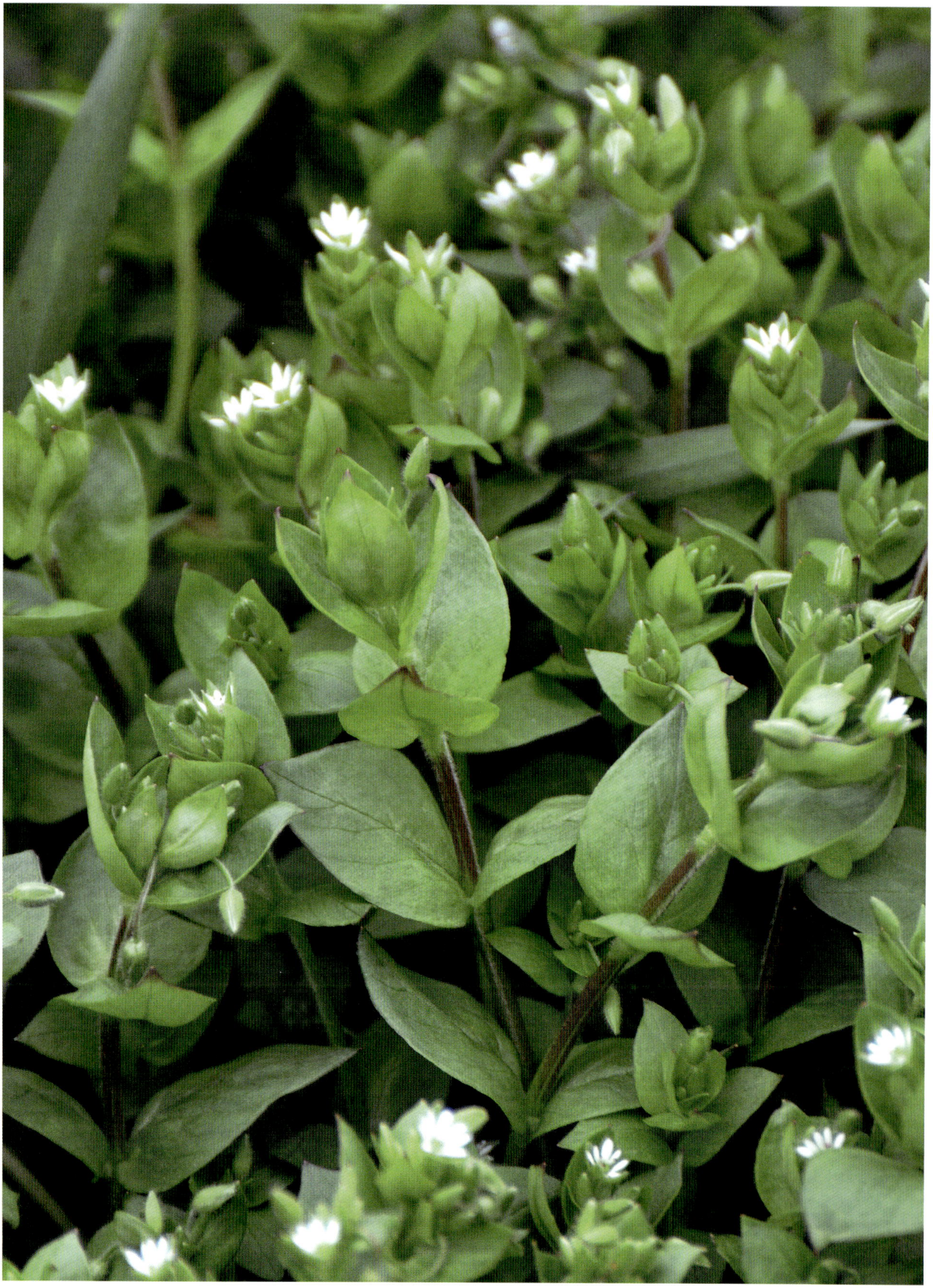

VOGELMIERE

Ein wunderbar nussiger Salat, der ganz ohne unser Zutun im Blumentopf und im Gartenbeet wächst.

Vögel lieben sie, Gärtner leider nicht. Die Vogelmiere wird völlig zu Unrecht als nutzloses Unkraut aus dem Garten verbannt. Bestimmt habt ihr alle schon einmal – ich selbst eingeschlossen – eine Vogelmiere leichtfertig aus Beet oder Blumentopf gerupft, wo sie sich gerne zwischen den angepflanzten Blumen und Salaten breitmacht.

Wächst sogar im Winter

Seitdem ich allerdings weiß, welch wertvolle Pflanze die Vogelmiere ist, mache ich mich für dieses Kraut stark und bin ihm gerne eine Lobby. Statt sie auszureißen, finde ich es inzwischen sogar äußerst praktisch, dass ich direkt aus dem Blumentopf ernten kann – und das fast das ganze Jahr über! Das unscheinbare Pflänzchen wächst nämlich sogar im Winter weiter, auch unter dem Schnee, und kann so auch in der kalten Jahreszeit unsere Küche mit frischem Grün und einer geballten Ladung Vitaminen bereichern.

Am besten frisch verwenden

Aus der Vogelmiere lässt sich ein Salat zaubern, den man – wenn man genug findet – pur oder gemischt mit anderen Wildkräutern oder Blattsalaten genießen kann. Das Wildkraut schmeckt herrlich nussig und erinnert an zarte Maiskölbchen. Jung und zart kann man die Vogelmiere als ganze Pflanze, also Stiele samt Blättern und Blüten, verwenden, etwa auch für ein Pesto. Wenn die Stiele bei älteren Pflanzen schon ein wenig zäh werden, zupft man einfach Blätter und frische Triebe ab, die noch genauso gut schmecken wie die jungen Pflanzen.

Vogelmiere

Stellaria media

Erkennungsmerkmale:
bis 50 cm lang
ganze Pflanze: Bodendecker, kriechender Wuchs, stark verzweigt
Blätter: rundlich bis eiförmig, spitz zulaufend
Blüte: sehr klein, sternförmig, weiß
Standort:
Wegränder, Äcker, Gärten
Verwendung:
Gemüse, Salat, getrocknet als Tee
Sammelzeit:
ganzjährig

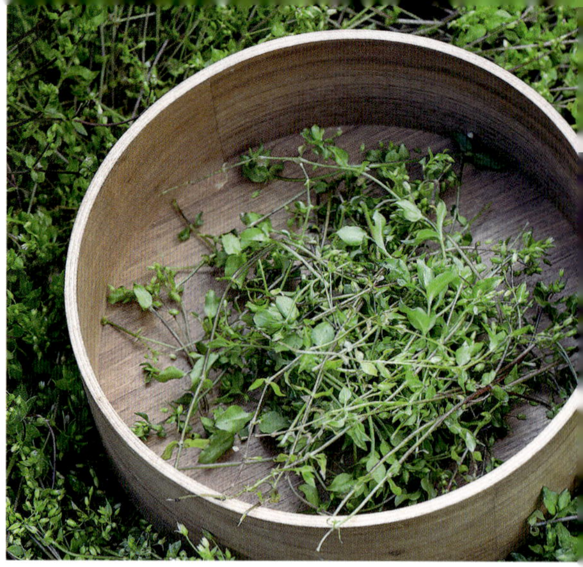

Eine einzige Vogelmierenpflanze kann Tausende winziger Samen produzieren.

Die Vogelmiere schmeckt nicht nur fein, sie ist im Gartenbeet auch nützlich, weil sie durch ihren kriechenden Wuchs einen Teppich auf der Erde bildet, der den Boden feucht hält. Ihre feinen Wurzeln lockern die Erde oberflächlich.

Geballte Ladung Vitamine

Man sieht dem Pflänzchen nicht an, wie wertvoll es für unsere Gesundheit ist: Zu seinen Inhaltsstoffen gehören mengenweise Vitamine und Mineralstoffe. Deshalb passt es zur Jahreszeit, dass die Vogelmiere schon früh im Jahr üppig wächst: Sie vertreibt Frühjahrsmüdigkeit – am besten frisch aufs Butterbrot gestreut –, sorgt für reine Haut und als Auflage auf kleinere Verletzungen für schnelle Heilung. Stillenden Müttern wird die Vogelmiere besonders empfohlen, soll sie doch die Milchbildung fördern. Wenn also übermäßig viel Vogelmiere im Garten wächst, sollte man sich freuen und sie zuallererst einmal für die Küche pflücken. Wenn man sie nicht ausreißt, treibt sie schnell wieder aus und steht alle paar Tage als Frischkost zur Verfügung.
Erkennen kann man die Vogelmiere ganz einfach an ihrem niedrigen, wirren Wuchs. Sie liebt nährstoffreiche, offene Böden und zieht deshalb das Gartenbeet der Wiese vor. Weil jedes Vogelmierenpflänzchen Tausende von winzig kleinen Samen produziert, kann sie mit ihren stark verzweigten Ausläufern geeignete Böden in kürzester Zeit wie ein grüner Teppich überziehen. Ihre fünf kleinen sternförmigen Blüten sind tief geteilt, sodass es wirkt, als seien es zehn Blütenblätter. Die zarten weißen Blüten haben der Pflanze auch zu ihrem botanischen Gattungsnamen verholfen: In *Stellaria* steckt das lateinische Wort »stella« für Stern.

Tipp

So wirkt die Vogelmiere

3 Heilwirkungen:
milchbildungsfördernd
schleimlösend
wundheilend

3 Anwendungsgebiete:
Frühjahrsmüdigkeit
Blähungen
Ausschläge, unreine Haut

3 Inhaltsstoffe:
Vitamin C, B-Vitamine
Kalium
Mineralsalze

Hühnerdarm und Vogelkraut

Vogelmiere eignet sich nicht zum Trocknen, sie sollte wirklich am besten frisch verzehrt

werden. Wegen ihres angenehmen Geschmacks wird sie auch von Personen gern gegessen, die sich mit bitteren Wildkräutern erst anfreunden müssen, Kindern zum Beispiel.
Ältere Pflanzen können ziemlich zähe Hauptstängel aufweisen, weshalb man die Vogelmiere landläufig auch »Hühnerdarm« nennt. Ein anderer verbreiteter Name ist »Vogelkraut« oder auch »Hühnerkraut« – Vögel fressen das Kraut, insbesondere die Knospen so gern, dass die Miere früher sogar als Frischfutter für Stubenvögel kultiviert wurde.

Achtung!

Die Vogelmiere kann man mit dem schwach giftigen Ackergauchheil verwechseln. Bis auf die Blüten ähneln sich die Pflanzen. Daher immer auf die Blüten achten. Die Blüte der Vogelmiere ist immer weiß, der Ackergauchheil blüht rot oder manchmal auch blau.

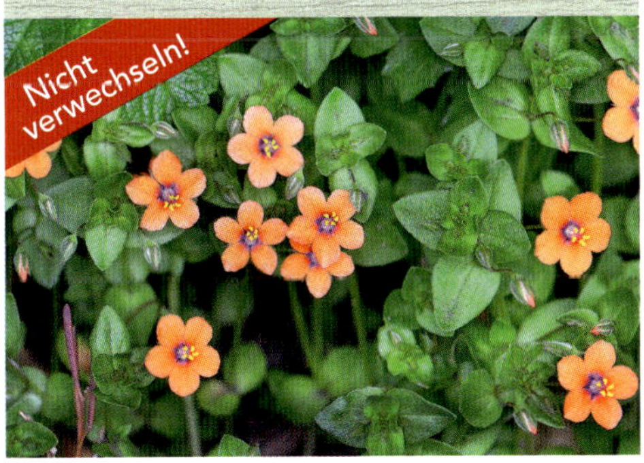

Das Blattwerk des kleinen Ackergauchheils ähnelt dem der Vogelmiere, aber die Blüten sind farbig.

Heilanwendung

Vogelmierensalbe

1 große Handvoll frische Vogelmiere
250 g Bio-Kokosfett

Die Vogelmiere etwas antrocknen lassen, damit sie weniger Feuchtigkeit enthält, die zur Schimmelbildung beitragen könnte. Fein hacken und in eine Schüssel füllen.

Das Kokosfett erhitzen, aber nicht zum Kochen bringen. Das heiße Fett über die Blüten gießen und abgedeckt 3 Tage ziehen lassen.

Die Salbe im Wasserbad wieder erwärmen und durch ein Sieb gießen. Gut ausdrücken. Die Salbe in ein sterilisiertes Schraubglas füllen und im Kühlschrank lagern.

Anwendung:
Vogelmierensalbe hilft bei leichten Verletzungen, Insektenstichen und Ausschlägen. Sie wirkt schmerzstillend, entzündungshemmend und juckreizstillend.

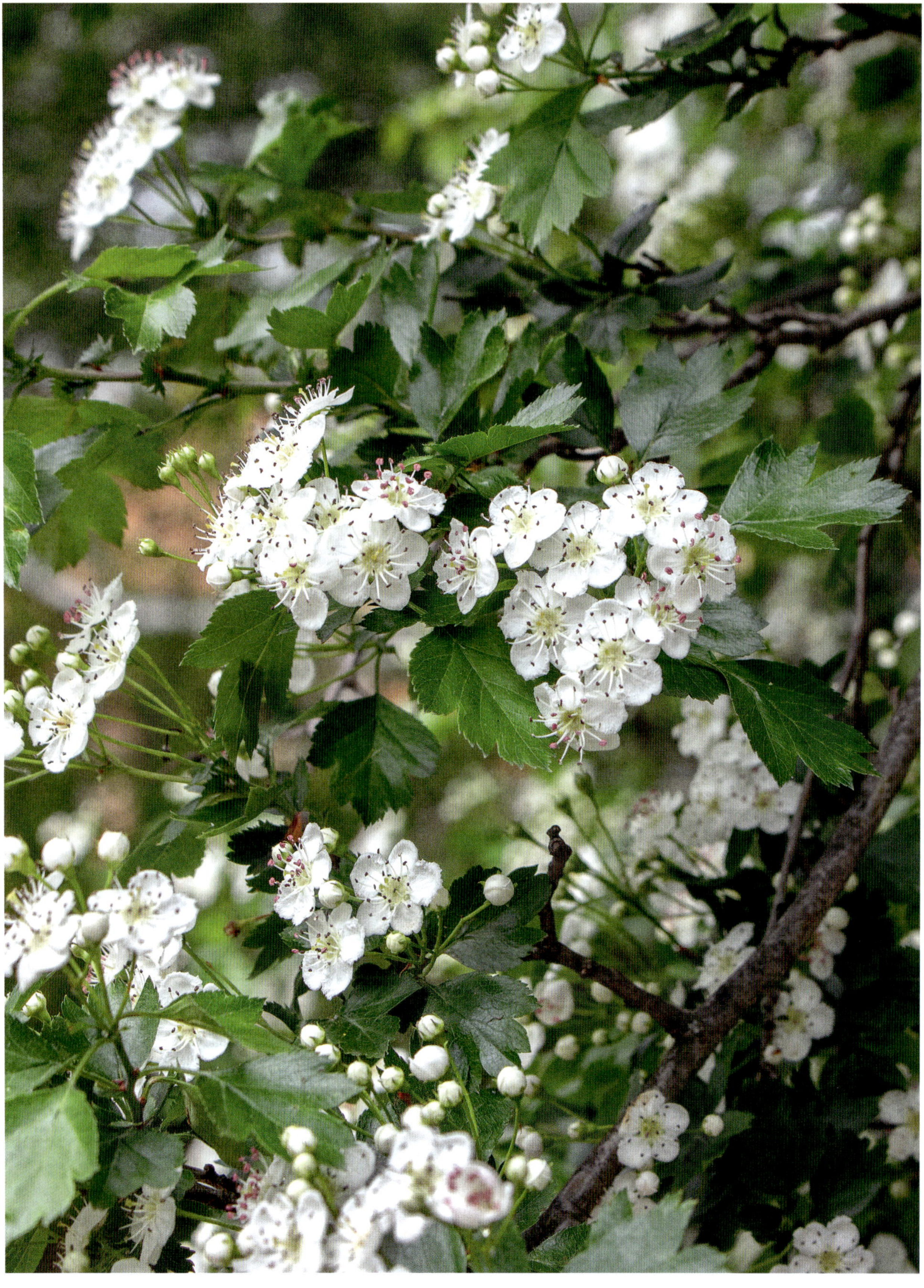

WEISSDORN

Der dornenbewehrte, mächtige Strauch bietet Vögeln Nistplätze und Nahrung. Uns Menschen schenkt er mit Blüten, Blättern und Beeren eine kraftvolle Herzmedizin.

»Oh, schau mal, Mehlfässle«, riefen wir als Kinder erfreut und steckten die kleinen Beeren in den Mund. Rot leuchteten sie aus der Hecke, und wir versprachen uns ehrlich gesagt mehr Genuss von den verführerischen Beeren. Sie schmecken leider ein wenig mehlig und überhaupt nicht süß, daher hat die Weißdornbeere diesen Spitznamen bekommen.

Jahre später entdeckte ich in der Apotheke »Herztropfen mit Weißdorn«. Moment mal, dachte ich, die kenn ich doch. Die kann man sicher auch selber machen, wachsen die Beeren bei uns doch nahezu in jeder Hecke. Fakt ist, die medizinische Wirkung der Herzstärkung durch Weißdorn ist nachgewiesen, und die Medizin, die Herztropfen, schmeckt auch noch gut.

Natürlich sollte man bei Herzproblemen einen Arzt aufsuchen. Jedoch können die Weißdorn Herztropfen und ein Tee aus Blüten und Blättern das Herz stärken, denn sie verbessern die Durchblutung der Herzkranzgefäße und wirken blutdrucksenkend. Die positive Wirkung tritt jedoch nicht sofort ein, sondern nach regelmäßiger Einnahme. Auch begleitend zu einer ärztlich verordneten Medikamententherapie kann man Weißdorn nach Absprache mit dem Arzt einsetzen – oder am besten vorbeugend. Bis jetzt sind keine unerwünschten Nebenwirkungen dieser sanften Weißdorntherapie bekannt.

Weißdorn

Crataegus spec.

Erkennungsmerkmale:
bis 10 m hoch, knorrig,
sehr astreich
bis zu 2 cm lange Dornen
Blätter: kurz gestielt, 3- bis 5-lappig, gesägt
Blüten: weiß
Früchte: rot, fest, eiförmig-kugelig, fleischig mit hartem Kern (Samen)

Standort:
Hecken, Gärten, Waldränder

Verwendung:
Früchte: Likör, Schnaps, Tropfen
Blüten und Blätter: Tee

Sammelzeit:
Blüten: Mai–Juni
Blätter: April–Juni
Früchte: August–September

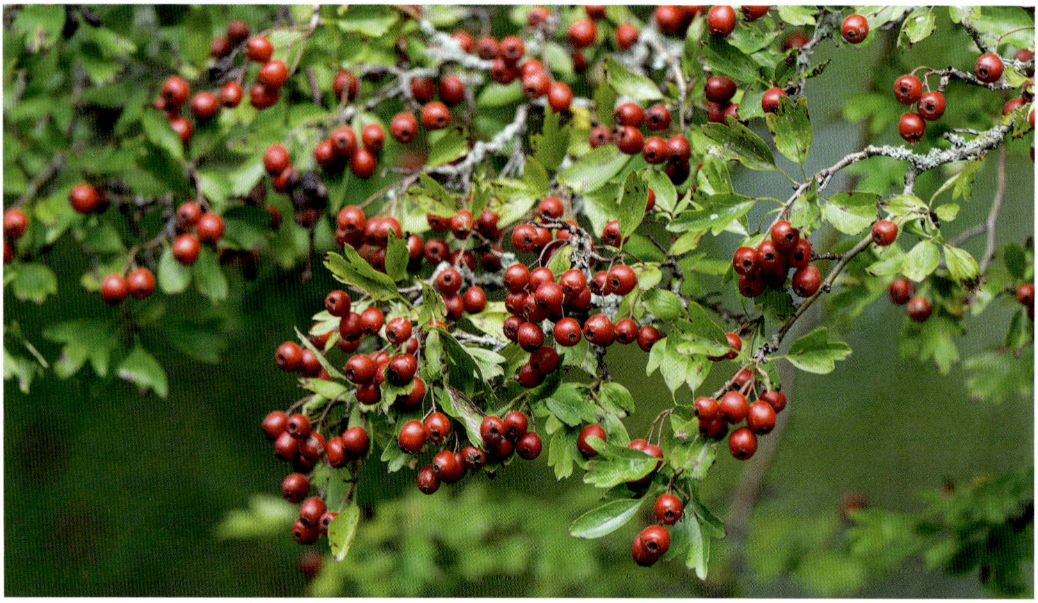

Beeren, Blüten und Blätter des Weißdorns liefern die beste pflanzliche Herzmedizin – anzutreffen in vielen Hecken.

Tipp

So wirkt der Weißdorn

3 Heilwirkungen:
beruhigend
durchblutungsfördernd
gefäßerweiternd

3 Anwendungsgebiete:
Herz- und Kreislauferkrankungen
Wechseljahrsbeschwerden
hoher Blutdruck

3 Inhaltsstoffe:
Vitamin C
Flavonoide
Gerbstoffe

Nistplätze für heimische Vögel

Der Weißdorn kommt bei uns in zwei verschiedenen Arten vor: *Crataegus monogyna* und *Crataegus laevigata,* der eingriffelige und der zweigriffelige Weißdorn, wobei der eingriffelige bei uns häufiger ist. Sie unterscheiden sich ein wenig durch ihre Blattform und vor allem – namengebend – dadurch, dass die eine nur einen Griffel (das ist der gelbe Stempel in der Blüte, der die Narbe trägt) und die andere zwei Griffel besitzt. Außerdem sind die Blätter ein wenig unterschiedlich geformt. Für die Heilanwendung ist die Unterscheidung jedoch nicht so wichtig, kann man doch alle beide Varietäten gleich verwenden. Die Arten kreuzen sich auch gern, weshalb es auch für Fachleute teilweise schwierig ist, sie exakt zu bestimmen. In Hecken und an Waldrändern siedeln sich die dornenbewehrten Büsche gerne an.

Aus den weißen Blüten, die im Mai erscheinen, bilden sich im Lauf des Sommers knallrote Beerenbüschel. Weil die Weißdorne sehr schnittverträglich sind, werden sie auch gern als Heckenpflanzen kultiviert. Dann bilden sie dichte Gebüsche, die schier undurchdringlich sind und vielen Vögeln geschützte Nistplätze bieten, die vor Katzen und anderen Räubern sicher sind. Die Beeren ernähren die Vögel im Herbst und Winter, besonders Amseln lieben sie.
Im Inneren der kleinen Mehlbeeren befinden sich ein oder zwei harte Samen. Diese haben wir als Kinder immer ausgespuckt (und manchmal einen Weitspuck-Wettbewerb gemacht). Eigentlich ist es schade, die Samen einfach achtlos wegzuwerfen. Man könnte daraus nämlich einen Kaffeeersatz machen, der sehr aromatisch sein soll, er muss nur geröstet und geschrotet werden, dann kann man ihn wie Kaffee aufbrühen.
Auch die Blüten kann man pflücken – nicht nur für den stärkenden Herztee. Frisch machen sie sich toll auf Süßspeisen als Dekoration mit einem feinen, nussig-mandeligen Geschmack.
Die Früchte enthalten viel Vitamin C und sind daher generell gesund. Man kann daraus auch eine Marmelade herstellen.

Achtung!

Bei Herzproblemen sollte man in jedem Fall einen Arzt aufsuchen! Ernsthafte Herzprobleme sind nicht in Eigenregie nur mit Weißdorn zu behandeln.

Heilanwendung

Herztropfen

20–30 reife Weißdornbeeren
1 Bio-Zitrone
1 Zimtstange
1 Vanilleschote
1/2 l Ansatzschnaps (40 %)
evtl. Honig zum Süßen

Beeren und Zitrone gründlich waschen. Zitrone in Scheiben schneiden.

Zimtstange, aufgeschlitzte Vanilleschote, Beeren und Zitronenscheiben in ein Glas geben und mit Schnaps auffüllen. Verschließen und 4 Wochen an einen warmen, hellen Ort stellen. Dabei ab und zu leicht schütteln.

Abseihen und nach Belieben mit Honig süßen. In sterilisierte Flaschen füllen.

Anwendung:
Zur Herzstärkung zwei- bis dreimal täglich 1 TL davon einnehmen.

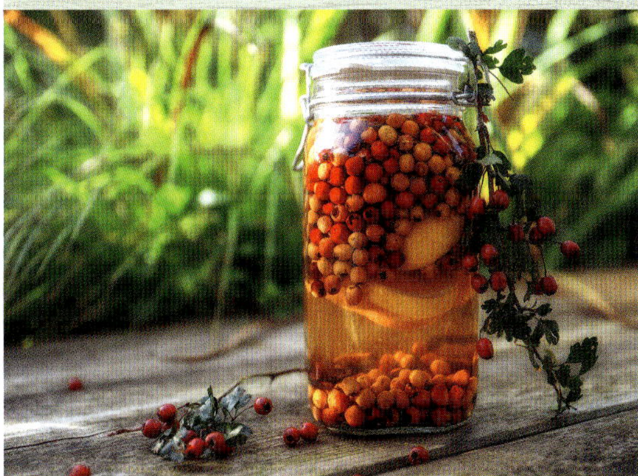

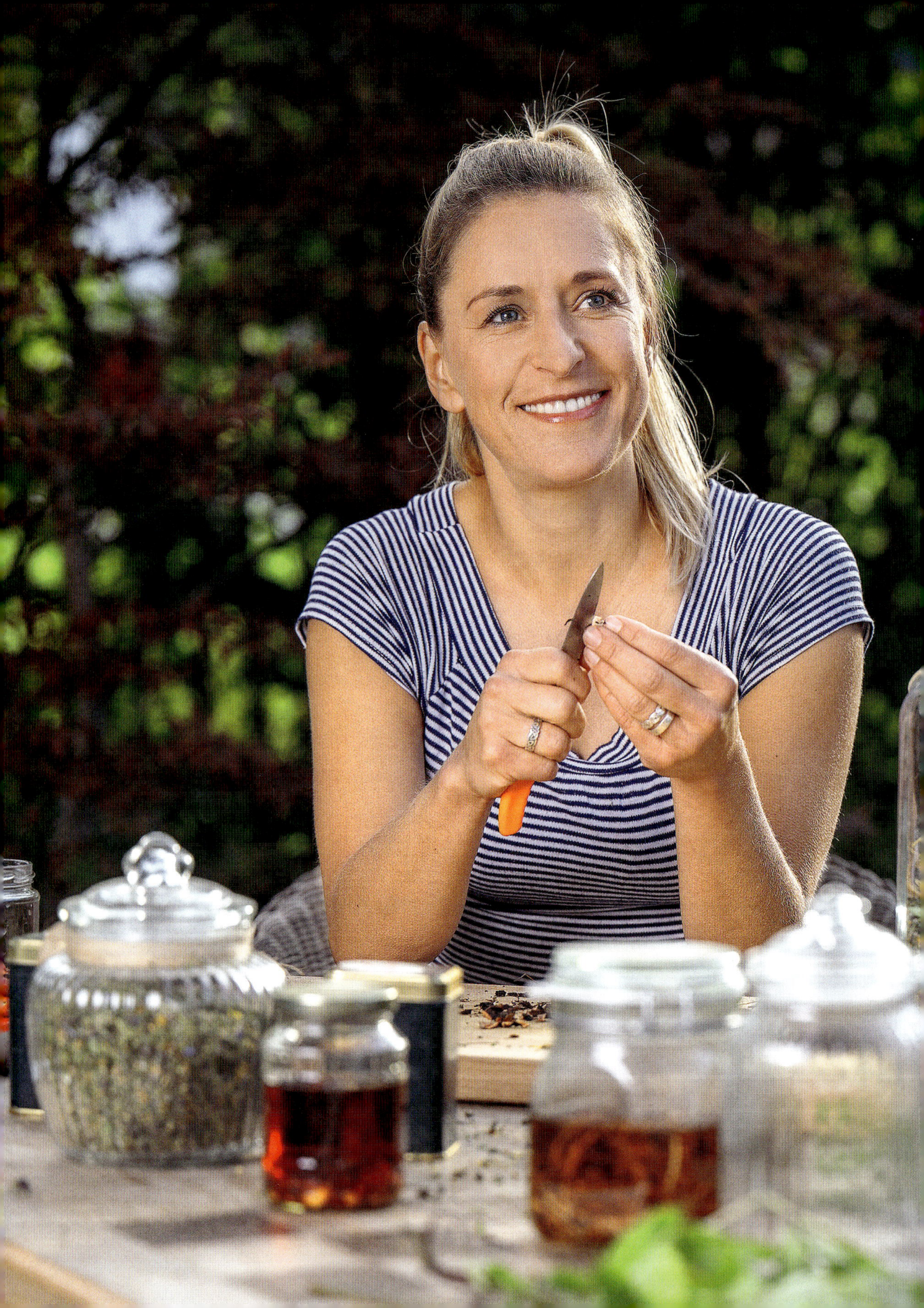

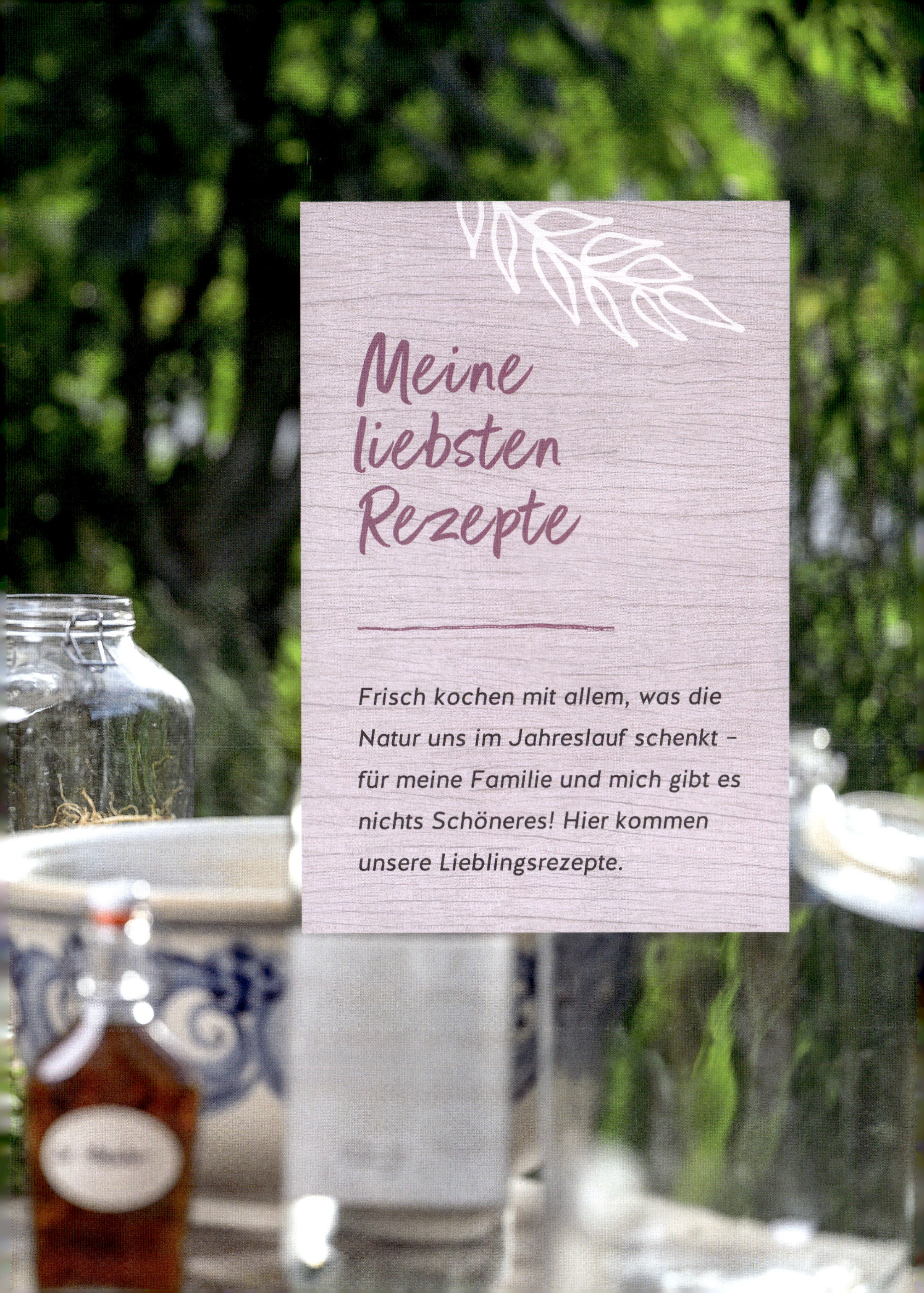

Meine liebsten Rezepte

Frisch kochen mit allem, was die Natur uns im Jahreslauf schenkt – für meine Familie und mich gibt es nichts Schöneres! Hier kommen unsere Lieblingsrezepte.

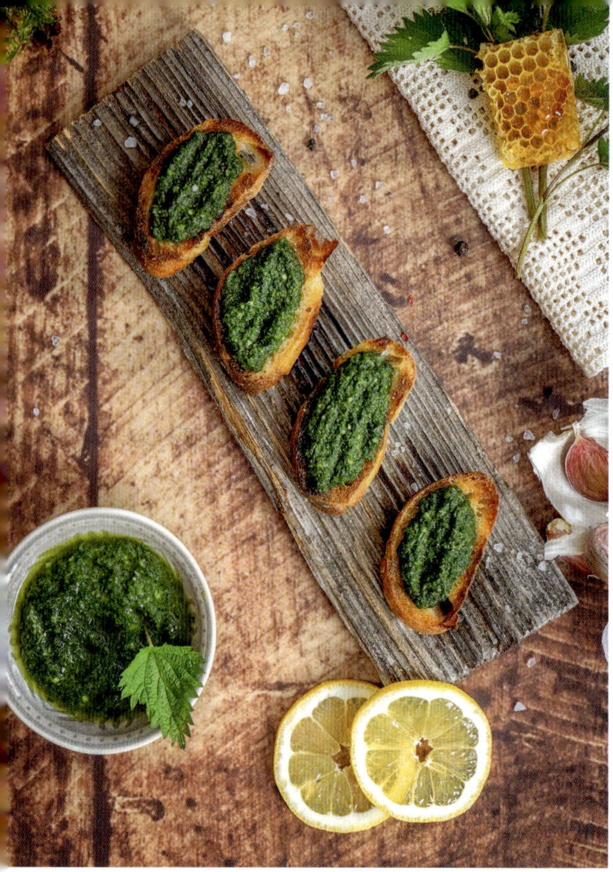

Brennnesselpesto

Meine Oma Erna sagte immer: »Brennnesseln sind gut gegen Rheuma. Wer damit zu tun hat, soll sich mit nackter Haut in Brennnesseln setzen.« Eine Vorstellung, bei der mir noch heute die Haare zu Berge stehen. Ich mache lieber Pesto daraus – Brennnesselpesto gehört, finde ich, zu den besten Pesti überhaupt.

Für 4 Portionen zur Pasta
Zubereitungszeit: 15 Minuten

1 mittelgroße Schüssel frische Brennnesselblätter
1 Tasse (250 ml) Brennnesselsamen
1 Knoblauchzehe
50 g Sonnenblumenkerne
Saft von ½ Zitrone
Salz
½ TL Zucker
etwa 250 ml Olivenöl

1. Brennnesselblätter waschen, trocken tupfen und mit den Samen in den Mixer geben. Knoblauch schälen und zusammen mit den Sonnenblumenkernen, Zitronensaft, etwa ½ TL Salz und Zucker dazugeben.
2. Den Mixer einschalten und so viel Olivenöl dazugießen, bis eine feine, cremige Masse entsteht.
3. Mit Salz abschmecken.

Tipp

Das Pesto schmeckt herrlich auf frischem Brot oder mit Pasta. Es hält sich in einem Schraubglas mit Olivenöl bedeckt und gut verschlossen im Kühlschrank mehrere Wochen. Man kann es aber auch auf Vorrat herstellen und in kleinen Gläschen einfrieren.

Bärlauchpesto

Perfekt für die schnelle Küche: Ich habe im Frühjahr immer ein Glas Bärlauchpesto im Kühlschrank stehen – und wenn es mal schnell gehen muss, wird ein Topf Nudeln gekocht, Pesto auf den Tisch gestellt, und fertig ist die Mahlzeit.

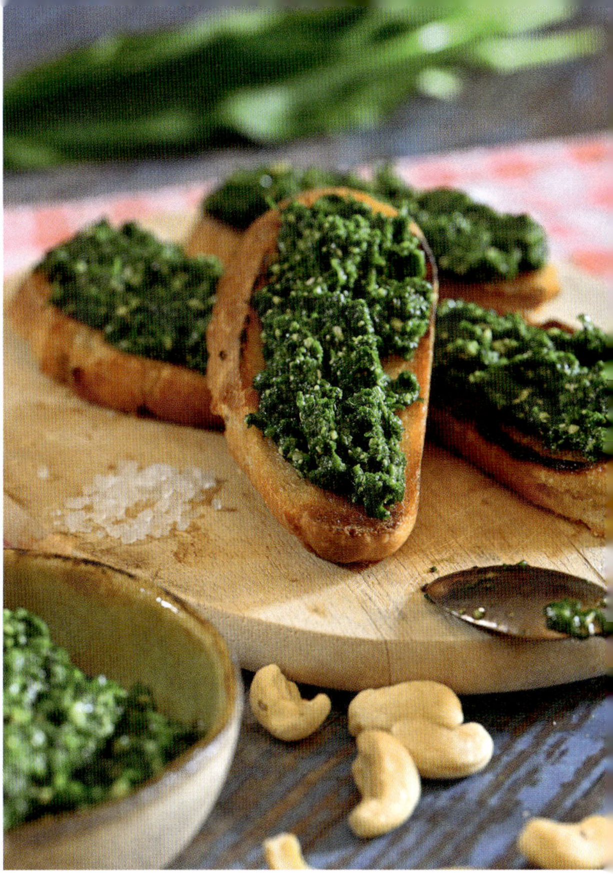

Für 4 Portionen zur Pasta
Zubereitungszeit: 25 Minuten

1 großes Bund Bärlauch (ca. 200 g)
30 g Cashewkerne
Saft von ½ Zitrone
1 TL Salz
½ TL Zucker
150–250 ml Olivenöl

1. Bärlauch waschen und gut trocken tupfen, grob schneiden.
2. Bärlauch mit Cashewkernen, Zitronensaft, Salz und Zucker in den Mixer geben und auf mittlerer Stufe einschalten.
3. Nun so viel Olivenöl im dünnen Strahl zugeben, bis eine cremige Masse entsteht.

Tipp

Den Klassiker kann man in unterschiedlichen Varianten zubereiten. Nachdem ich verschiedene Nusssorten durchprobiert habe, bin ich mit diesem Rezept sehr zufrieden. Viele Pesti werden mit Pinienkernen gemacht, die fein schmecken, aber auch recht teuer sind. Man kann aber auch alle möglichen anderen Nusssorten ausprobieren. Ich finde Cashewkerne toll, denn sie sind leicht süßlich und schön weich, lassen sich also gut zu einer cremigen Masse pürieren.

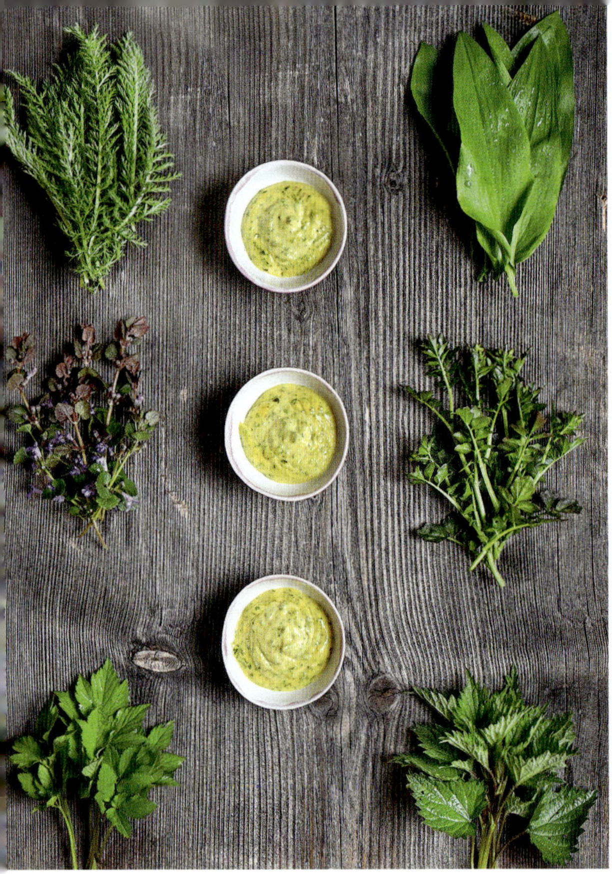

Wildkräuter-Aioli

»Stefanie, du bringst schon Aioli mit, oder?« Ohne Aioli brauche ich gar nicht zu einer Grilleinladung zu erscheinen. In Spanien machte ich die Bekanntschaft mit der Aioli. Natürlich habe ich zu Hause sofort probiert, sie selbst zuzubereiten. Und seither behaupten alle, dass meine Aioli einfach am besten schmeckt.

Für 4 Portionen
Zubereitungszeit: 15 Minuten

4–5 Knoblauchzehen
1 Eigelb
½ TL scharfer Senf
½ TL Zucker
½ TL Salz
2 EL Weißweinessig
etwa 250 ml Sonnenblumenöl
1 Handvoll verschiedene Wildkräuter (z.B. Gundermann, Giersch, Brennnessel, Bärlauch, Schafgarbe, Brunnenkresse)

1. Die Knoblauchzehen schälen und durchpressen, mit Eigelb, Senf, Zucker, Salz und Essig in einer schmalen, hohen Rührschüssel mit dem Handrührgerät verrühren.
2. Auf höchster Stufe weiterschlagen und danach in dünnem Strahl so viel Öl dazugießen, bis eine cremige Masse entstanden ist.
3. 2 TL heißes Wasser unterrühren, dann bekommt die Aioli eine schöne weiße Farbe.
4. Die Wildkräuter waschen, fein hacken und unterheben.

Tipp

Aioli hält sich abgefüllt in einem Schraubglas und gut verschlossen bis zu 3 Tage im Kühlschrank. Obwohl die Aioli auch pur gut schmeckt – erst die verschiedenen Kräuter geben ihr die besonders würzige Note.

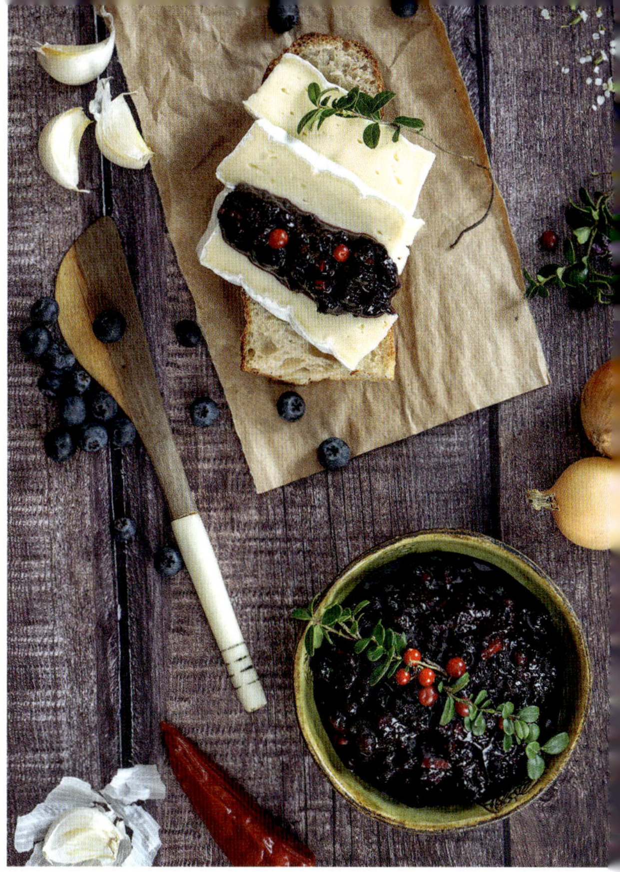

Alm-Chutney

Dieses Rezept entstand auf der Alm. Ich wollte eine Sauce zum abendlichen Grillen machen und experimentierte mit allem, was ich gefunden hatte: den ersten reifen Preiselbeeren, Heidelbeeren, Wildem Thymian, Schafgarbe und Brennnesselsamen. Aus der wilden Mischung bereitete ich ein Chutney, und alle fanden: ein Gedicht!

Für 1 Glas von etwa 500 ml
Zubereitungszeit: 20 Minuten

1 Zwiebel
2 EL Olivenöl
1 Tasse (250 ml) Heidelbeeren
1 Tasse (250 ml) Preiselbeeren
50–100 ml Rotwein
1 EL scharfer Senf
3–5 EL Zucker
3–5 EL dunkler Balsamicoessig
Räuchersalz
Zimtpulver
1 Knoblauchzehe
1 Handvoll Wilder Thymian
1 Handvoll Schafgarbenblüten
3 EL Brennnesselsamen
frisch gemahlene Chiliflocken
frisch gemahlener schwarzer Pfeffer

1. Die Zwiebel schälen, würfeln und in einem Topf mit dem Olivenöl glasig dünsten.
2. Die Beeren verlesen und mit 50 ml Rotwein, Senf, je 3 EL Zucker und Essig, je ½ TL Salz und Zimt zu den Zwiebeln in den Topf geben und den geschälten Knoblauch dazupressen. Die Masse einmal kurz aufkochen lassen und bei schwacher Hitze ungefähr 15 Minuten köcheln lassen.
3. Thymian und Schafgarbenblüten hacken, mit den Brennnesselsamen zugeben und weitere 5 Minuten köcheln lassen.
4. Mit Chili, Pfeffer, dem restlichen Rotwein, Essig und Zucker abschmecken.

Tipp

Sollte das Chutney zu dünnflüssig sein, 1–2 EL Mehl mit etwas Rotwein glatt rühren, in die kochende Masse geben und noch einmal aufkochen lassen.

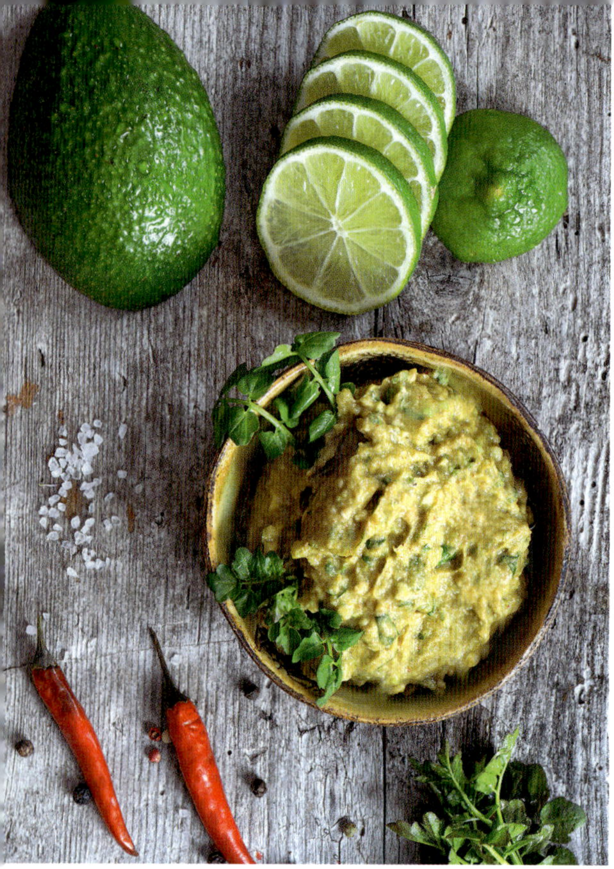

Brunnenkresse-Avocado-Aufstrich

»Geh mal Brunnenkresse am Bach holen«, sagte meine Mutter häufig kurz vor dem Abendbrot zu mir. Abendbrot – so hieß das bei uns, denn genau das war es auch: Brot und was dazu. Zu einem frischen Brot brauchten wir nichts weiter als Butter, Salz und Brunnenkresse obendrauf – ein Gedicht!

Für 4 Personen zur Brotzeit
Zubereitungszeit: 10 Minuten

1 Handvoll frische Brunnenkresse (ca. 50 g)
1 Bio-Avocado
1 EL Olivenöl
Saft von ½ Limette
1 Prise Zucker
Salz
frisch gemahlener schwarzer Pfeffer
frisch gemahlene Chiliflocken

1. Die Brunnenkresseblätter von den Stielen zupfen, waschen und fein hacken.
2. Das Fruchtfleisch der Avocado auslösen und mit einer Gabel fein zerdrücken.
3. Beides in eine Schüssel geben und mit Olivenöl, Limettensaft und Zucker gut verrühren.
4. Mit Salz und Pfeffer und Chili abschmecken.

Tipp

Ob zum Frühstück oder zur Brotzeit – dieser Aufstrich geht immer. Frisches Brot oder Baguette dazu, vielleicht noch ein paar Tomaten – mehr braucht man nicht.

Wildkräutersemmeln

Dieses wunderbare Rezept stammt von unserer lieben Nachbarin Gaby. Sie kümmert sich um die Hunde, wenn wir unterwegs sind – besonders Keri liebt sie sehr. Die Hündin haben wir 2017 im Urlaub auf der griechischen Insel Zakynthos gerettet, wo sie im Gebirge ausgesetzt war. Gaby verwöhnt uns regelmäßig mit ihren Kochkünsten. Danke für dieses herrliche Rezept!

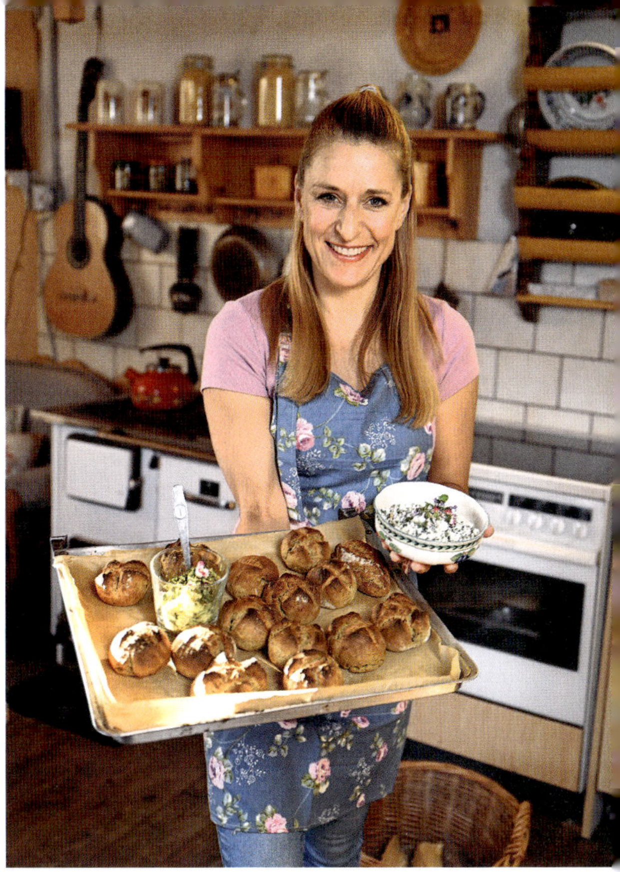

Für 20 Stück
Zubereitungszeit: 20 Minuten + 25 Minuten Backen

2–3 Handvoll Wildkräuter (Bärlauch, Brennnessel, Löwenzahn, Giersch, Brunnenkresse)
360 ml Milch
300 g Dinkelmehl (Type 630)
300 g Dinkelvollkornmehl
1 ½ Pck. Backpulver
1 geh. TL Salz
140 g weiche Butter

1. Kräuter waschen und mit der Hälfte der Milch fein pürieren.
2. Das Püree mit den beiden Mehlen, Backpulver, Salz und Butter vermischen und gut durchkneten (zum Schluss mit den Händen). Dabei von der restlichen Milch so viel zugeben, bis der Teig sich gut von der Schüssel löst.
3. Den Backofen auf 220 °C (Ober-/Unterhitze) schalten.
4. Den Teig zu einer Rolle formen und in 20 gleich große Stücke teilen. Diese zu runden Semmeln formen und mit einem scharfen Messer oben kreuzweise einschneiden.
5. Die Semmeln auf ein mit Backpapier belegtes Blech setzen und im vorgeheizten Backofen 20–25 Minuten backen.

Tipp

Die Semmeln schmecken am besten ganz frisch!

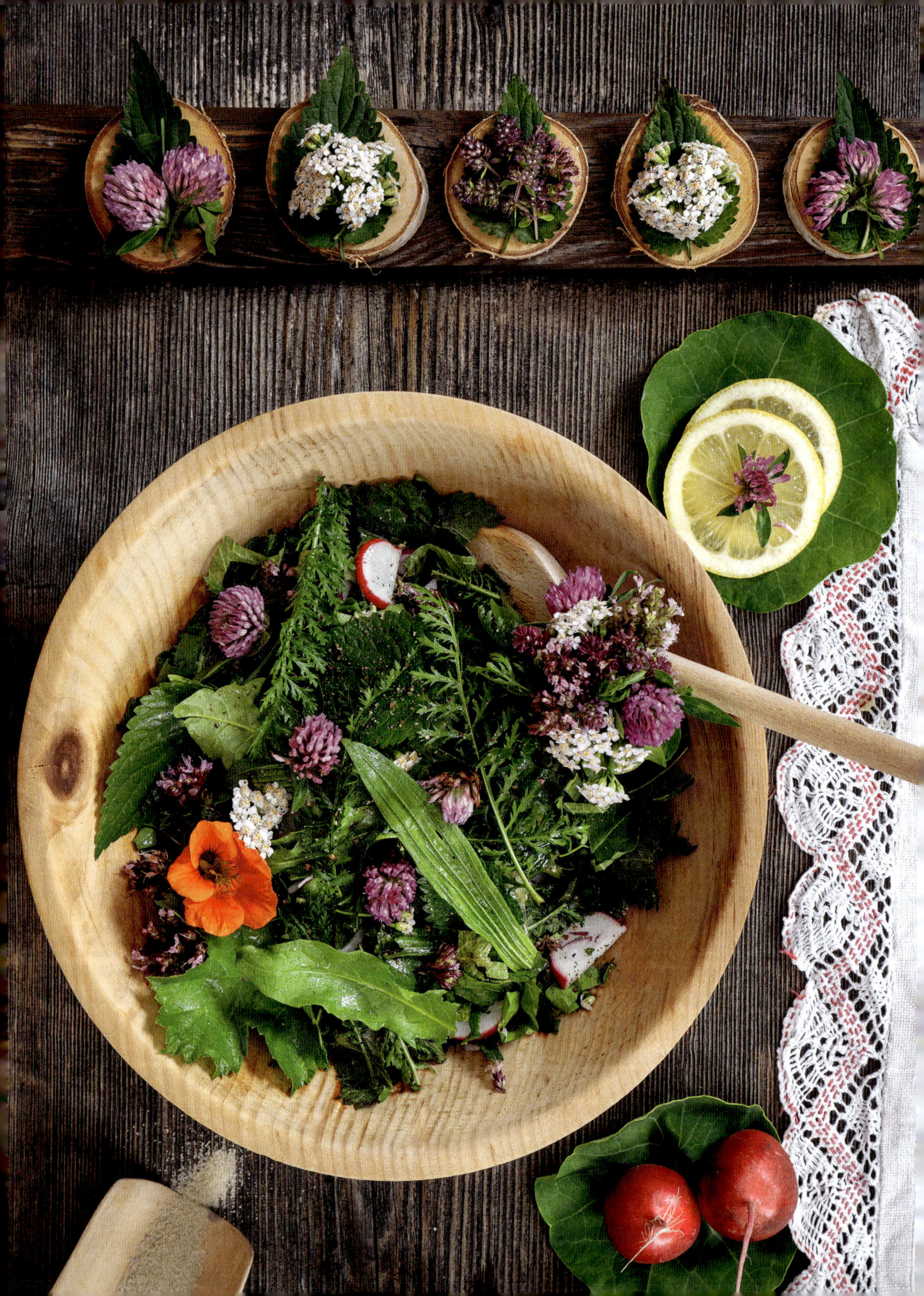

Wildkräuter-Blüten-Salat

Im Frühjahr muss ich morgens nur vor die Türe treten, dann kann ich gleich lossammeln: Die Wiese vorm Haus ist voll mit frischen, jungen Wildkräutern. Dann weiß ich: Das Mittagessen ist gesichert, heute gibt's Wildkräutersalat! Alle Blüten der beschriebenen Kräuter sind ebenfalls essbar.

Für 4 Portionen
Zubereitungszeit: 15 Minuten

1 Schüssel gemischte Wildkräuter (zum Beispiel: Löwenzahn, Gänseblümchen, Bärlauch, Gundermann, Schafgarbe, Taubnessel, Sauerampfer, Vogelmiere, Brennnessel, Wilder Thymian, Knoblauchrauke, Wiesenschaumkraut)
eventuell 1 Bund Radieschen
eventuell Cocktailtomaten
1 kleine rote Zwiebel

Für das Dressing:
50 ml Olivenöl
Saft von 1 Zitrone
2 TL Senf
2 TL Honig
(Kräuter-)Salz
frisch gemahlener schwarzer Pfeffer

1. Die Kräuter waschen, trocken schütteln und einige Blüten für die Dekoration beiseitelegen.
2. Die Brennnesselblätter von den Stängeln zupfen und zwischen einem sauberen Küchentuch mit einem Nudelholz fest walken, damit die Brennhärchen zerstört werden.
3. Von den restlichen Kräutern Blüten und Blätter abzupfen und größere Kräuterblätter in feine Streifen schneiden.
4. Radieschen und/oder Tomaten waschen. Radieschen in dünne Scheiben schneiden, Cocktailtomaten halbieren. Die Zwiebel schälen und in feine Würfel schneiden. Alle Salatzutaten in eine Schüssel geben.
5. Für das Dressing Öl, Zitronensaft, Senf, Honig, Salz, Pfeffer und 2 EL warmes Wasser in ein Schraubglas geben und gut durchschütteln. Das Dressing mit den Salatzutaten mischen und den Salat mit Blüten dekorieren.

Tipp

Dazu passen wunderbar die Brennnesselpflanzerl (Seite 159) oder ein Brot mit Bärlauchpesto (Seite 147) oder die Gierschquiche (Seite 162).

Gegrillte Polenta-Kräuter-Rauten

Wer wie ich gern vegetarisch grillt, für den ist dieses Gericht einfach herrlich! Wenn man statt Butter vegane Margarine oder Öl verwendet, sind die Polentarauten sogar vegan.

Für 4 Portionen
Zubereitungszeit: 30 Minuten + 1 Stunde Abkühlen

750 ml Gemüsebrühe
250 g Polenta (Instant)
einige Zweige Thymian und Salbei
2 EL Butter + etwas mehr für die Form
Salz
frisch gemahlener schwarzer Pfeffer
1–2 EL Olivenöl
eventuell 100–200 g Blauschimmelkäse (siehe Tipp)

1. Die Gemüsebrühe aufkochen, Polenta einrühren und bei mittlerer Hitze unter ständigem Rühren kochen, bis sich die Masse vom Topfboden löst. Das dauert etwa 5 Minuten.
2. Thymianblättchen und eventuell -blüten von den Stielen zupfen. Salbeiblätter fein hacken.
3. Butter, Kräuter, Salz und Pfeffer unter die Polenta rühren.
4. Die Polenta 1–2 cm hoch in eine gefettete Auflaufform streichen und einige Stunden abkühlen lassen.
5. Erkaltet in Rauten oder Quadrate schneiden, mit Olivenöl bepinseln und von beiden Seiten 2–3 Minuten goldbraun grillen. Alternativ in einer Pfanne mit Olivenöl von beiden Seiten knusprig braten.

Tipp

Sehr gut schmeckt es auch, wenn man die Rauten von einer Seite grillt, sie dann umdreht und – während die zweite Seite gegrillt wird – je ein Stück Blauschimmelkäse obenauf legt. Dann fertig grillen, bis der Käse geschmolzen ist.
Dazu passt mein Alm-Chutney (Seite 149).

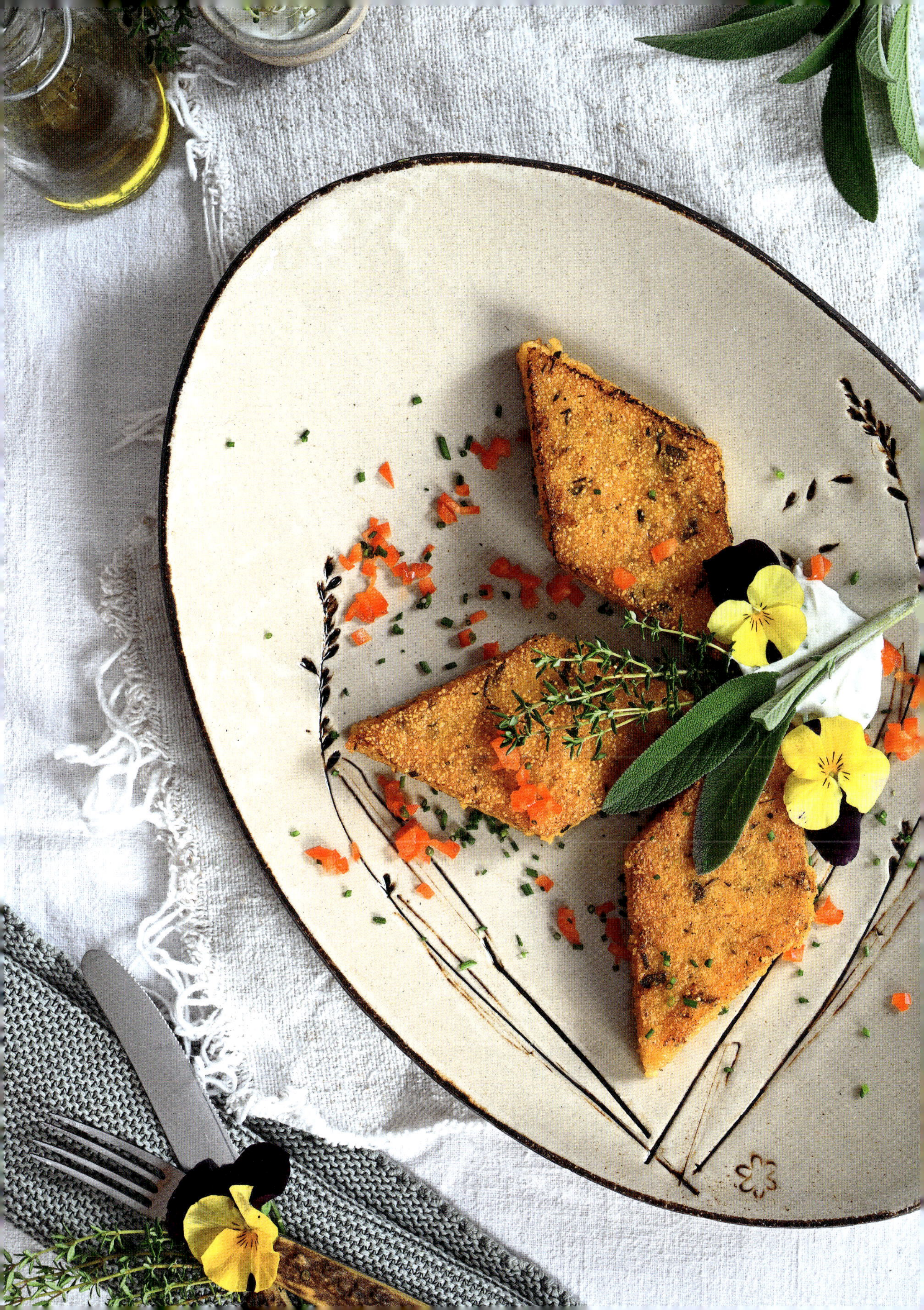

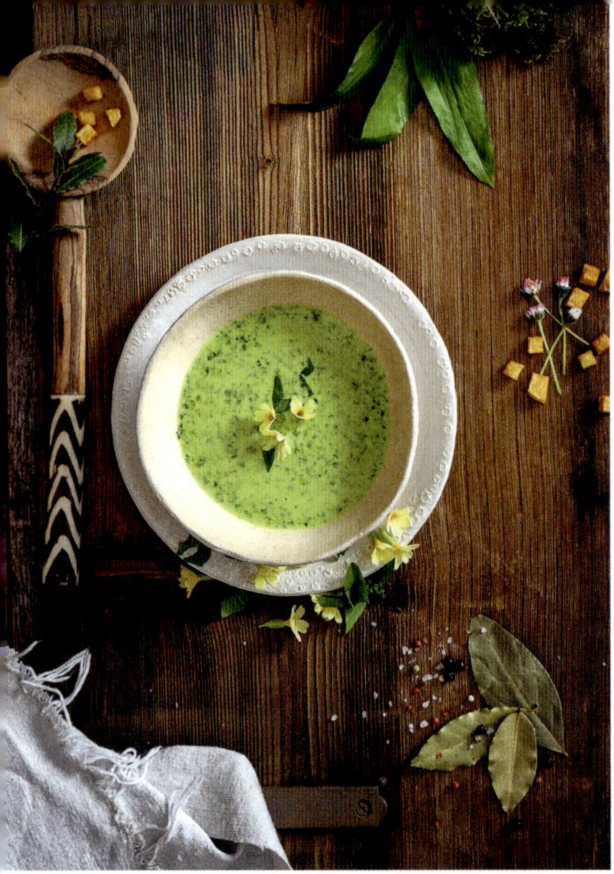

Bärlauchsuppe

Im Frühjahr ist diese Suppe bei uns ein Muss. Da die Wälder im Chiemgau voller Bärlauch stehen, kann ich es mir beim morgendlichen Lauf nur selten verkneifen, eine große Handvoll Blätter gleich mit nach Hause zu nehmen. Ich transportiere sie in meinen Jackentaschen, die dann oft noch tagelang nach Bärlauch »duften« ...

Für 4 Portionen
Zubereitungszeit: 20 Minuten

1 großes Bund Bärlauch
3 mittelgroße mehligkochende Kartoffeln
1 große Karotte
1 mittelgroßes Stück Sellerie
1 große Zwiebel
750 ml Gemüsebrühe
4 Lorbeerblätter
2 EL Wacholderbeeren
200 g Sahne
Salz, frisch gemahlener schwarzer Pfeffer

1. Den Bärlauch waschen und grob hacken.
2. Kartoffeln, Karotte, Sellerie und Zwiebel schälen und in Würfel schneiden.
3. Die Gemüsebrühe aufkochen, Lorbeer und Wacholder zugeben. Gemüsewürfel zugeben und in der Brühe weich kochen. Wacholder und Lorbeer entfernen.
4. Bärlauch und Sahne zur Suppe geben und alles mit dem Stabmixer fein pürieren.
5. Die Suppe mit Salz und Pfeffer würzen und servieren.

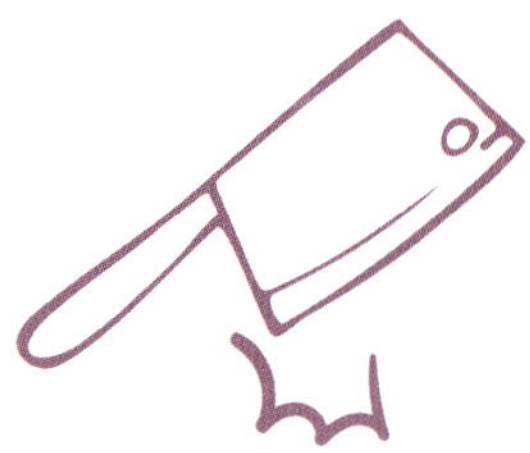

Tipp

Noch schneller geht's, wenn man Sellerie und Karotten weglässt. Aber »mit« schmeckt's besser!

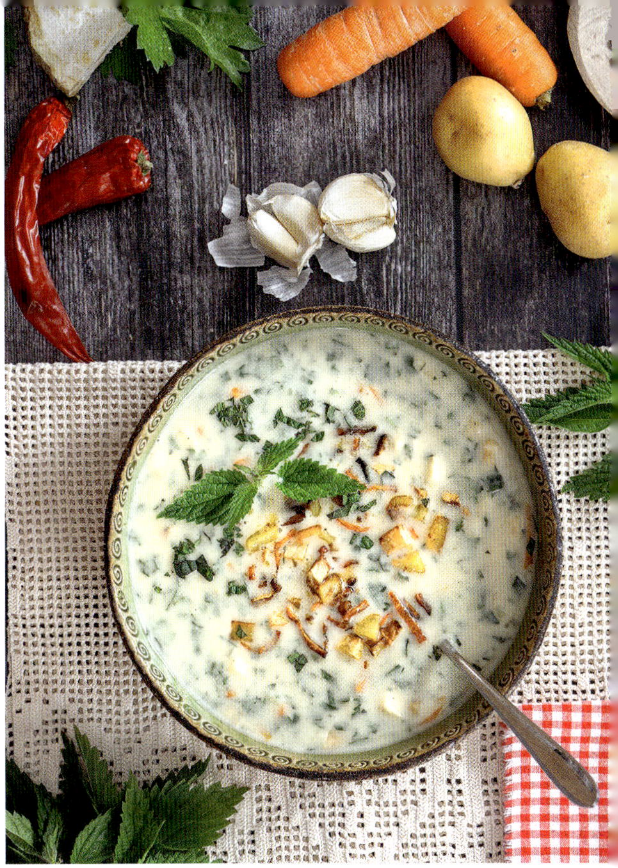

Brennnesselsuppe

Die Brennnessel ist ein Multitalent und bereichert viele Gerichte. Sie ist schnell zubereitet und schmeckt wunderbar als Vorspeise oder auch als Hauptspeise.

Für 6 Portionen als Vorspeise oder 4 als Hauptspeise
Zubereitungszeit: 30 Minuten

1 große Schüssel Brennnesselblätter
1 große Zwiebel
2 EL Sonnenblumenöl
1 große Kartoffel
1 l Gemüsebrühe
1 große Karotte
1 mittelgroßes Stück Sellerie
1 Knoblauchzehe
200 g Sahne
40 g Butter
30 g Mehl
Salz, frisch gemahlener schwarzer Pfeffer
geriebene Muskatnuss
etwas Chilipulver

1. Brennnesselblätter waschen und grob hacken.
2. Die Zwiebel schälen, würfeln und in einem großen Topf mit Öl glasig dünsten.
3. Die Kartoffel schälen und würfeln, in den Topf geben. Die Gemüsebrühe angießen und alles 15 Minuten bei mittlerer Hitze kochen.
4. Inzwischen Karotte und Sellerie schälen und in feine Würfel schneiden, zu den Kartoffeln in die Brühe geben und weich kochen.
5. Brennnesseln zugeben und weitere 10 Minuten kochen lassen. Den Knoblauch schälen und in die Suppe pressen. Sahne zufügen.
6. In einem zweiten Topf die Butter zerlassen, das Mehl einrühren und weiter rühren, bis es bindet. Unter Rühren die Suppe zugeben, mit den Gewürzen abschmecken und servieren.

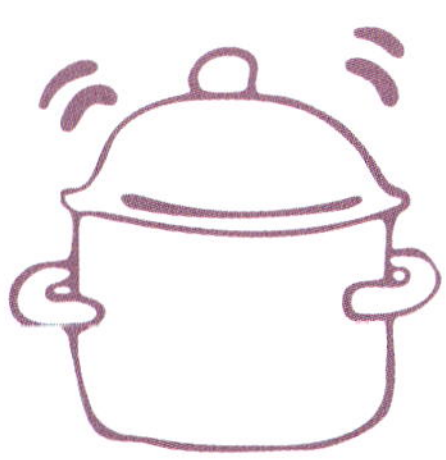

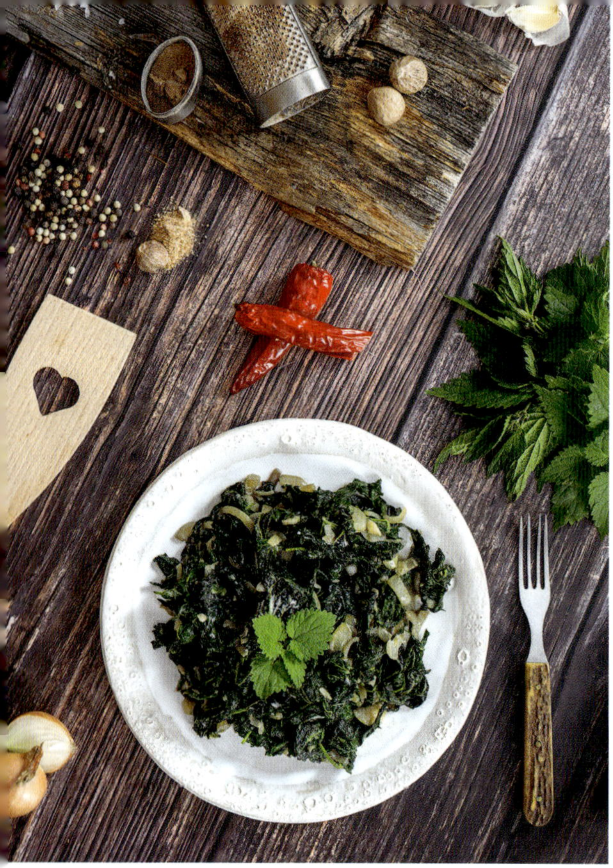

Brennnesselgemüse

Spinat mit Kartoffelbrei und Spiegelei – mein Leibgericht, als ich klein war. Bei meiner Oma gab´s das oft, auch sie liebte dieses einfache Gericht sehr. Erst viel später probierte ich Brennnesselgemüse und war sofort begeistert. Ich finde sogar, dass es interessanter schmeckt als Spinat.

Für 2 Portionen
Zubereitungszeit: 20 Minuten

1 Schüssel Brennnesselblätter
2 EL Sonnenblumenöl
1 Zwiebel
100–200 g Sahne
1 TL gekörnte Gemüsebrühe
1 Knoblauchzehe
Salz, frisch gemahlener schwarzer Pfeffer
frisch gemahlene Chiliflocken

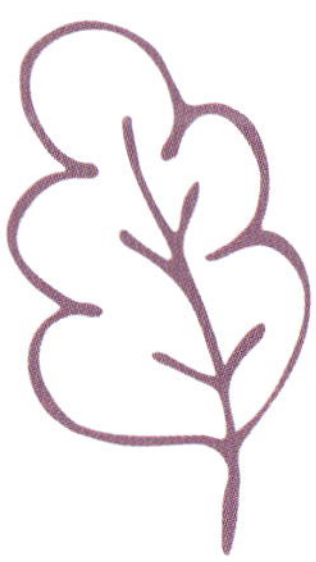

1. Brennnesseln waschen und grob hacken. Das Sonnenblumenöl in einer großen Pfanne erhitzen. Zwiebel schälen, würfeln und darin glasig dünsten.
2. Brennnesselblätter, 100 g Sahne und Gemüsebrühe dazugeben. Knoblauch schälen und dazupressen. Das Gemüse etwa 5 Minuten dünsten.
3. Mit Salz, Pfeffer und Chili abschmecken und nach Belieben noch etwas Sahne zufügen.

Tipp

Dazu passen super Kartoffelpüree und Spiegelei. Oder man isst das Brennnesselgemüse zu den Knödeln von Seite 164. Die Sahne lässt sich prima durch eine pflanzliche Alternative ersetzen, dann ist das Gericht sogar vegan.

Brennnesselpflanzerl

Pflanzerl, Buletten, Frikadellen – so vielfältig wie die Regionen in Deutschland sind die Bezeichnungen für Bratlinge, die man traditionell meist mit Fleisch zubereitet. Ich habe mit diesem veganen Rezept schon passionierte Fleischesser gefoppt, die nicht glauben konnten, dass meine Pflanzerl rein pflanzlich sind.

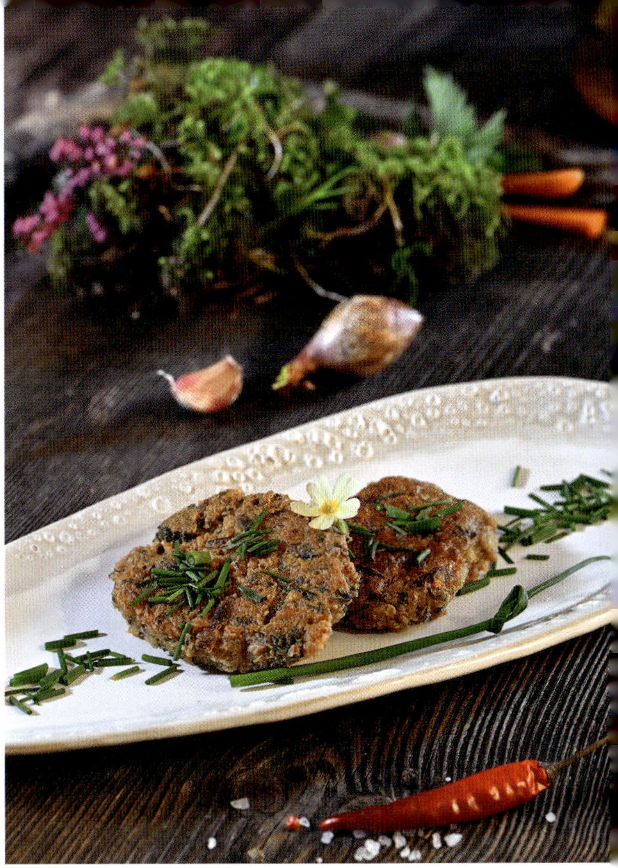

Für 4 Portionen
Zubereitungszeit: 20 Minuten
+ 1 Stunde Vorbereiten

400 ml Gemüsebrühe
200 g Haferflocken
1 große Karotte
1 mittelgroße Zwiebel
1 Knoblauchzehe
1 große Handvoll Brennnesselblätter
Salz, frisch gemahlener schwarzer Pfeffer
frisch gemahlene Chiliflocken
Bratöl

1. Die Gemüsebrühe erhitzen, vom Herd ziehen und die Haferflocken darin etwa 1 Stunde einweichen.
2. Die Karotte schälen, waschen und fein reiben, die Zwiebel schälen und fein würfeln. Beides zu den eingeweichten Haferflocken geben. Die Knoblauchzehe schälen, pressen und zugeben.
3. Die Brennnesselblätter waschen, in ein Küchentuch einwickeln und mit einem Nudelholz fest darüberrollen, um die Brennhaare zu zerstören.
4. Brennnesseln fein hacken und zur Haferflockenmasse geben. Mit Salz, Pfeffer und etwas Chili abschmecken.
5. Bratlinge formen und in einer großen Pfanne in heißem Öl von beiden Seiten goldbraun braten.

Tipp

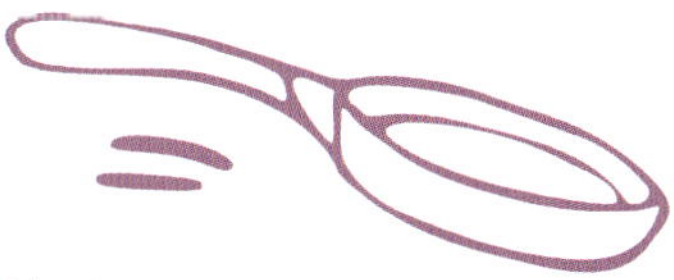

Dazu passen ein Wildkräutersalat (Seite 152) und Kräuteraioli (Seite 148). Man kann dieses Rezept auch nach Belieben verändern und weiteres Gemüse oder andere Kräuter zugeben.

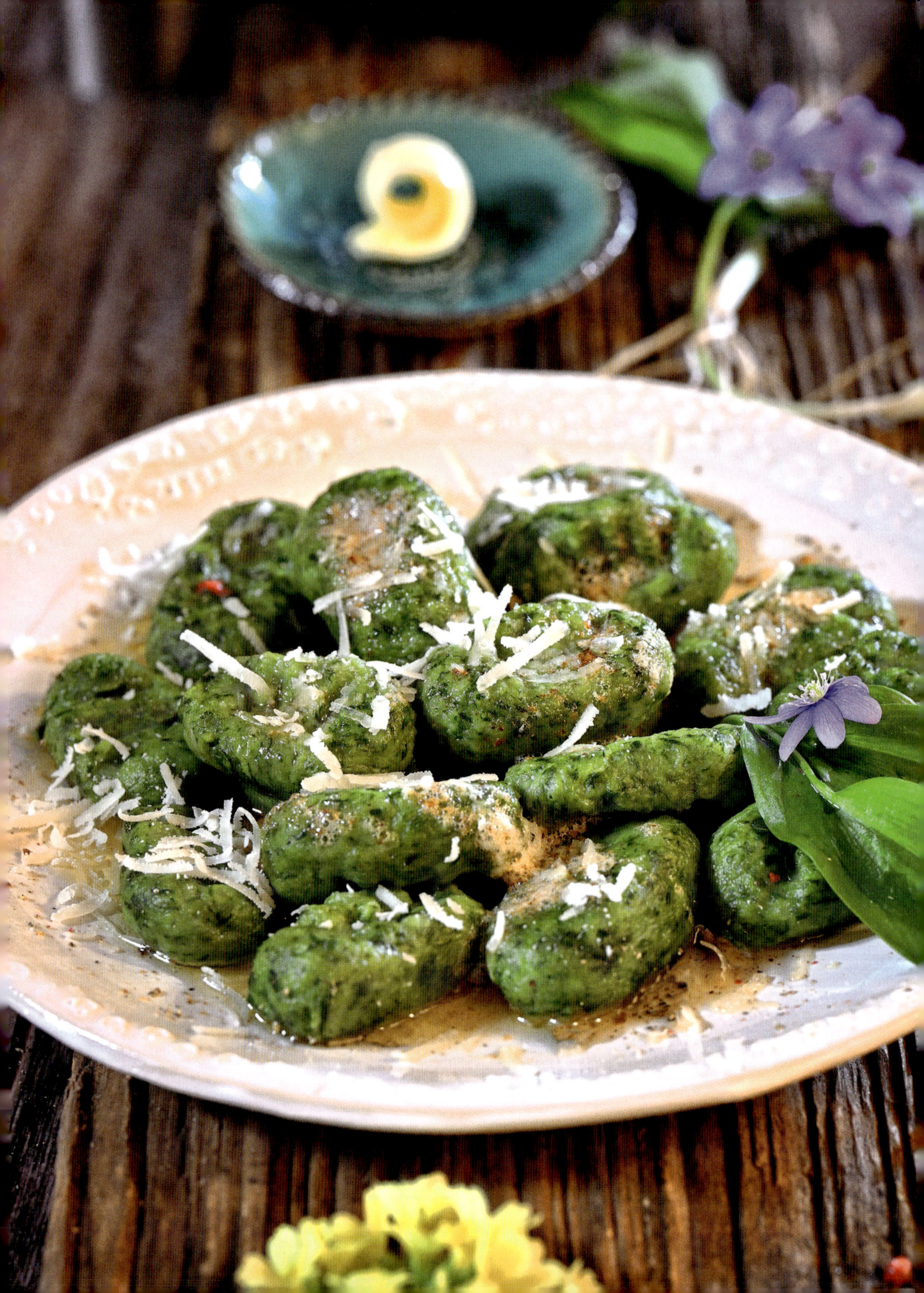

Bärlauchgnocchi

Mein Mann Lanny verzieht immer das Gesicht, wenn beim Italiener jemand sagt: »Ich nehme dann die Gnotschi.« Gemeint sind natürlich »Njoki«, so spricht man die köstlichen kleinen Kartoffelnocken aus Italien richtig aus. Kombiniert mit Bärlauch schmecken sie einfach perfetto!

Für 4 Portionen
Zubereitungszeit: 45 Minuten

1 großes Bund Bärlauch
1 kg vorwiegend festkochende Kartoffeln
1 Ei
500 g Weizenmehl (Type 405)
100 g Hartweizengrieß
Salz
frisch gemahlener schwarzer Pfeffer
Mehl für die Arbeitsfläche

1. Bärlauch waschen, trocken tupfen und grob hacken. Im Mixer fein pürieren.
2. Kartoffeln waschen und mit der Schale in Wasser gar kochen. Noch heiß pellen und mit einer Gabel fein zerdrücken oder durch die Kartoffelpresse pressen. Kurz ausdampfen lassen.
3. Die Kartoffelmasse mit Ei, Mehl, Grieß, Salz, Pfeffer und dem Bärlauchpüree zu einem geschmeidigen Teig verkneten – mit den Händen oder dem Knethaken der Küchenmaschine.
4. Die Arbeitsfläche bemehlen, den Teig in vier Teile teilen und jeden Teil zu einer dünnen Rolle von etwa 3 cm Durchmesser formen. Davon kurze Stücke (ca. 1,5 cm) abschneiden.
5. Einen großen Topf mit Salzwasser zum Kochen bringen.
6. Die Teigstücke nach Belieben in eine ovale Form bringen, indem man jedes einzelne kurz in den Handflächen rollt. Die Gnocchi mit dem Daumen oder mit einer Gabel leicht platt drücken, so nehmen sie später die Sauce besser auf.
7. Sobald das Wasser kocht, die Gnocchi portionsweise ins Wasser geben und einige Minuten ziehen (nicht mehr kochen) lassen. Sobald sie an die Oberfläche kommen, mit einem Schaumlöffel herausnehmen und auf vorgewärmten Tellern anrichten.

Tipp

Wir mögen die Gnocchi gern mit Bärlauchpesto (Seite 147) und Wildkräutersalat (Seite 152).
Man kann aber auch nur leicht gebräunte Butter darübergießen.

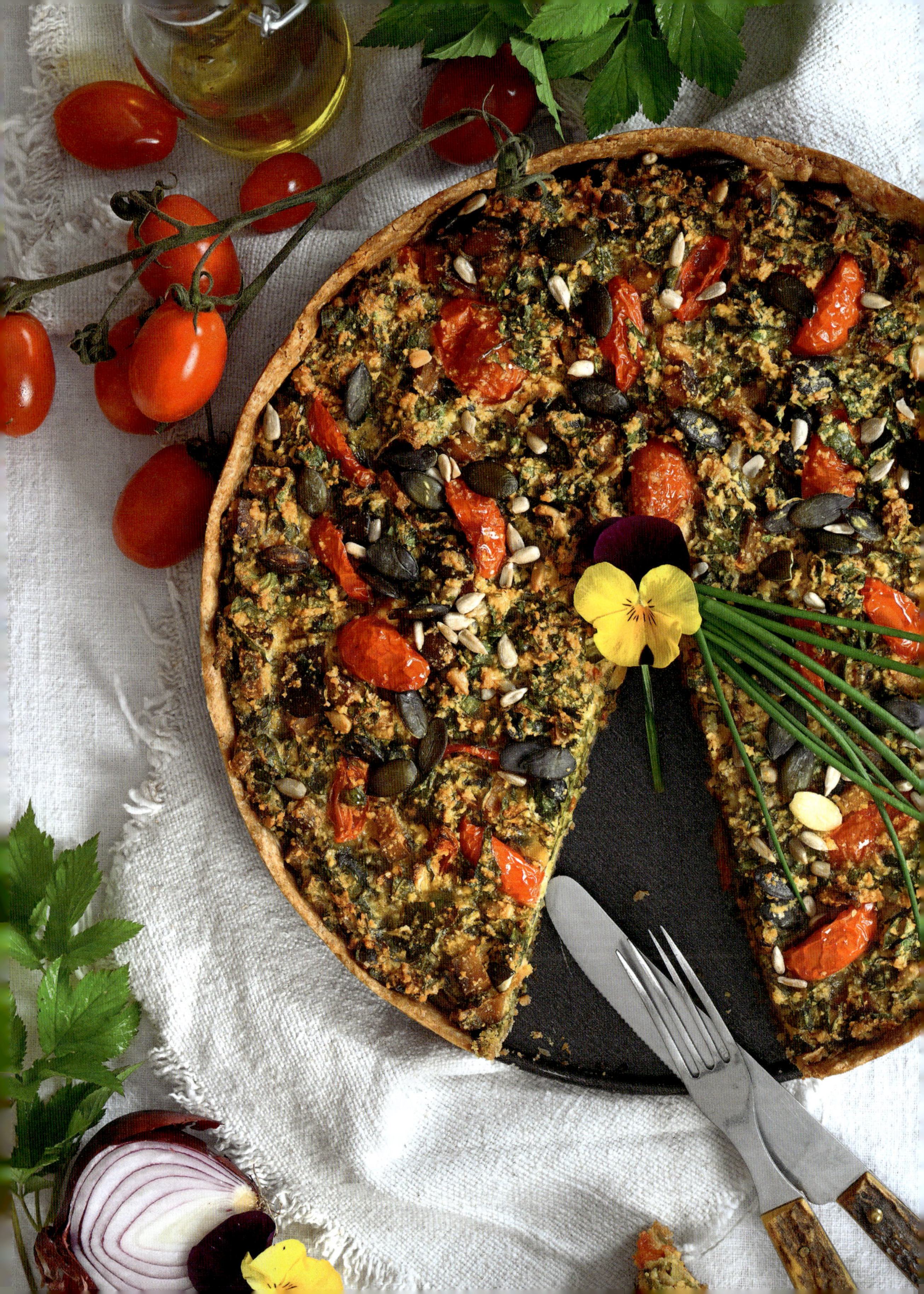

Gierschquiche

Giersch wächst überall – zum Leidwesen mancher Gärtnerinnen und Gärtner. Dass Giersch alles ist, nur kein Un-Kraut, wird oft verkannt. Denn er schmeckt richtig gut, erinnert roh ein bisschen an Petersilie und gekocht an Spinat. Am besten isst man Giersch im Frühjahr, wenn die Blätter noch ganz zart sind.

Für 1 Springform (Durchmesser 28 cm)
Zubereitungszeit:
1 Stunde 30 Minuten

Für den Boden:
250 g Dinkelmehl
150 g Butter
½ TL Meersalz

Für die Füllung:
200 g Räuchertofu
2 EL Sonnenblumenöl
1 Prise Räuchersalz
½ TL Zucker
1 große Knoblauchzehe
1 rote Zwiebel
100 g Kichererbsenmehl
200 g Sojasahne
Salz
frisch gemahlener schwarzer Pfeffer
frisch gemahlene Chiliflocken
1 Bund Giersch
3 EL gemischte Salatkerne
5 Cocktailtomaten

1. Mehl, Butter in Stückchen, 80 ml Wasser und Salz zu einem glatten Teig verkneten. Eine Kugel daraus formen, diese in Folie wickeln und 30–60 Minuten in den Kühlschrank legen.
2. Für die Füllung den Räuchertofu sehr fein würfeln. Öl in einer mittelgroßen Pfanne erhitzen, Räuchersalz und Zucker darin schmelzen. Knoblauch schälen, in die Pfanne pressen und die Räuchertofuwürfel zugeben. Bei schwacher Hitze in etwa 15 Minuten goldbraun und leicht knusprig braten.
3. Die Zwiebel schälen, in Streifen schneiden und zugeben.
4. Den Backofen auf 180 °C (Ober-/Unterhitze) vorheizen.
5. Kichererbsenmehl mit 250 ml Wasser und Sojasahne verrühren. Mit Salz, Pfeffer und Chili abschmecken.
6. Den Teig aus dem Kühlschrank nehmen und zwischen zwei Lagen Backpapier rund ausrollen. Auf Backpapier in eine Springform drücken, dabei einen 2 cm hohen Rand formen. Die Form noch einmal in den Kühlschrank stellen.
7. Giersch waschen und fein hacken. Mit den Salatkernen und der Räuchertofumischung zur Sahnemischung geben. Die Cocktailtomaten waschen.
8. Die Form aus dem Kühlschrank nehmen, den Teig mit der Gabel mehrfach einstechen und im Backofen 10 Minuten vorbacken. Herausnehmen, die Füllung auf die Quiche gießen und mit den Cocktailtomaten dekorieren.
9. Im Backofen 30 Minuten fertig backen.

Tipp

Die Quiche schmeckt auch mit Petersilie und Rucola oder mit anderen Wildkräutern wie Bärlauch, Brennnesseln, Löwenzahn, Vogelmiere, Knoblauchrauke oder einer Mischung davon.

Brennnesselknödel

Während unserer Skiurlaube in Südtirol habe ich sie lieben gelernt: die Knödel. Auf den Hütten, auf denen noch frisch gekocht wird, gibt es sie in allen möglichen Varianten: Spinatknödel, Käseknödel, Steinpilzknödel ...!

Für 4 Portionen
Zubereitungszeit: 40 Minuten

1 kleine Schüssel zarte Brennnesselblätter
250 g Schwarzbrot oder Mischbrot oder Graubrot vom Vortag
250 ml Milch
1 TL gekörnte Gemüsebrühe
1 mittelgroße Zwiebel
50 ml Sonnenblumenöl
1 Ei
100 g Dinkelmehl
Salz
frisch gemahlener schwarzer Pfeffer
geriebene Muskatnuss
1 Stück Parmesan zum Reiben

1. Die Brennnesselblätter waschen, in ein Küchentuch einwickeln und mit einem Nudelholz fest darüberrollen, um die Brennhaare zu zerstören. Die Blätter fein hacken.
2. Das Brot in kleine Würfel schneiden und in eine Schüssel geben. Die Milch mit der Gemüsebrühe aufkochen und über das Brot gießen. 10 Minuten ziehen lassen.
3. Die Zwiebel schälen, würfeln und in 1 EL heißem Öl glasig dünsten. Gehackte Brennnesselblätter zugeben und 2 Minuten mitdünsten.
4. Den Zwiebel-Brennnessel-Mix, restliches Öl, Ei und Mehl zum Brot geben und gut durchkneten. Mit Salz, Pfeffer und frisch geriebener Muskatnuss abschmecken.
5. Einen großen Topf mit reichlich Wasser und 1 TL Salz zum Sieden bringen.
6. Mit angefeuchteten Händen kleine Knödel formen und im siedenden (nicht sprudelnden) Wasser 15–20 Minuten garen.
7. Mit einer Schaumkelle herausnehmen, auf Tellern anrichten und zum Servieren frischen Parmesan darüberreiben.

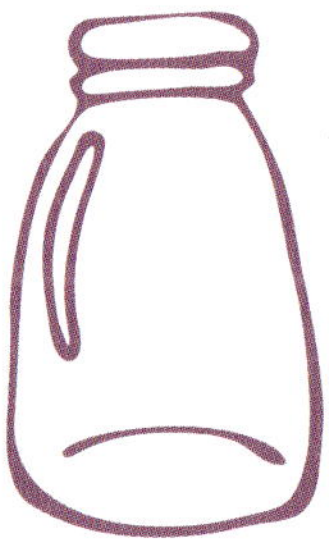

Tipp

Knödel werden meist aus Weißbrot gemacht, diese Variante mit Schwarzbrot und Brennnesseln gibt den Knödeln eine besonders herzhafte Note. Man kann auch Schwarz- und Weißbrot mischen. Dazu passt gut das Brennnesselgemüse (Seite 158). Oder man gießt einfach zerlassene Butter über die Knödel und reibt dann den Parmesan darüber.

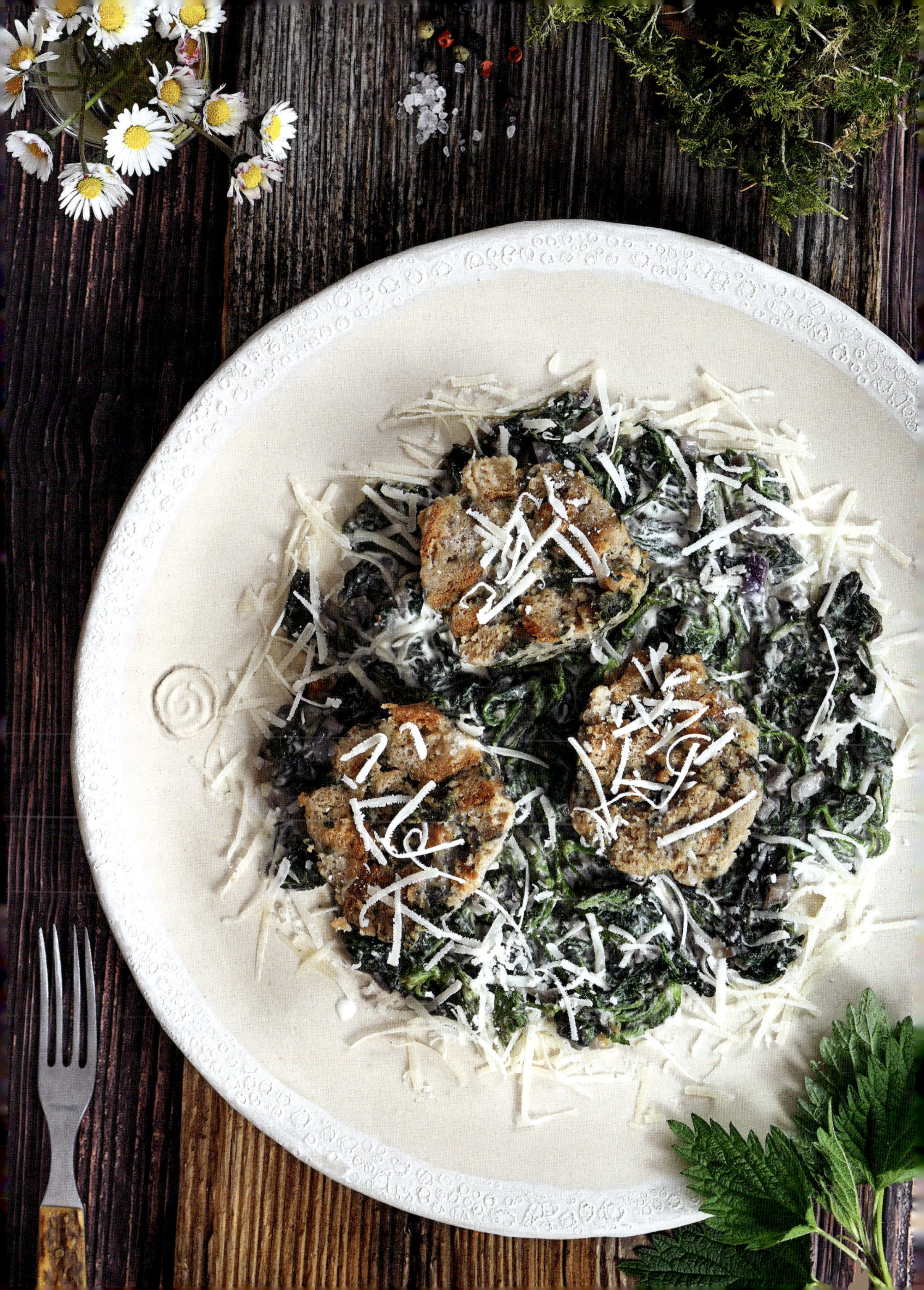

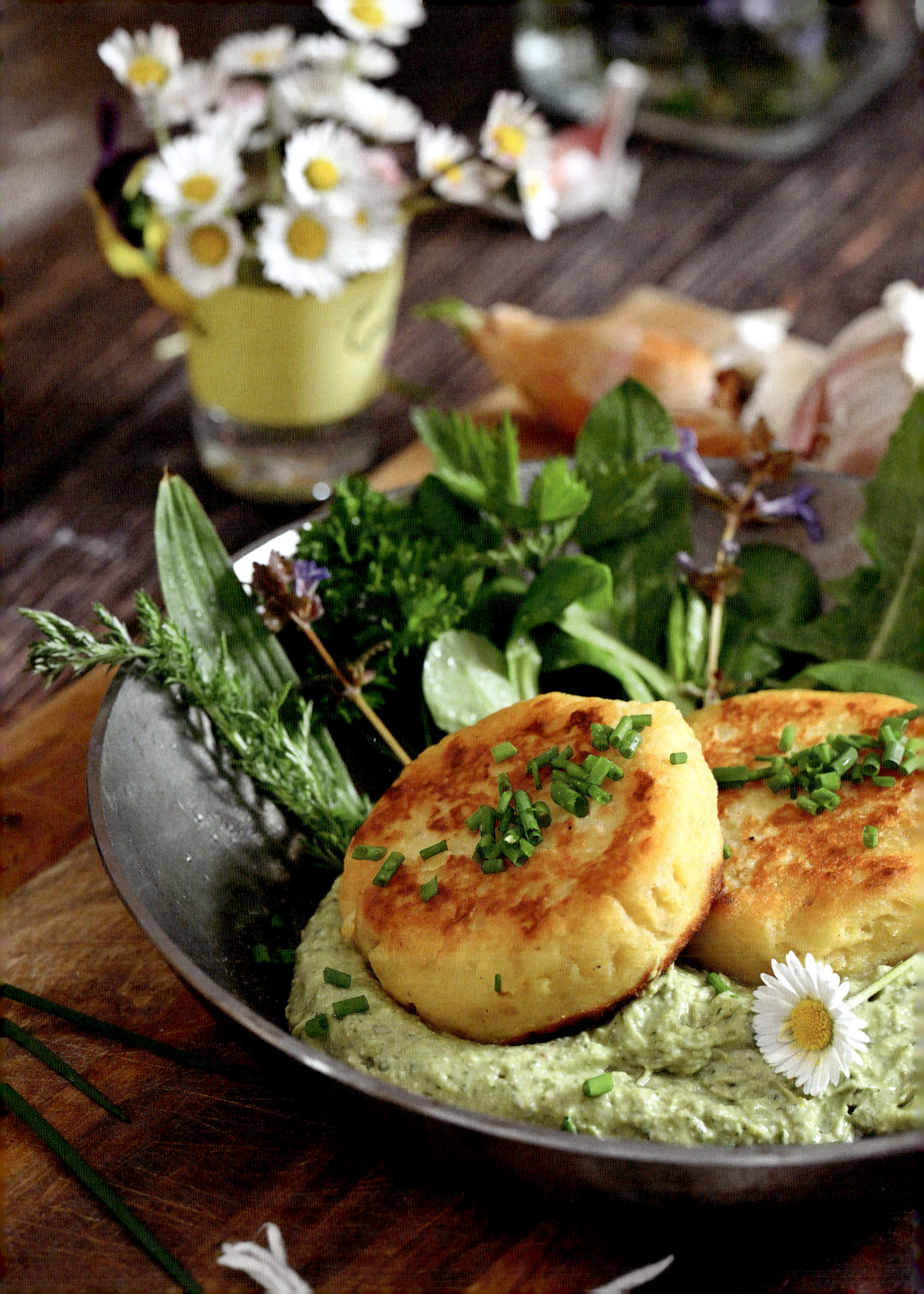

Nackede Maadle mit wilder Sauce

Hier trifft das Vogtland auf Hessen. »Nackede Maadle« ist ein Rezept aus meiner Heimat. Ich mag es besonders gern mit der Frankfurter Grünen Sauce. Diese Sauce habe ich zum ersten Mal gegessen, als ich bei meinem langjährigen Produzenten Jean Frankfurter im Taunus zu Besuch war.

Für 4 Portionen
Zubereitungszeit: 45 Minuten

Für die Grüne Sauce:

1 kleine Schüssel gemischte Wildkräuter (siehe Tipp)
300–500 g Joghurt
200 g Sauerrahm
2 EL scharfer Senf
Saft von ½ Zitrone
1 TL Honig
2 Knoblauchzehen
Salz
Paprikapulver edelsüß
frisch gemahlener schwarzer Pfeffer
frisch gemahlene Chiliflocken

Für die »Nackeden Maadle«:

500 g Kartoffeln (egal welche Sorte)
2 EL Mehl
1 TL Salz
Bratöl

1. Für die Grüne Sauce die Kräuter waschen und mit 300 g Joghurt, Sauerrahm, Senf, Zitronensaft und Honig im Mixer fein pürieren. Nach Bedarf mehr Joghurt zugeben.
2. Knoblauch schälen, dazupressen und die Sauce nochmals durchmixen. Mit Salz, Paprikapulver, Pfeffer und Chili abschmecken.
3. Für die »Nackeden Maadle« die Kartoffeln kochen, schälen und durch eine Kartoffelpresse pressen oder mit einer Gabel fein zerdrücken.
4. Mehl und Salz zugeben und alles zu einem Teig verarbeiten. Kleine Bratlinge daraus formen und in einer Pfanne im heißen Öl von beiden Seiten goldbraun braten.

Tipp

Nackede Maadle ist eigentlich ein Resteessen aus gekochten Kartoffeln vom Vortag. »Nackt« heißt es nur deshalb, weil zu diesem Rezept nicht viel dazugehört. Es gab übrigens sogar mal ein Lied von mir mit dem Titel »Nackede Maadle«. Die Maadle werden auch süß, etwa mit Heidelbeerkompott, serviert.
Für die vegane Variante der Sauce kann man statt Joghurt und Sauerrahm Kokosjoghurt und eine Avocado verwenden. An Kräutern nehme ich, was ich gerade finde: etwa Sauerampfer, Brunnenkresse, Gundermann, Wiesenschaumkraut, Giersch, Löwenzahn, Vogelmiere, Sauerklee, Wiesen-Bärenklau, Guter Heinrich, Bärlauch, Spitzwegerich, Schafgarbe, Gänseblümchen, Brennnesselblätter, Wilden Thymian, Wilden Oregano, Minze.

Zitronengnocchi mit Wegerichbutter

Dieses Rezept verdanke ich einer Kärntner Freundin von Lannys Familie: Eva Maria Ogris, Wildkräuterliebhaberin und Bloggerin, schwärmte einmal, dass Breitwegerich durch das Anbraten einen pilzartigen Geschmack bekomme. Das musste ich natürlich ausprobieren.

Für 4 Portionen
Zubereitungszeit: 40 Minuten
+ 1 Stunde Backen der Kartoffeln

Für die Zitronengnocchi:
800 g vorwiegend festkochende Kartoffeln, möglichst gleich groß
30 g Butter
geriebene Muskatnuss
Salz
70 g Hartweizengrieß
25 g Mehl + etwas mehr für die Arbeitsfläche
25 g Stärkemehl
abgeriebene Schale von 1 Bio-Zitrone

Für die Breitwegerichbutter:
20–30 junge, kleine bis mittelgroße Breitwegerichblätter mit Stiel
100 g (vegane) Butter
Salz, frisch gemahlener schwarzer Pfeffer

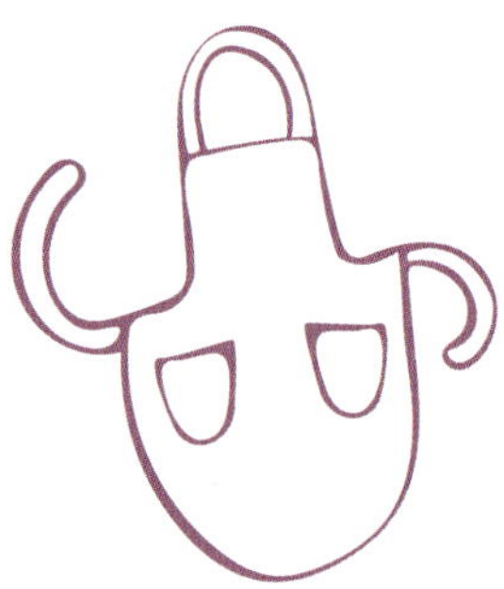

1. Den Backofen auf 160 °C (Umluft) vorheizen. Die Kartoffeln waschen, nebeneinander auf ein Backblech legen und im Backofen 1 Stunde garen.
2. Für die Breitwegerichbutter die Wegerichblätter waschen, trocken tupfen und in feine Streifen schneiden.
3. Butter in einer Pfanne zerlassen, geriebene Muskatnuss und 2 gestrichene TL Salz zugeben. Die Butter beiseitestellen.
4. Die Kartoffeln aus dem Backofen nehmen, pellen und durch die Kartoffelpresse drücken. Grieß, Mehl, Stärkemehl, Zitronenschale und Muskat-Butter-Mischung zugeben und alles zu einem geschmeidigen Teig verarbeiten.
5. Den Teig in 4 Portionen teilen und jede Portion auf der bemehlten Arbeitsfläche zu einer 2 cm dicken Rolle formen.
6. Jede Rolle mit einem scharfen Messer in 2 cm breite Stücke schneiden. Die Gnocchi mit den Händen nachformen und mit einer Gabel das typische Rillenmuster eindrücken.
7. Einen großen Topf mit Salzwasser zum Kochen bringen, die Hitze reduzieren und die Gnocchi hineingeben. Im heißen Wasser ziehen lassen, bis sie an die Oberfläche kommen, mit einer Schaumkelle herausnehmen, in einem Sieb abtropfen lassen und warm stellen.
8. Für die Breitwegerichbutter die Butter in einer Pfanne schmelzen. Breitwegerich zugeben, salzen und pfeffern. Bei mittlerer Hitze so lange dünsten, bis die Blätter anfangen knusprig zu werden.
9. Die Gnocchi auf einem Teller anrichten und mit der Breitwegerichbutter beträufeln.

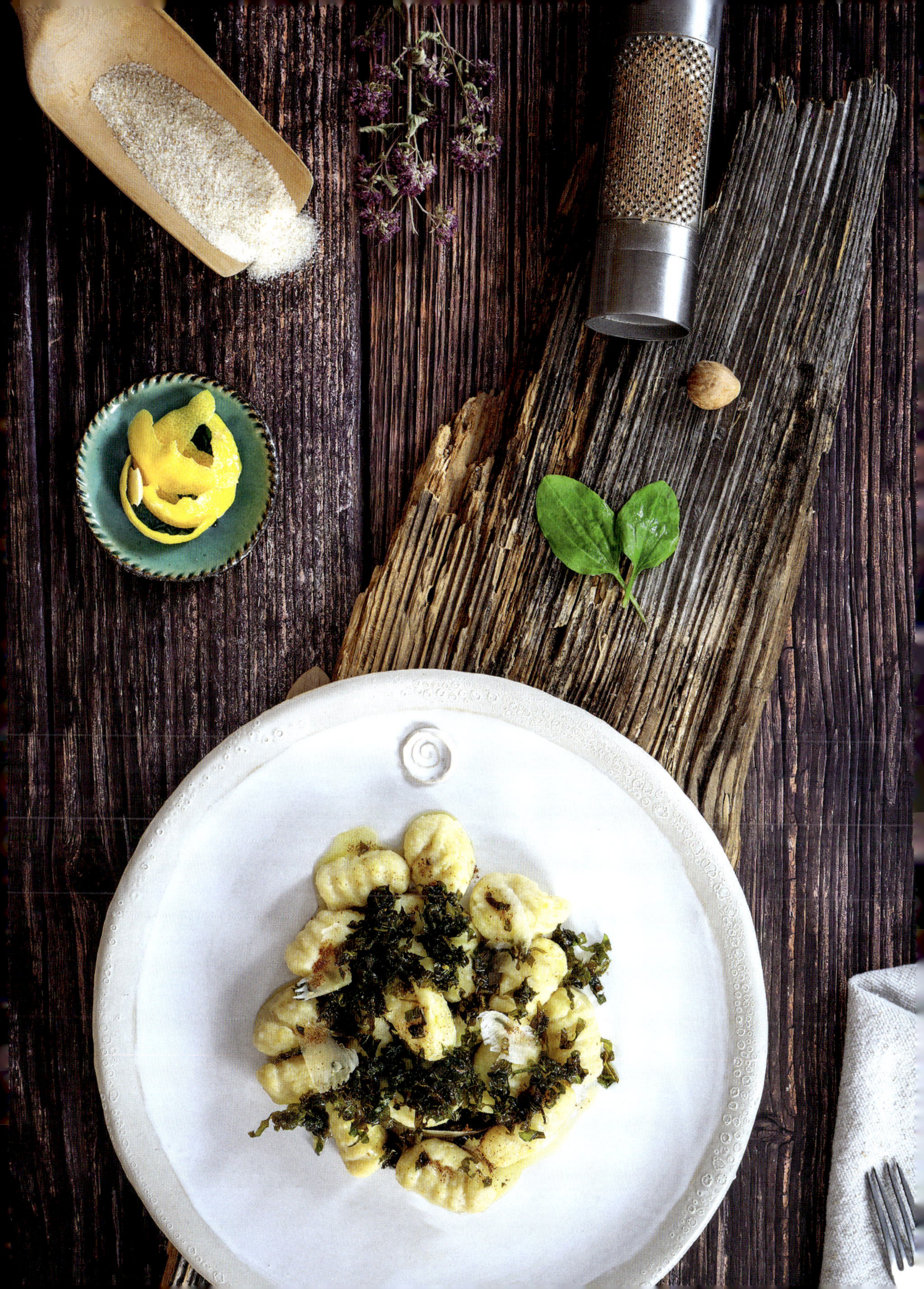

Kräuterstrudel von Johanna

Meine Tochter Johanna hat nicht nur das musikalische Talent meiner Familie geerbt, sondern auch das Backtalent von Großmutter und Urgroßmüttern. Inzwischen hat sie eine Lehre als Konditorin abgeschlossen und verwöhnt uns mit süßen und herzhaften Backwerken.

Für 6 Portionen
Zubereitungszeit: 60 Minuten
+ 15 Minuten Ruhenlassen
+ 20 Minuten Backen

Für den Teig:

260 g Mehl
2 EL Öl (25 ml)
1 EL Essig (10 ml)

Für die Fülle:

5 große vorwiegend festkochende Kartoffeln
1 rote Zwiebel
250 g Pilze (Champignons oder Waldschwammerl)
Olivenöl
4 Knoblauchzehen
Wilder Thymian und Oregano
200 g Pinienkerne
250 g Sahne
geriebene Muskatnuss
Salz, frisch gemahlener schwarzer Pfeffer

Außerdem:

1 Ei

1. Für die Fülle die Kartoffeln mit der Schale in kochendem Wasser garen. Abgießen und ausdampfen lassen.
2. Die Zwiebel schälen und würfeln. Die Pilze säubern und in Scheiben schneiden. 1 EL Öl in einer Pfanne erhitzen, Zwiebel und Pilze darin glasig dünsten. Den Knoblauch schälen und dazupressen. Thymian und Oregano waschen, von den Stielen zupfen und zugeben.
3. In einer zweiten Pfanne die Pinienkerne rösten, bis sie duften. Herausnehmen.
4. Die Kartoffeln schälen und mit einer Gabel zerdrücken. Pilzmischung, Pinienkerne und Sahne zugeben und alles gut verrühren. Mit Muskat, Salz und Pfeffer abschmecken und etwa 30 Minuten abkühlen lassen.
5. Für den Teig alle Zutaten mit 125 ml Wasser in eine Schüssel geben, verrühren und zu einem geschmeidigen Teig kneten. Den Teig in Folie gewickelt 15 Minuten ruhen lassen. Den Backofen auf 220 °C (Ober-/Unterhitze) vorheizen.
6. Den Teig auf ein bemehltes Geschirrtuch geben und mit einem Nudelholz ausrollen. Dann über den Handrücken dünn ausziehen und die Ränder mit Olivenöl bestreichen.
7. Die Fülle auf dem Teig verteilen, dabei die Ränder frei lassen. Den Strudel mithilfe des Geschirrtuches aufrollen. Mit dem Schluss nach unten auf ein mit Backpapier ausgelegtes Blech setzen. Den Strudel mit verquirltem Ei bestreichen und etwa 20 Minuten im Backofen backen. Herausnehmen und vor dem Anschneiden 5 Minuten ruhen lassen.

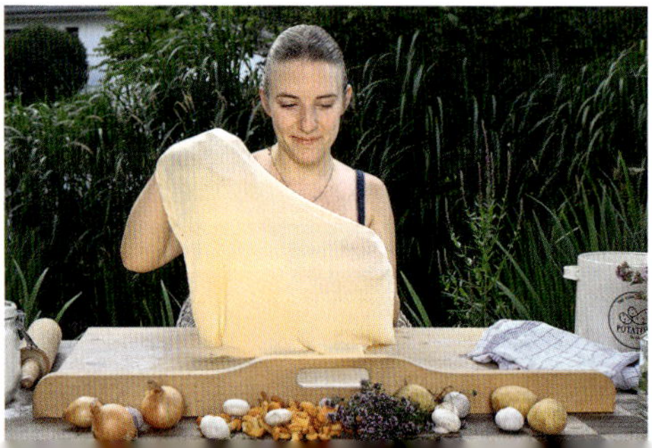

Johanna ist eine wahre Strudelmeisterin und zieht den Teig hauchdünn aus.

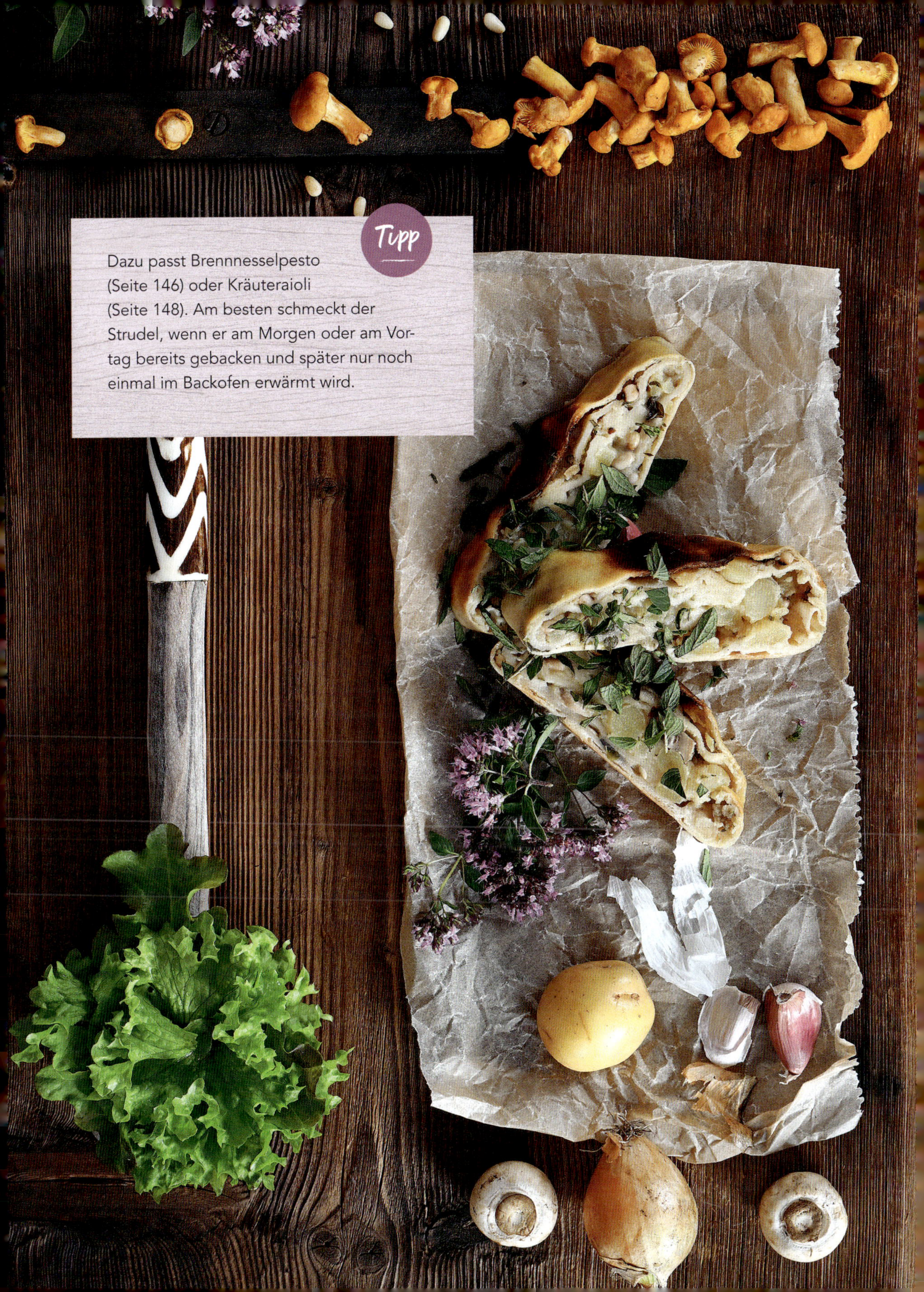

Tipp

Dazu passt Brennnesselpesto (Seite 146) oder Kräuteraioli (Seite 148). Am besten schmeckt der Strudel, wenn er am Morgen oder am Vortag bereits gebacken und später nur noch einmal im Backofen erwärmt wird.

Tipp

Eine Originalzutat ist die braune Minze, in Kärnten »Nudelminze« genannt. Wir haben für unser Rezept wilde Minze verwendet und waren beim Ausprobieren überrascht, wie wunderbar sie sich dafür eignet.
Eine weitere Zutat ist außerhalb Kärntens kaum erhältlich: der Bröseltopfen, eine Art sehr trockener Quark. Man kann ihn aber gut ersetzen, etwa durch Schichtkäse oder körnigen Frischkäse.

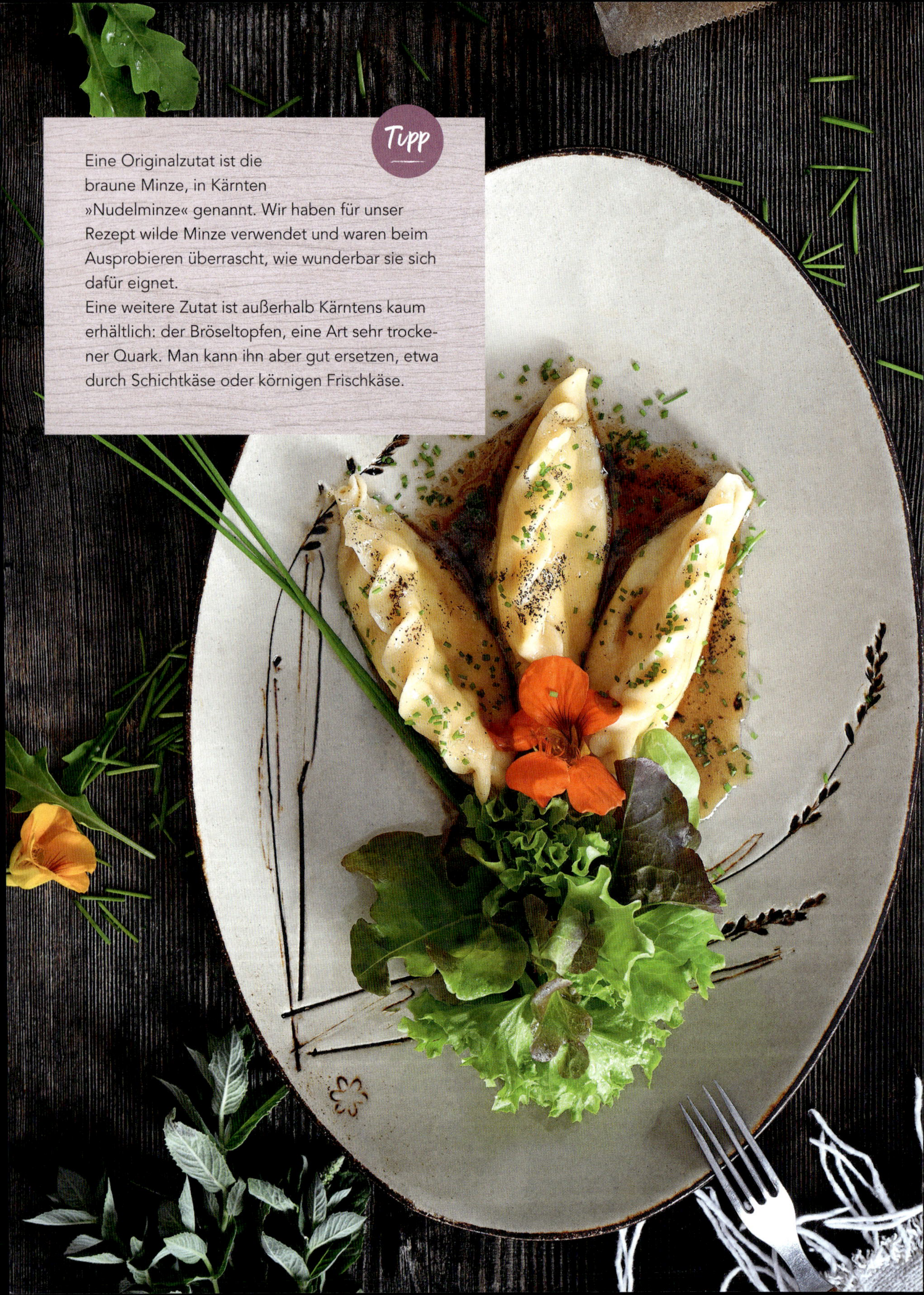

Kärntner Kasnudeln von Lanny

Die Kärntner Kasnudel ist ein Nationalgericht im südlichsten Bundesland Österreichs und gehört deshalb natürlich zu Lannys Koch-Repertoire. Wir lieben die Kasnudeln!

Für 6 Portionen
Zubereitungszeit: 1 Stunde

Für den Nudelteig:
20 g Butter
1 Ei
1 geh. TL Salz
1 kg Weizenmehl (Type 405)

Für die Fülle:
1 kg mehligkochende Kartoffeln
2 EL Öl
1 große Speisezwiebel
Zucker, Salz
1 Bund wilde Minze
1 kg Bröseltopfen (oder Schichtkäse, körniger Frischkäse)
3 Knoblauchzehen
frisch gemahlener schwarzer Pfeffer
geriebene Muskatnuss

Zum Servieren:
½ Bund Schnittlauch
150 g Butter

1. Für den Nudelteig die Butter zerlassen. In einem Messbecher das Ei mit Salz und 400 ml Wasser verquirlen. Die zerlassene Butter hinzufügen und mit Wasser auf 500 ml auffüllen.
2. Die Flüssigkeit in eine Rührschüssel geben und unter Rühren das Mehl hinzufügen. Den Teig 10 Minuten gut durchkneten und abgedeckt mindestens 1 Stunde ruhen lassen.
3. Die Kartoffeln mit der Schale in kochendem Wasser garen. Abgießen, pellen, mit einem Kartoffelstampfer zerdrücken.
4. Das Öl in einer Pfanne erhitzen. Die Zwiebel schälen, würfeln und mit je 1 Prise Salz und Zucker in der Pfanne dünsten, bis der Zucker leicht karamellisiert. Die Minze waschen, Blättchen abzupfen und fein hacken.
5. Zwiebelwürfel, Kartoffelstampf und Minze mit dem Bröseltopfen gut vermischen. Knoblauch schälen, dazupressen und mit Salz, Pfeffer und Muskatnuss abschmecken.
6. Nudelteig zu einer Rolle von 5–7 cm Durchmesser formen. Davon 1 cm breite Scheiben abschneiden und diese zu sehr dünnen Kreisen ausrollen. Jeweils 1 EL Füllung daraufsetzen, dabei die Ränder frei lassen. Den Nudelteig über die Füllung klappen und die Ränder gut festdrücken oder wie in Kärnten »krendeln« (siehe Bild unten).
7. Einen großen Topf Salzwasser zum Kochen bringen. Hitze reduzieren, die Nudeln hineingeben und ziehen lassen. Dabei durch vorsichtiges Rühren verhindern, dass sie zusammenkleben. Schnittlauch waschen und in Röllchen schneiden. Die Butter zerlassen, bis sie leicht gebräunt ist.
8. Wenn die Nudeln an die Oberfläche kommen, noch 2 Minuten ziehen lassen und mit einer Schaumkelle herausnehmen.
9. Pro Person etwa 3 Nudeln auf einem Teller anrichten, mit gebräunter Butter begießen und mit Schnittlauch bestreuen.

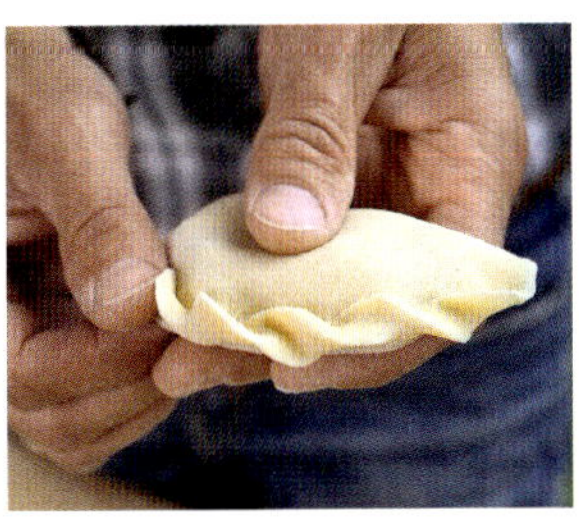

Lanny beherrscht das Kasnudel-Krendeln!

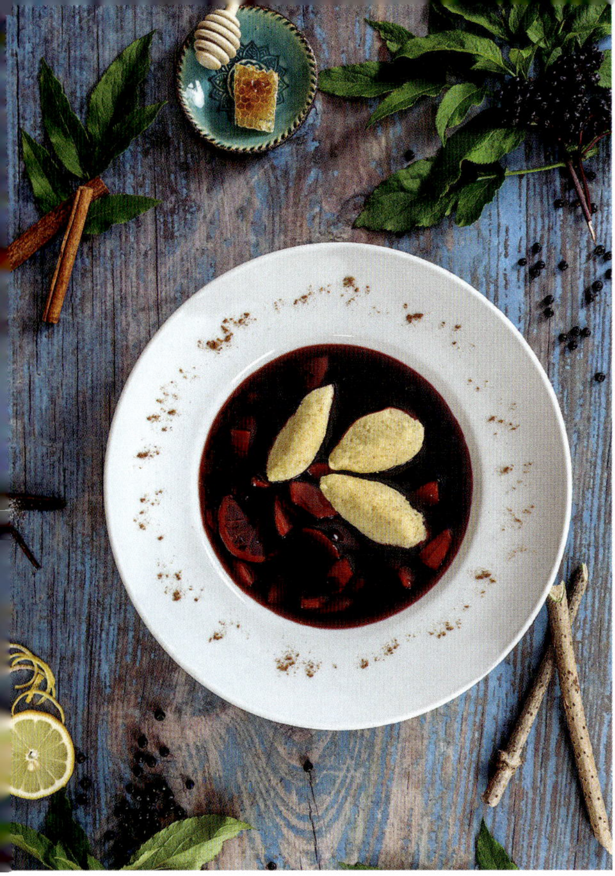

Holunderbeerensuppe

Als Kind war ich zum Glück nicht oft krank – aber wenn, dann durfte ich mich ins »Krankenlager« legen: auf die Eckbank in der Küche. Dort ruhte ich mich aus und schaute meiner Mutter beim Kochen zu. Oft bereitete sie mir dann eine Holunderbeerensuppe zu, die enthält viel Vitamin C und wirkt fiebersenkend.

Für 4 Portionen
Zubereitungszeit: 30 Minuten

1 l Holunderbeerensaft
150 ml Apfelsaft
1 Bio-Zitrone
1 Zimtstange
1 Vanilleschote
Zucker, Honig oder ein anderes Süßungsmittel
2 Äpfel (z.B. Cox-Orange oder Boskop)
1 Tüte Vanillepuddingpulver
4 Scheiben Zwieback

1. Holunderbeeren- und Apfelsaft mit 100 ml Wasser in einen Topf geben. Die Zitrone heiß abwaschen, in Scheiben schneiden und mit der Zimtstange zugeben. Die Vanilleschote aufschlitzen, das Mark herauskratzen und beides in den Topf geben.
2. Saft zum Kochen bringen, vom Herd ziehen, Zucker oder Honig zugeben und zugedeckt 15 Minuten ziehen lassen.
3. Die Äpfel schälen, halbieren, vom Kernhaus befreien und in dünne Scheiben schneiden. In die Saftmischung geben und alles noch einmal aufkochen lassen, bei schwacher Hitze 3 Minuten köcheln lassen. Gewürze und Zitronenscheiben entfernen.
4. Das Puddingpulver mit 50 ml Wasser glatt rühren, in den Topf geben und unter Rühren erneut aufkochen, bis die Suppe bindet. Den Zwieback in kleine Stücke bröseln.
5. Die Suppe in tiefe Teller füllen und mit den Zwiebackbröseln bestreut servieren.

Tipp

Die Suppe schmeckt auch gut mit süßen Grießnockerln als Einlage.

Hollerkiacherl

Wenn die Holunderstaude in ihrer schönsten Blüte steht, dann ist es Zeit für »Hollerkiacherl« – so sagt man hier im Chiemgau. Sie werden als feines Dessert oder zum Kaffee am Nachmittag gegessen.

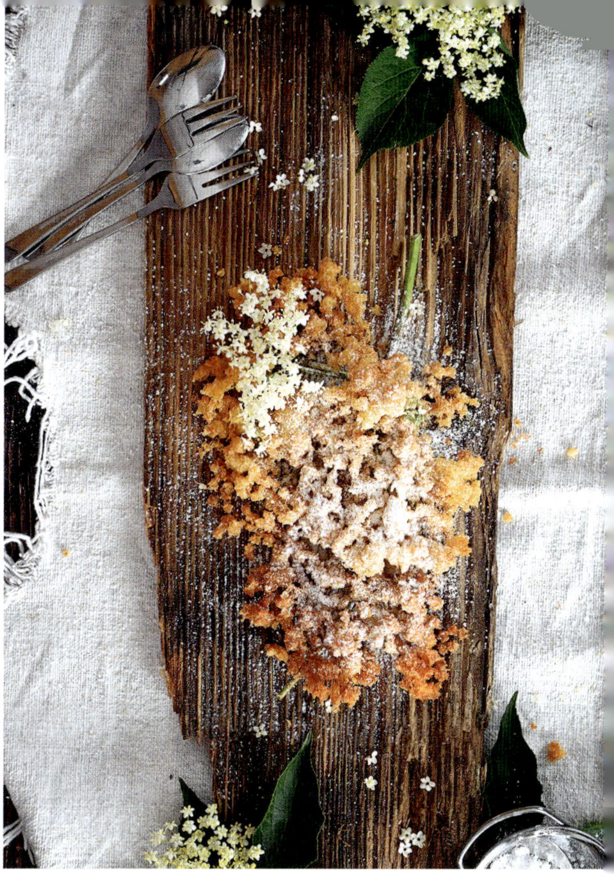

1. Die Holunderdolden vorsichtig schütteln, damit eventuell versteckte Insekten herausfallen. Die Dolden nicht waschen, damit der wohlschmeckende und gesunde Blütenstaub nicht entfernt wird.
2. Mehl, Zucker und Salz in einen tiefen Teller geben. Nach und nach mit einer Gabel so viel Bier unterschlagen, dass ein sämiger, aber noch leicht flüssiger Teig entsteht.
3. So viel Bratöl in eine große Pfanne füllen, dass es mindestens 2 cm hoch steht. Das Öl erhitzen, bis an einem Holzkochlöffel, den man testweise hineinhält, kleine Bläschen aufsteigen.
4. Die Dolden am dicken Stiel fassen, durch den Teig ziehen und im heißen Fett goldbraun backen.
5. Auf Küchenkrepp kurz abtropfen lassen und heiß mit Puderzucker bestreut servieren.

Für 4 Portionen
Zubereitungszeit: 10 Minuten

12 blühende Holunderdolden
200 g Mehl
1 geh. TL Zucker
¼ TL Salz
200 ml Bier
Bratöl
Puderzucker

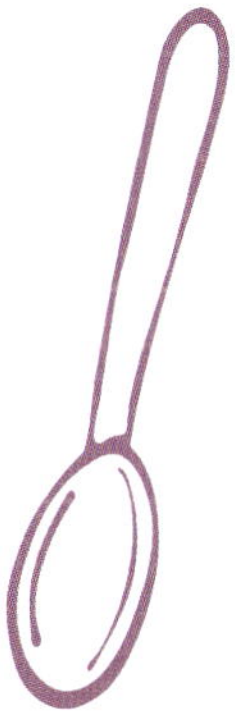

Tipp

Am besten zuerst ein Probe-Kiacherl backen. Wenn der Ausbackteig noch zu dickflüssig ist, nach Belieben noch ein wenig verdünnen.
Der dicke Stängel wird nicht mitgegessen.

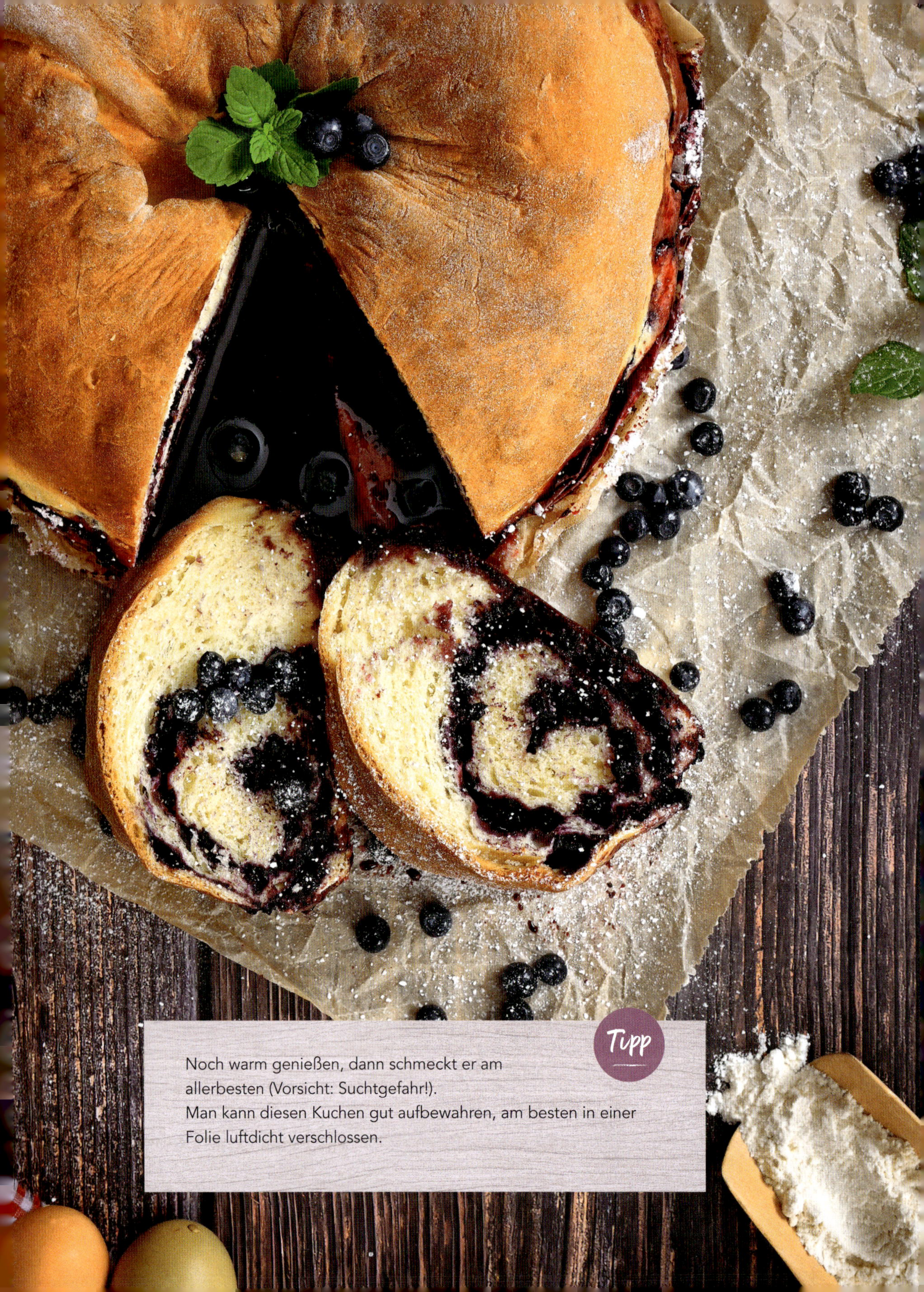

Tipp

Noch warm genießen, dann schmeckt er am allerbesten (Vorsicht: Suchtgefahr!).
Man kann diesen Kuchen gut aufbewahren, am besten in einer Folie luftdicht verschlossen.

Heideldidei von Lanny

Wenn wir mit der Kärntner Großfamilie ein Wochenende auf der Alm verbringen, backt Lanny den typischen Kärntner Festtagskuchen, den Reindling. Er schmeckt wunderbar mit Heidelbeeren von der Alm – wir nennen ihn Heideldidei!

Für eine runde Reine/Auflaufform oder eine Guglhupfform von ca. 30 cm Durchmesser
Zubereitungszeit: 40 Minuten + 1 Stunde Backen

Für den Teig:
20 g Butter
etwa 300 ml Milch
4 cl Strohrum
30 g Zucker
2 Pck. Bourbon-Vanillezucker
2 TL Salz
1 Ei
2 Eigelb
etwa 750 g Weizenmehl (Type 405)
1 Pck. Trockenhefe

Für die Fülle:
500 g Heidelbeeren
300 g brauner Zucker
8 cl Strohrum
½ TL Salz
1 TL Zimtpulver

Außerdem:
Butter für die Form

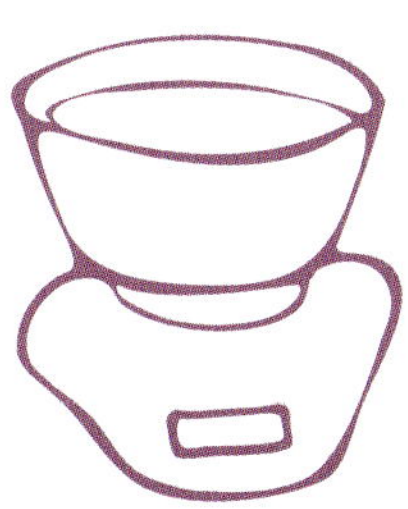

1. Für den Hefeteig die Butter zerlassen und noch heiß mit 250 ml Milch verrühren. Rum, Zucker, Vanillezucker und Salz zugeben. Ei und Eigelb in der Milch verquirlen. Die Mischung abmessen und mit der restlichen Milch auf 380 ml auffüllen.
2. In einer Rührschüssel 750 g Mehl mit der Trockenhefe mischen. Die Milchmischung zugeben und mit dem Knethaken des Handrührgeräts 15 Minuten zu einem glatten Teig verarbeiten. Mit der Hand kurz durchkneten und, falls der Teig noch klebt, etwas mehr Mehl zugeben.
3. Die Schüssel mit einem feuchten Geschirrtuch abdecken und den Teig im auf 30–40 °C (Ober-/Unterhitze) geschalteten Backofen gehen lassen. Gleichzeitig eine kleine Schüssel Wasser ins Backrohr stellen.
4. Heidelbeeren verlesen und mit den Zutaten für die Fülle mischen. Den Backofen auf 160 °C (Umluft) vorheizen.
5. Eine Reine mit Butter ausstreichen. Den Teig zu einer ½ cm dicken rechteckigen Platte ausrollen. Dabei das Rechteck so legen, dass die Längsseite nach vorne schaut.
6. Gleichmäßig mit der Fülle bestreichen und dabei die hintere Längsseite und die kurze linke Seite frei lassen. Den Teig von vorn nach hinten zusammenrollen und mit der freien Teigfläche links verschließen. Die Teigrolle zu einem Ring formen, die beiden Enden übereinanderstülpen und den Reindling in die Form stürzen.
7. Den Reindling im Backofen 50–60 Minuten backen, dabei die Schüssel mit Wasser im Backrohr lassen.

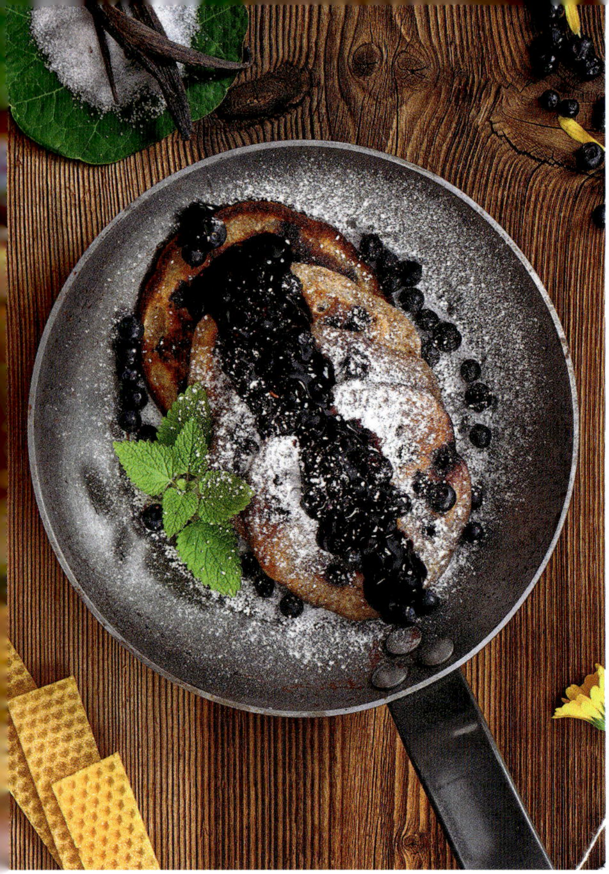

Heidelbeer-Pancakes

Dieses Rezept ist eine Abwandlung von Lannys legendären »American Pancakes«, mit denen er unsere Herzen erobert hat, als er zu uns gezogen ist. Lanny war mit 22 für zehn Jahre nach New York gezogen und hatte das Rezept von dort mitgebracht.

Für 4 Portionen
Zubereitungszeit: 20 Minuten

300 g Heidelbeeren
2 Bio-Eier
½ TL Salz
3 geh. EL Zucker
3 TL Bourbon-Vanillezucker
250 g Dinkelmehl
1 ½ TL Backpulver
200 ml Milch
1 EL Olivenöl
3 EL Honig

1. Heidelbeeren waschen und trocken tupfen.
2. Die Eier mit Salz, Zucker und 2 TL Vanillezucker 3 Minuten zu einer hellen Masse schlagen.
3. Dinkelmehl und Backpulver in eine zweite Rührschüssel geben, Milch und Olivenöl dazugießen und alles mit dem Handrührgerät cremig schlagen. Die Eiermasse dazugeben und unterheben. Die Hälfte der Heidelbeeren vorsichtig unterziehen.
4. Für die Sauce restliche Heidelbeeren, Honig und 1 TL Vanillezucker aufkochen lassen, vom Herd ziehen. Den Backofen auf 50 °C (Umluft) vorheizen.
5. Eine beschichtete Pfanne auf einer Herdplatte bei mittlerer Hitze erwärmen. Mit einer kleinen Kelle Teig für einen Pancake in die Pfanne geben. Sobald er auf der Unterseite leicht gebräunt ist, den Pancake wenden und fertig backen. Im Backofen warm halten. Den restlichen Teig ebenso verarbeiten.
6. Die heißen Pancakes mit der Sauce servieren.

Tipp

Ich benutze für die Pancakes kein Fett. Bei nicht beschichteten Pfannen muss man etwas Bratfett in die Pfanne geben.

Hefeklöß mit Heidelbeeren

Meine Großmutter Erna kochte immer große Mengen an Heidelbeerkompott ein, denn wir waren süchtig nach ihren legendären Hefeklößen, die nur mit Heidelbeerkompott komplett waren. Und die Familie war groß: Vier Kinder, sieben Enkelkinder und mehr als ein Dutzend Urenkel mit Anhang musste sie zu Lebzeiten versorgen.

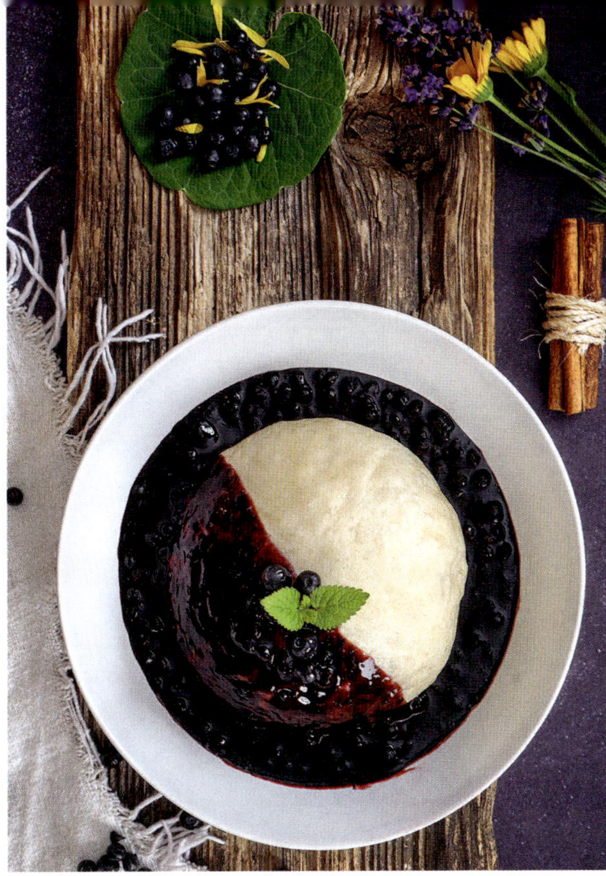

Für 4 Portionen
Zubereitungszeit: 45 Minuten

Für die Hefeklöße:
250 ml Milch
30 g Butter
1 Würfel frische Hefe (42 g)
500 g Mehl (Type 405 oder 550)
+ etwas mehr für die Arbeitsfläche
50 g Zucker
2 Eier
1 Prise Salz

Für das Heidelbeerkompott:
500 g Heidelbeeren
2 EL Zucker

Zum Servieren:
100 g zerlassene Butter
Zucker

1. Milch mit Butter lauwarm erwärmen, Hefe einrühren, 3 EL Mehl und Zucker unterrühren.
2. Sobald die Hefemischung Bläschen wirft, mit den Eiern zum restlichen Mehl geben, salzen und zu einem Teig kneten. Die Schüssel mit einem feuchten Küchentuch bedecken und den Teig an einem warmen Ort etwa 1 Stunde gehen lassen.
3. Für das Kompott die Heidelbeeren verlesen und mit 1–2 EL Wasser und dem Zucker in einem Topf kurz aufkochen. Abkühlen lassen.
4. Aus dem Hefeteig 8 Klöße formen, auf ein bemehltes Brett legen und mit einem Geschirrtuch abgedeckt noch einmal 30 Minuten gehen lassen.
5. In zwei weiten Töpfen jeweils wenig Wasser zum Kochen bringen. Über jeden Topf ein Geschirrtuch legen und mit Wäscheklammern oder einem Gummiring am Topfrand befestigen.
6. Jeweils 4 Klöße mit etwas Abstand auf die Geschirrtücher setzen, zwei große Schüsseln darüberstülpen und die Klöße 15–20 Minuten garen.
7. Die Klöße mit zerlassener Butter, Zucker und Heidelbeerkompott servieren.

MEINE KRÄUTERMISCHUNGEN FÜR TEE UND SCHNAPS

Fast das ganze Jahr hindurch sammle ich Kräuter, wo immer ich gerade bin. Manchmal entdecke ich die ersten Huflattichblüten schon im Februar, wenn die Sonne kräftig genug ist. Ihnen folgen nach und nach Brennnessel, Spitzwegerich, Fichtentriebe – und so geht's weiter bis in den Spätherbst, in dem noch einmal frische Brombeer- und Himbeertriebe kommen.

Für meinen Lieblingskräutertee kann man die Zutaten nach Belieben und Geschmack ganz individuell zusammenstellen, Kräuter weglassen oder andere dazunehmen.

Neben den Wildkräutern dürfen für mich im Tee zwei meiner liebsten Gartenkräuter nicht fehlen: Melisse und Salbei. Denn sie sorgen nicht nur für guten Geschmack, sondern sind auch wertvolle Heilkräuter.

Babette, meine Kräuterfreundin, sagt immer, man solle seiner Intuition folgen und die Kräuter sammeln, die einen »anlachen«.

Ich jedenfalls habe meinen Kräutertee immer parat und trinke zu Hause jeden Morgen eine große Tasse davon. Wenn ich auf Tour bin, pausiere ich mit meiner eigenen Kräutermischung und wechsle zu grünem Tee. Die Pause ist wichtig, denn es kann sein, dass der Körper sich an die Wirkstoffe in den Kräutern gewöhnt und nicht mehr darauf anspricht. Es heißt, man sollte nach zwei bis drei, spätestens sechs Wochen die Teesorte wechseln. Da ich aber nie länger als ein bis zwei Wochen am Stück zu Hause bin, habe ich da einen guten Rhythmus gefunden.

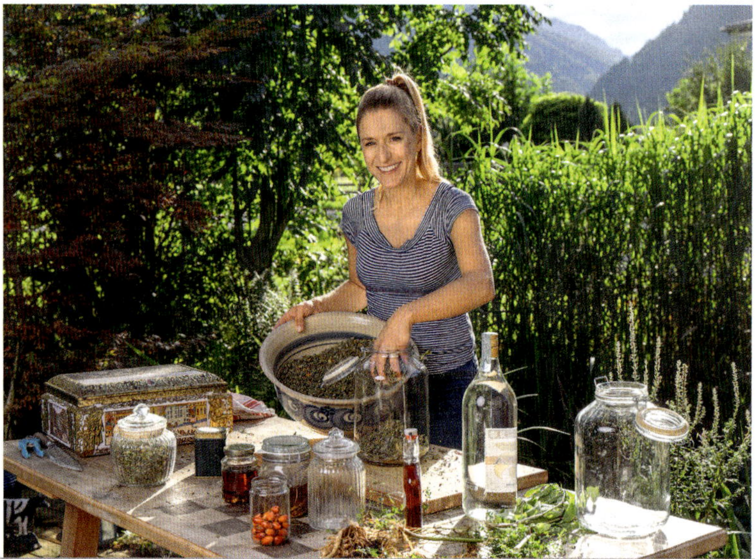

Kräuter ernten, trocknen, mischen, ansetzen – ich liebe es, die wertvollen Gaben der Natur zu verarbeiten.

Alm-und-Wiesenkräuter-Tee

17 Kräuter für meinen Haustee:
Brennnesselblätter, Brombeer- und Himbeerblätter, Dost (Wilder Oregano), Fichtentriebe, Frauenmantel, Gundermann, Hollerblüten, Huflattich (Blüten und Blätter), Johanniskraut, Kornblumen, Melisse, Salbei, Schafgarbe (Blüten und Blätter), Spitz- und Breitwegerich, Taubnessel, Wilde Minze, Wilder Thymian.

1. Wichtig ist, dass man nur aufgeblühte Blüten verwendet. Bei den Blättern möglichst junge, unversehrte und keine angefressenen oder verlausten verwenden.
2. Die Kräuter sollten so lange im luftigen Schatten getrocknet werden, bis sie wirklich staubtrocken sind (zum Trocknen siehe Seite 126).
3. Wenn die Blätter trocken sind, fülle ich sie in eine große Dose. Erst wenn ich alle Kräuter beieinanderhabe, verarbeite ich sie zu meiner Teemischung. Dazu benötige ich ein Brett und ein großes, scharfes Messer, eine Schüssel und Dosen, Gläser oder Tüten zum Abfüllen.
4. Man kann auch von jedem Kraut separat etwas aufbewahren, damit man es im Falle von gesundheitlichen Beschwerden gezielt einsetzen kann.
5. In den Kräutern steckt jede Menge Gesundheit, daher ist der Tee vorbeugend zur Stärkung des Immunsystems empfehlenswert. Wenn in meiner Familie mal jemand Bauchweh bekommt oder sich eine Erkältung eingefangen hat, dann ist dieser Tee die allererste Medizin: Dafür 1 TL der Mischung mit 1 großen Tasse kochendem Wasser übergießen, 10 Minuten ziehen lassen und abgießen.

Mein 21-Kräuter-Schnaps

Für meinen 21-Kräuter-Schnaps kommen zu den 17 Teekräutern noch Brennnesselwurzel, Blutwurz, Hagebutten und Weißdornfrüchte.

Teekräuter-Mischung
2 Brennnesselwurzeln
5 Blutwurzwurzeln
je 1 große Handvoll Hagebutten und Weißdornfrüchte
Außerdem:
Schnaps mit mindestens 40 % Alkoholgehalt (ich benutze Grappa)
eventuell Honig zum Süßen

1. Die Wurzeln grabe ich im Herbst aus. Sie werden mit einer Bürste unter fließendem Wasser gereinigt, mit dem Messer schneide ich dunkle Stellen aus. Hagebutten und Weißdornfrüchte werden gewaschen und trocken getupft.
2. Ein 5 Liter fassendes Einmachglas mit Schnappverschluss fülle ich zur Hälfte mit meiner Teekräuter-Mischung. Dann gieße ich 3 Liter Grappa an.
3. Nun gebe ich die Wurzeln und die Beeren ins Glas. Wichtig ist, dass der Schnaps Kräuter, Wurzeln und Beeren komplett bedeckt. Dann stelle ich das Glas an einen warmen, sonnigen Ort und schüttle alle paar Tage einmal durch.
4. Nach 4–5 Wochen seihe ich den Schnaps durch ein feines Sieb ab, süße nach Geschmack mit Honig und fülle ihn in sterilisierte Flaschen ab.
5. Der 21-Kräuter-Schnaps hat schon bei so mancher Magenverstimmung oder bei Halsweh geholfen.

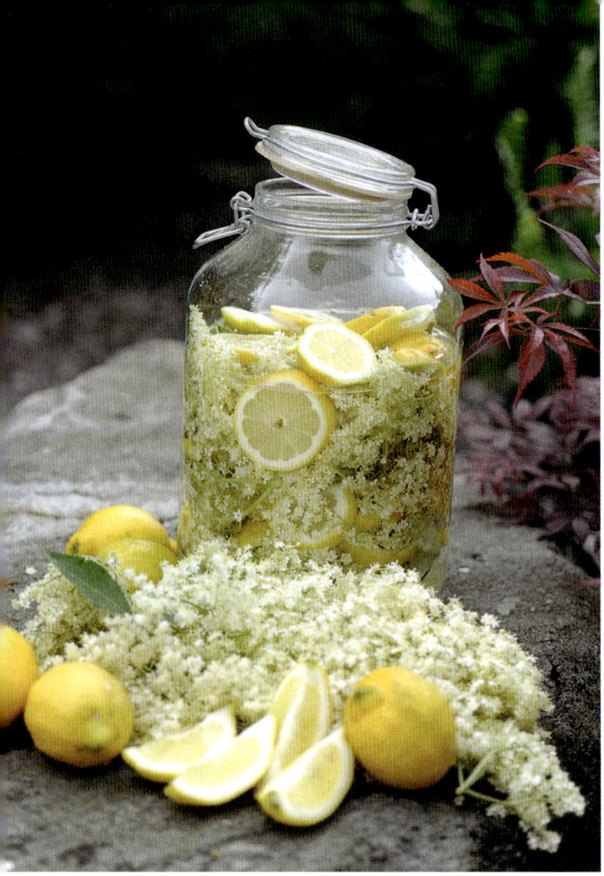

Holunderblütensirup

Hugo – seit einigen Jahren ein In-Getränk. Wir lieben den Hugo auch, allerdings nur mit meinem selbst gemachten Holunderblütensirup.

Für etwa 2 l
Zubereitungszeit: 1 Stunde

25 blühende Holunderdolden
2 Bio-Zitronen
30 g Zitronensäure
1 kg Zucker

Tipp

Für den Sirup die Holunderblüten am besten nach einigen trockenen Tagen sammeln, damit sie möglichst viel Blütenstaub tragen.

1. Holunderdolden vorsichtig abschütteln und von Verunreinigungen befreien. Jedoch darauf achten, dass nicht zu viel von dem Blütenstaub verloren geht, der für den guten Geschmack sorgt. Die Dolden in ein großes Einmachglas geben.
2. Die Zitronen heiß abwaschen und abtrocknen. 1 Zitrone in Scheiben schneiden und mit der Zitronensäure zu den Dolden geben. Von der zweiten Zitrone die Schale dünn abschälen und in feine Streifen schneiden, die Zitrone auspressen.
3. Den Zucker mit 1 l Wasser, Zitronensaft und Schalenstreifen zum Kochen bringen und so lange bei mittlerer Hitze rühren, bis sich der Zucker gelöst hat. Diesen Läuterzucker abkühlen lassen und, wenn er nur noch lauwarm ist, vorsichtig über die Dolden gießen. Den Ansatz 3 Tage an einen dunklen, nicht zu warmen Ort stellen.
4. Ein feines Sieb mit einem Passiertuch auslegen und den Holundersirup durch das Sieb in einen sauberen Topf filtern. Noch einmal kurz aufkochen und in sterilisierte Flaschen abfüllen.

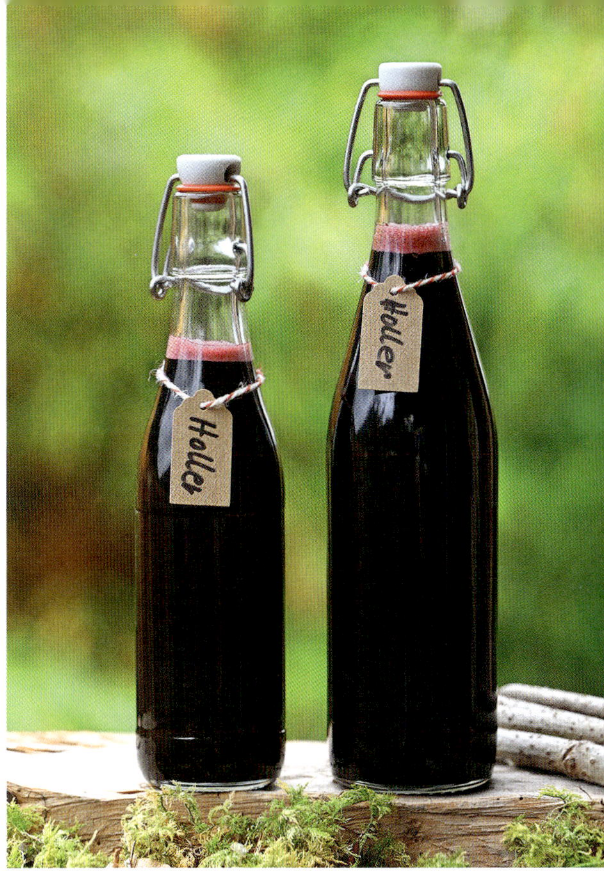

Holunderbeeren-Limetten-Sirup

Meine Tante Erika stellt jeden Herbst größere Mengen Holundersaft her, denn sie schwört auf seine Heilkraft bei Erkältung und Grippe. Sie trinkt ihn pur oder kocht im Winter Holunderbeerensuppe daraus. Das mache ich auch so, aber aus einem Teil bereite ich noch meinen Holunderbeeren-Limetten-Sirup zu.

Für etwa 1 l Saft
Zubereitungszeit: 1 Stunde + 1 Stunde Kochzeit

Für den Holunderbeeren-Muttersaft:
2 kg reife Holunderbeeren

Für den Holunderbeeren-Limetten-Sirup:
3 unbehandelte Bio-Limetten
1 l Muttersaft
500 g brauner Zucker
1 Zimtstange
1 Vanilleschote

1. Die Holunderbeeren von dicken Stielen und unreifen Beeren befreien, waschen und im Dampfentsafter entsaften. Den Saft in sterilisierte Flaschen abfüllen.
2. Wenn man keinen Dampfentsafter hat, die Beeren in wenig Wasser weich kochen. Ein mit einem Mulltuch ausgelegtes Sieb über einen Topf hängen und über Nacht den Saft ablaufen lassen.
3. Für den Sirup die Limetten heiß abwaschen und abtrocknen. Mit einem Sparschäler die Schale von 1 Limette abschälen, Saft auspressen.
4. Zum Muttersaft den Zucker, Zimtstange, Limettensaft, -schale und die aufgeschlitzte Vanillestange geben. Alles aufkochen, die Hitze reduzieren und unter Rühren kochen, bis sich der Zucker gelöst hat. Gewürze herausfischen und den Sirup heiß in sterilisierte Flaschen füllen.

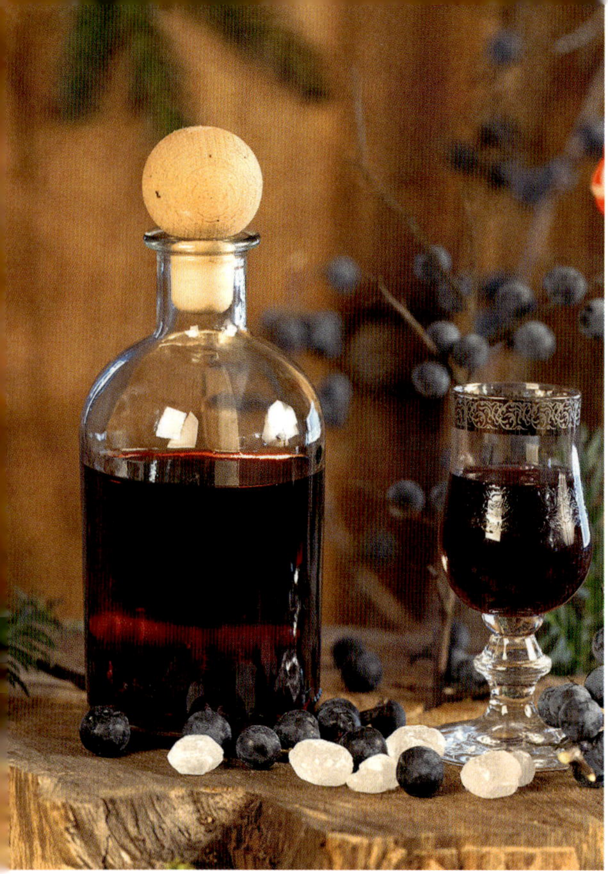

Schlehenlikör

Schlehen müssen reif gepflückt werden, und sie sollten Frost abbekommen haben, da sie sonst zu viele Gerb- und Bitterstoffe haben. Wenn nicht, dann friert man sie einfach über Nacht ein.

Für etwa 1,35 l Likör
Zubereitungszeit: 15 Minuten
+ 2 Monate ziehen lassen

200 g Schlehen
150 g weißer Kandiszucker
1 Vanilleschote
1 Flasche Korn (40 %)

1. Die Schlehen gut waschen. Wenn sie keinen Frost bekommen haben, über Nacht einfrieren und wieder auftauen.
2. Schlehen mit dem Kandiszucker in eine Flasche geben, aufgeschlitzte Vanilleschote dazugeben und alles mit Korn übergießen. Die Flasche verschließen und mindestens 2 Monate stehen lassen.
3. Den Likör durch ein Tuch oder ein feines Sieb filtern und in sterilisierte Flaschen abfüllen.

Tipp

Besonders fein schmeckt Schlehen-Sprizz: Gut gekühlten Sekt oder Prosecco in Weingläser füllen, 2–3 Eiswürfel pro Glas dazugeben und 1–2 cl Schlehenlikör darübergießen. Einmal vorsichtig umrühren, und fertig ist ein herrlich süß-herber Aperitif!

Almcocktail »Himm(beer)lisch«

Bei unserem letzten Family-Wochenende auf der Alm zogen wir los in die Himbeeren und hatten nach eineinhalb Stunden einen großen Eimer voll gepflückt! Da erfand ich einen Sundowner-Cocktail, und er schmeckte allen himmlisch: Der »Himm(beer)lisch« war geboren.

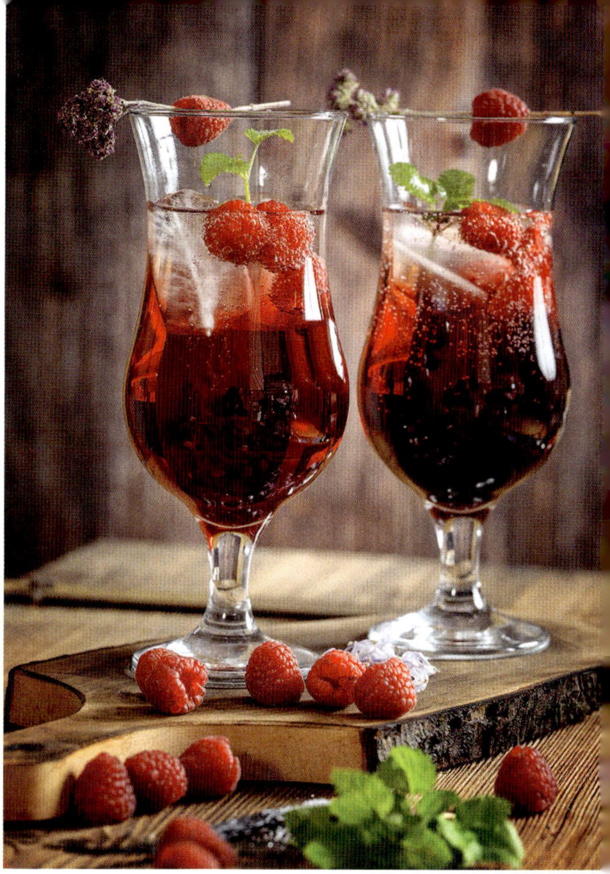

Für 4 Gläser
Zubereitungszeit: 30 Minuten

500 g Himbeeren
½ Zitrone
150 g Zucker
1 Pck. Vanillezucker
8 cl Rum
½ Pck. Zitronensäure
1 Flasche Sekt
Eiswürfel
8 Blätter Zitronenmelisse

1. Die Himbeeren waschen und abtropfen lassen. Die Zitrone auspressen.
2. Himbeeren, Zitronensaft, Zucker, Vanillezucker, Rum und Zitronensäure in einen Topf geben und aufkochen lassen. Bei schwacher Hitze 5 Minuten kochen lassen. Vom Herd nehmen und durch ein Sieb passieren. Den Saft abkühlen lassen.
3. In jedes Cocktailglas 30 ml Himbeersirup füllen, 2 Eiswürfel dazugeben und mit 150–180 ml Sekt auffüllen. Zum Schluss jeweils 2 Blätter Zitronenmelisse dazugeben.
4. Den restlichen Himbeersirup in saubere Gläser mit Schraubverschluss abfüllen. Er hält im Kühlschrank mehrere Wochen.

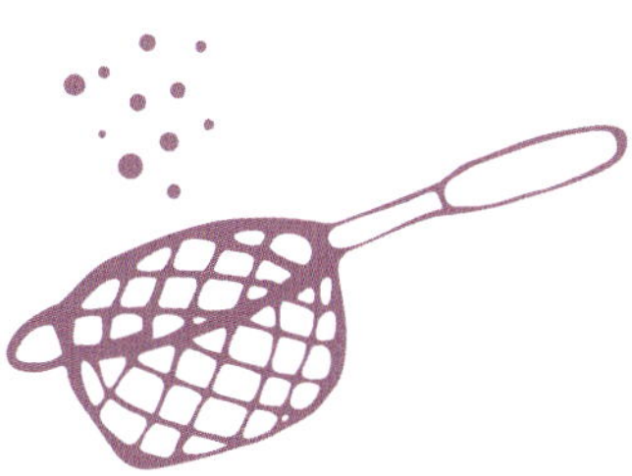

Tipp

Die im Sieb zurückgebliebenen Fruchtreste nicht wegwerfen, sondern als Füllung für eine Variante des Heideldidei (Seite 177) verwenden.

REZEPTREGISTER

21-Kräuter-Schnaps 181
Alm-Chutney 149
Almcocktail »Himm(beer) lisch« 185
Alm-und-Wiesenkräuter-Tee 181
Bärlauchgnocchi 160
Bärlauchpesto 147
Bärlauchsuppe 156
Brennnesselgemüse 158
Brennnesselknödel 164
Brennnesselpesto 146
Brennnesselpflanzerl 159
Brennnesselsuppe 157
Brunnenkresse-Avocado-Aufstrich 150
Gegrillte Polenta-Kräuter-Rauten 154
Gierschquiche 162
Hefeklöß mit Heidelbeeren 179
Heidelbeer-Pancakes 178
Heideldidei von Lanny 176
Hollerkiacherl 175
Holunderbeeren-Limetten-Sirup 183
Holunderbeerensuppe 174
Holunderblütensirup 182
Kärntner Kasnudeln von Lanny 172
Kräuterstrudel von Johanna 170
Nackede Maadle mit wilder Sauce 166
Polenta-Kräuter-Rauten, gegrillte 154
Schlehenlikör 184
Wegerichbutter, Zitronengnocchi mit 168
Wildkräuter-Aioli 148
Wildkräuter-Blüten-Salat 152
Wildkräutersemmeln 151
Zitronengnocchi mit Wegerichbutter 168

REGISTER DER HEILANWENDUNGEN

21-Kräuter-Schnaps 181
Alm-und-Wiesenkräuter-Tee 181
Angelikawurzschnaps 21
Bärlauch-Apfelessig-Frühjahrskur 27
Blutwurzschnaps 35
Brennnesseltinktur nach Maria Treben 45
Brombeerblättertee 49
Frauentee bei Wechseljahrs- und Menstruationsbeschwerden 61
Frühjahrskur mit Sauerampfer 113
Frühjahrskur-Smoothie 53
Gierschumschlag 65
Gundermannmilch 69
Hagebuttenmark 73
Halstropfen 31
Heidelbeeren, getrocknete 77
Herztropfen 143
Holundersaft gegen Erkältung 81
Huflattich-Fußbad 85
Kornblumen-Gesichtswasser 93
Löwenzahnwurzeltee 97
Maiwipfel-Badezusatz 57
Minz-Mundwasser 101
Preiselbeersaft 105
Ringelblumensalbe 109
Rotöl 89
Schafgarbentee 117
Schlehen-Oxymel 121
Taubnesseltee 125
Thymiantee 131
Vogelbeerschnaps nach Eva Aschenbrenner 135
Vogelmierensalbe 139
Wegerichpflaster 39

STICHWORTREGISTER

A

Achillea millefolium 115
Ackergauchheil 139
Ackerringelblume 107
Aegopodium podagraria 63
Aethusa cynapium 65
Ajuga reptans 69
Alchemilla alpina 60
Alchemilla mollis 61
Alchemilla vulgaris 59
Allium ursinum 23
Ampfer, Stumpfblättriger 113
Angelica archangelica 19
Angelika 18 ff.
Arctostaphylos uva-ursi 105
Attich 81

B

Bärentraube 103 ff.
Bärlauch 22 ff.
Bergflockenblume 93
Bibernelle, Große 28 ff.
Bitterkresse 53
Blutwurz 32 ff.
Breitwegerich 36 ff.
Brennnessel 40 ff.
Brombeere 46 ff.
Brunnenkresse 50 ff.

C

Calendula arvensis 107
Calendula officinalis 107
Cardamine amara 53
Cardamine pratensis 53
Centaurea cyanus 91
Conium maculatum 65
Crataegus laevigata 142
Crataegus monogyna 142
Crataegus spec. 141

E

Eberesche 133
Eibe 56 f.
Elderbaum 79
Engelwurz 19

F

Ferkelkraut 97
Feuerdorn 135
Fichte 54 ff.
Fliederbaum 79
Frauenmantel 58 ff.

G

Gartenthymian 131
Giersch 62 ff.
Gilbweiderich 89
Glechoma hederacea 67
Gunde(l)rebe 67 ff.
Gundermann 66 ff.
Günsel, Kriechender 69

H

Hagebutte 70 ff.
Heidelbeere 74 ff.
Herbst-Löwenzahn 97
Herbstzeitlose 24 f.
Himbeere 46 ff.
Holunder 78 ff.
Huflattich 82 ff.
Hundspetersilie 65
Hundsrose 70 ff.
Hypericum perforatum 87

J

Johanniskraut 86 ff.

K

Kornblume 90 ff.
Kratzbeere 48

L

Lamium album 123
Lamium galeobdolon 123
Lamium maculatum 123
Löwenzahn 94 ff.
Lysimachia vulgaris 89

M

Maiglöckchen 24 f.
Mentha aquatica 99
Mentha longifolia 99
Mentha pulegium 101
Mentha spec. 99
Minze 98 ff.

N

Nasturtium officinale 51

P

Pestwurz 85
Petasides hybridus 85
Picea abies 55
Pimpinella major 29
Plantago lanceolata 37
Plantago major 37
Plantago media 39
Poleiminze 101
Potentilla erecta 33
Preiselbeere 102 ff.
Prunus spinosa 119

Q

Quendel 128 ff.

R

Rauschbeere 77
Ringelblume 106 ff.
Rosa canina 71
Rossminze 99
Rubus fruticosus 47
Rubus idaeus 47
Rumex acetosa 111
Rumex obtusifolius 113

S

Sambucus nigra 79
Sanguisorba minor 31
Sauerampfer 110 ff.
Schafgarbe 114 ff.
Schaumkraut, Bitteres 53
Schierling 65
Schierling, Gefleckter 117
Schlehe 118 ff.
Silbermantel 60 f.
Sorbus aucuparia 133
Spitzwegerich 36 ff.
Stellaria media 137

T

Taraxacum officinale 95
Taubnessel 122 ff.
Taxus baccata 57
Thymian, Wilder 128 ff.
Thymus pulegioides 129
Thymus vulgaris 131
Tussilago farfara 83

U

Urtica dioica 41

V

Vaccinium myrtillus 75
Vaccinium uliginosum 77
Vaccinium vitus-idaea
Vogelbeere 132 ff.
Vogelmiere 136 ff.

W

Wasserminze 99
Wegerich, Mittlerer 39
Wegwarte 93
Weißdorn 140 ff.
Wiesenbocksbart 97
Wiesenflockenblume 93
Wiesenknopf, Kleiner 31
Wiesen-Pippau 97
Wiesenschaumkraut 53

Z

Zwergholunder 81

ZUM WEITERLESEN

Eva Aschenbrenner: **Die Kräuterapotheke Gottes. Sammeln und anwenden,** München 2010

Steffen Guido Fleischhauer/Jürgen Guthmann/Roland Spiegelberger: **Essbare Wildpflanzen. 200 Arten bestimmen und verwenden,** Baden und München: 4. Auflage 2008

Ute Künkele/Till R. Lohmeyer: **Heilpflanzen & Kräuter. Bestimmen, sammeln, Anwendung und Wirkung,** Bath (UK) 2015

Thomas Schauer/Claus und Stefan Caspari: **Der illustrierte Pflanzenführer,** München: 4. Auflage 2020

Maria Treben: **Gesundheit aus der Apotheke Gottes,** Steyr 2022

Hier geht's zu meiner Kräuterfreundin Babette: Babette Györi, www.kraeuterkranzl.de

BILDNACHWEIS

Cover: Kerstin Joensson

Alle Fotos in diesem Buch stammen von Kerstin Joensson, mit Ausnahme von:

Alamy: 39, 45, 85, 97, 117; DJV/Hans Reinhard: 127; Florapress; 125-1; Friedrich Strauss Gartenbild-agentur: 65; Getty Images: 81, 86, 90, 113-1, 122; imageBROKER: 32, 109-1; Imago: 28, 30; iStock: 49, 82, 136; Mauritius: 121, 124; Okapia: 84; picture alliance/F. Hecker: 24-1, 105; German Popp: 189, 190; privat: 12-1; Shutterstock: 55, 70, 118, 140; Dorothea Steinbacher: 24-2, 27-1, 42, 46, 54, 56, 58, 61, 68, 72, 73-1, 88, 93, 96, 104, 116, 120, 134, 135; stock.adobe.com: 17, 22, 31, 36, 38, 48, 50, 53, 62, 66, 73-2, 74, 77, 78, 94, 98, 100, 101, 102, 106, 113-2; Stockfood/Peter Raider: 138; Stocksy: 27-2; Zoonar: 110.

Illustrationen und Icons: Shutterstock

Syndication: www.seasons.agency

DIE FOTOGRAFIN

Kerstin Joensson lebt seit über 30 Jahren als selbstständige Fotografin im schönen Lofer im Salzburger Saalachtal. Sie kommt aus der Agenturfotografie und hat viele Jahre für Reuters, AP und AFP gearbeitet. Durch ihre eigene Kochleidenschaft und die Liebe zur Natur hat sie die Tür zur Foodfotografie aufgestoßen.

www.kerstinjoensson.com

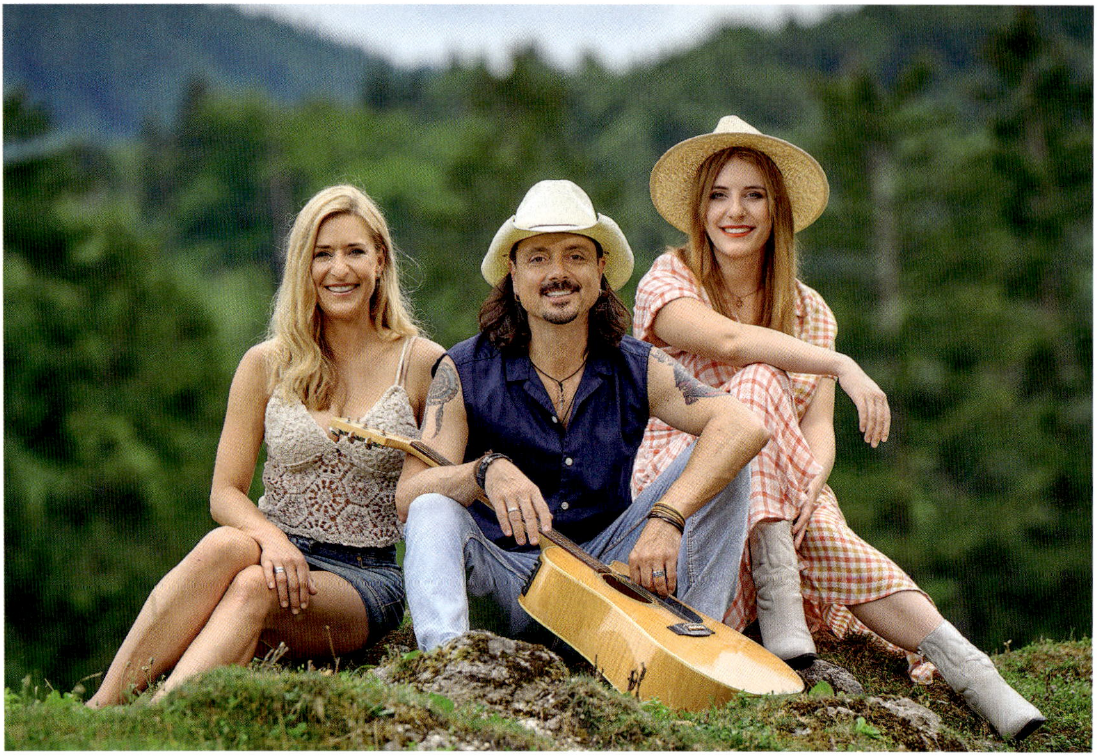

Mein Mann Lanny, meine Tochter Johanna und ich halten immer zusammen und sind als Band »MORE THAN WORDS« gemeinsam unterwegs.

DANK

An dieser Stelle möchte ich es nicht versäumen, Danke zu sagen.

Zuerst möchte ich meine Dankbarkeit für mein Leben ausdrücken. Ich bin gesund, lebe auf einem wunderschönen Fleckchen Erde, habe wundervolle Menschen um mich herum und lebe meinen Traumberuf. Ich genieße jeden Moment.

Mein Dank gilt all jenen, die dieses Buch möglich gemacht und mich mit Tatkraft, Kreativität, Input und Inspiration unterstützt haben.

An erster Stelle stehen die Menschen, denen ich posthum danken möchte, dass sie in mir die Liebe zu den Kräutern säten – fast wie ein kleines Pflänzlein, das langsam zur Blüte heranreift. Danke an meine Mama Elisabeth, die mich schon als Kind zum Kräutersammeln angehalten hat, und vor allem meine Omi Erna, die mich bis heute inspiriert – nicht nur durch ihre Liebe zur Natur, sondern auch durch ihre Bescheidenheit und Zufriedenheit.

Und ich danke einer Frau, die einen Monster-Anteil an diesem Buch hat. Denn: Was wäre ein solches Buch ohne tolle Bilder? Kerstin Joensson ist nicht nur eine langjährige Freundin und hat mich unzählige Male fotografiert, sie hat auch ihr ganzes Herzblut in dieses Buch gesteckt und mit großer Leidenschaft jedes Rezept in Szene gesetzt. Unterstützt wurde sie dabei von Hannelore Flatscher aus ihrer Nachbarschaft, die ein super Händchen für Dekoration hat! Vielen Dank euch beiden!

Danke an Fritz Irlacher, der mir so viel beigebracht hat und mit dem ich immer wieder gerne in die Wälder und auf die Wiesen gehe, um Neues zu erkunden.

Und vielen Dank an Babette Györi, dass sie ihr großartiges Kräuterwissen mit mir teilt.

Vielen Dank an Olaf und Peter von der Agentur Käfferlein & Köhne, dass sie mich im Schreiben wieder unterstützt haben – nun schon beim zweiten gemeinsamen Buch. Toll, dass dadurch eine so schöne Freundschaft entstanden ist.

Ein großes Dankeschön an meine kräuterkundige Lektorin Dorothea Steinbacher, die mich beim Schreiben und Recherchieren wunderbar begleitet hat, an Cornelia Nunn und das gesamte Team bei Gräfe und Unzer.

Danke an meinen geliebten Mann Lanny, der es nicht nur erdulden muss, dass ich bei jeder Wanderung andauernd stehen bleibe, um irgendwelche Kräuter oder Beeren zu pflücken. In den letzten Wochen und Monaten musste er auch noch mit viel Geduld hinnehmen, dass ich in jeder freien Minute und selbst im Urlaub am Laptop saß und an diesem Buch geschrieben habe. Danke, dass du mich so sein lässt, wie ich bin! Und danke für die tollen Rezepte, die du beigesteuert hast!

Danke an meine Tochter Johanna für das tolle Rezept und dafür, dass du die beste Tochter der Welt bist!

Danke auch an meinen lieben Papa, der mich mit so viel Liebe umgibt, dass ich zu dem geworden bin, was ich heute bin: eine glückliche und zufriedene Frau.

DIE AUTORIN

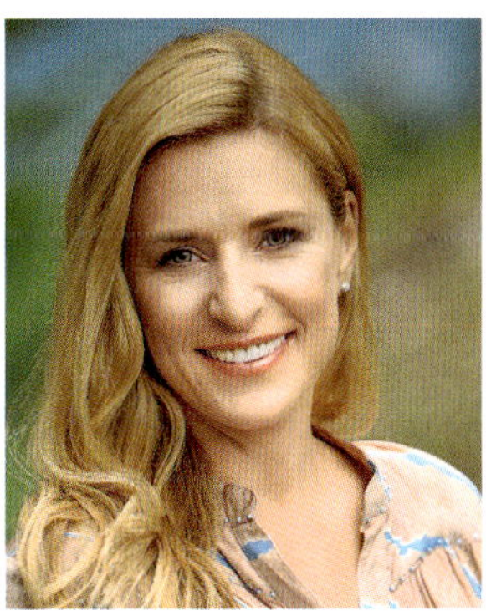

Stefanie Hertel, geboren 1979 im Vogtland, ist Sängerin sowie Moderatorin mit eigenen TV-Shows. Mit ihrem Song »Über jedes Bacherl geht a Brückerl« gewann sie im Alter von zwölf Jahren den »Grand Prix der Volksmusik«. 2025 feiert sie ihr vierzigjähriges Fernsehjubiläum. Sie engagiert sich für soziale Belange, u.a. mit ihrem Verein Stefanie Hertel hilft e.V., und ist Botschafterin des Deutschen Tierschutzbundes. Stefanie Hertel ist verheiratet und lebt mit ihrer Familie im Chiemgau.

LIEBE LESERINNEN UND LESER,

wir wollen Ihnen mit diesem Buch Informationen und Anregungen geben, um Ihnen das Leben zu erleichtern oder Sie zu inspirieren, Neues auszuprobieren. Wir achten bei der Erstellung unserer Bücher auf Aktualität und stellen höchste Ansprüche an Inhalt und Gestaltung. Alle Anleitungen und Rezepte werden von unseren Autoren, jeweils Experten auf ihren Gebieten, gewissenhaft erstellt und von unseren Redakteur*innen mit größter Sorgfalt ausgewählt und geprüft.

Haben wir Ihre Erwartungen erfüllt? Sind Sie mit diesem Buch und seinen Inhalten zufrieden? Wir freuen uns auf Ihre Rückmeldung. Und wir freuen uns, wenn Sie diesen Titel weiterempfehlen, in Ihrem Freundeskreis oder bei Ihrem Online-Kauf.

Sollten wir Ihre Erwartungen so gar nicht erfüllt haben, tauschen wir Ihnen Ihr Buch jederzeit gegen ein gleichwertiges zum gleichen oder ähnlichen Thema um.

KONTAKT ZUM LESERSERVICE

GRÄFE UND UNZER VERLAG
Grillparzerstraße 12
81675 München
www.gu.de

IMPRESSUM

GU ist eine eingetragene Marke der GRÄFE UND UNZER VERLAG GmbH, www.gu.de

ISBN 978-3-8338-8973-8

4. Auflage 2024

Projektleitung: Cornelia Nunn
Lektorat: Dorothea Steinbacher
Korrektorat: Andrea Lazarovici
Bildredaktion: Petra Ender; Natascha Klebl (Cover)
Umschlaggestaltung und Layout: ki36 Editorial Design, Bettina Stickel
Herstellung: Renate Hutt
Satz: Ludger Vorfeld
Reproduktion: Longo AG, Bozen
Druck und Bindung: Firmengruppe APPL, aprinta GmbH, Wemding

GRÄFE UND UNZER
Ein Unternehmen der GANSKE VERLAGSGRUPPE

UMWELTHINWEIS

Nachhaltigkeit ist uns sehr wichtig. Der Rohstoff Papier ist in der Buchproduktion hierfür von entscheidender Bedeutung. Daher ist dieses Buch auf PEFC-zertifiziertem Papier gedruckt. PEFC garantiert, dass ökologische, soziale und ökonomische Aspekte in der Verarbeitungskette unabhängig überwacht werden und lückenlos nachvollziehbar sind.

WICHTIGE HINWEISE

Manche der in diesem Buch vorgestellten Pflanzen sind regional geschützt. Bitte informieren Sie sich bei den Behörden Ihres (Bundes-)Landes über die geltenden Vorschriften. Wild wachsende Pflanzen, die nicht unter Naturschutz stehen, dürfen in der Regel genutzt werden; sammeln Sie jedoch nur einzelne Pflanzen, sodass der Bestand geschont wird. Die Gedanken, Methoden und Anregungen in diesem Buch stellen die Meinung bzw. Erfahrung der Verfasserin dar. Sie wurden von der Autorin nach bestem Wissen erstellt und mit größtmöglicher Sorgfalt geprüft. Sie bieten jedoch keinen Ersatz für kompetenten persönlichen medizinischen Rat. Jede Leserin, jeder Leser ist für das eigene Tun und Lassen auch weiterhin selbst verantwortlich. Weder Autorin noch Verlag können für eventuelle Nachteile oder Schäden, die aus den im Buch gegebenen praktischen Hinweisen resultieren, eine Haftung übernehmen.